Uterus Transplantation
子宫移植

主　编　［瑞典］Mats Brännström
主　译　陈必良　魏　莉
译　者　（按姓氏笔画排序）
　　　　张千峰　周福兴　钱罗蒙　高云鸽
　　　　董　健　程天一　翟梁好

世界图书出版公司

西安　北京　广州　上海

图书在版编目（CIP）数据

　　子宫移植/（瑞典）马茨·布兰斯特罗姆（Mats Brännström）主编；陈必良，魏莉主译 . —— 西安：世界图书出版西安有限公司，2022.11
　　书名原文：Uterus Transplantation
　　ISBN 978-7-5192-8069-7

　　Ⅰ. ①子…　Ⅱ. ①马…　②陈…　③魏…　Ⅲ. ①子宫疾病—妇科外科手术—移植术（医学）　Ⅳ. ① R713.4

　　中国版本图书馆 CIP 数据核字（2022）第 216740 号

First published in English under the title
Uterus Transplantation
edited by Mats Brännström, edition: 1
Copyright © Springer Nature Switzerland AG, 2020
This edition has been translated and published under licence from Springer Nature Switzerland AG.
Springer Nature Switzerland AG takes no responsibility and shall not be made liable for the accuracy of the translation.

书　　名	子宫移植
	ZIGONG YIZHI
主　　编	［瑞典］Mats Brännström
主　　译	陈必良　魏　莉
责任编辑	岳姝婷
装帧设计	绝色设计
出版发行	世界图书出版西安有限公司
地　　址	西安市锦业路 1 号都市之门 C 座
邮　　编	710065
电　　话	029-87214941　029-87233647（市场营销部）
	029-87234767（总编室）
网　　址	http://www.wpcxa.com
邮　　箱	xast@wpcxa.com
经　　销	新华书店
印　　刷	陕西金和印务有限公司
开　　本	787mm×1092mm　1/16
印　　张	15.5
字　　数	255 千字
版次印次	2022 年 11 月第 1 版　2022 年 11 月第 1 次印刷
版权登记	25-2022-144
国际书号	ISBN 978-7-5192-8069-7
定　　价	198.00 元

医学投稿　xastyx@163.com ‖ 029-87279745　029-87279675
☆ 如有印装错误，请寄回本公司更换 ☆

主　译

　　陈必良　空军军医大学西京医院妇产科

　　魏　莉　空军军医大学西京医院妇产科

译　者　（按姓氏笔画排序）

　　张千峰　中国人民解放军 62219 部队

　　周福兴　空军军医大学西京医院妇产科

　　钱罗蒙　南开大学医学院

　　高云鸽　空军军医大学西京医院妇产科

　　董　健　空军军医大学西京医院妇产科

　　程天一　中国人民解放军 93448 部队

　　翟梁好　空军军医大学西京医院妇产科

这是全球第一本关于子宫移植的书籍，我们将她献给 9 名首批作为子宫移植受者参加全球第一次人体子宫移植试验的勇敢女性，同时也献给 9 名为她们无私捐献子宫的亲人、朋友！

正是因为这些勇敢的瑞典女性，以及她们参与的科学试验所带来的令人惊喜的结果，子宫移植正逐步发展为治疗子宫因素不孕的首选治疗方法。

这本书也献给著名的妇产科医生——Jane Thorburn Olsson 教授，以及她的家人，她们通过 Jane 和 Dan Olsson 科学基金会，为大量重要的人体子宫移植临床前研究和瑞典人体子宫移植的临床研究提供了资助。

前 言

Foreword

Absolute uterine factor infertility, because of lack of a uterus or presence of a non-functional uterus, was for many years regarded as untreatable. Systematic research on uterus transplantation, as a possible infertility treatment for absolute uterine factor infertility, started around 20 years ago and was facilitated by the first human uterus transplantation attempt, which took place in year 2000. Although the surgery of that case was partly successful, a necrotic uterus had to be removed some months after transplantation. The scenario of the case pointed towards that further research was needed and that such research should be based on experiments in several animal models. The step-by-step research development was driven by the Swedish team, where we used five animal-models, including non-human primates, to optimize and safeguard uterus transplantation towards a clinical, experimental introduction. Research teams in other countries, including China, were also essential to answer important questions concerning surgery, anastomoses, rejection, immunosuppression as well as pregnancy in a transplanted uterus under immunosuppression.

The proof-of-concept of uterus transplantation as a treatment of absolute uterine factor fertility came with the birth of the first baby after uterus transplantation. This birth of baby Vincent in Sweden in 2014 has been followed by several births, both after live donor and deceased donor uterus transplantation. Importantly, the births have occurred in four continents so the technique has spread around the globe.

China has been instrumental in developing robotic-assisted uterus transplantation and performed the world's first totally robotic-assisted donor hysterectomy in a uterus transplantation and that was in 2015. The procedure led to the world's first live birth after robotic-assisted uterus transplantation.

This book is a comprehensive review of the field of uterus transplantation. Experts have come together to share knowledge and experience within the broad field of uterus transplantation. All essential steps of clinical uterus transplantation are also included, from screening of recipients/donors, through surgical techniques, and also covering follow up after transplantation and of pregnancy.

It is my hope that this book will be of great interest and help for health professionals that are in the process of starting up programs in clinical uterus transplantation, but also for those that want to broaden their knowledge in this new that included of gynaecology, reproductive medicine, obstetrics and transplantation surgery.

Mats Brännström

Professor, University of Gothenburg, Sweden

First President of International Society of Uterus Transplantation (ISUTx)

前 言

Mats 教授致中国读者

绝对子宫因素不孕的原因包括先天性无子宫或子宫功能障碍，多年来其一直被认为无法治愈。子宫移植作为一种治疗绝对子宫因素不孕的方法，早在 20 多年前就已有学者开始了系统研究，并在 2000 年进行了全球首例人体子宫移植的尝试。尽管该手术取得了一定的成功，但在实施子宫移植几个月后，由于移植子宫出现坏死而被迫切除。因此，全球首例人体子宫移植失败的经历再次提示开展进一步科学研究的必要性，并且这种研究应首先以不同种属的动物实验为基础。基于以上原因，我们瑞典团队开启了循序渐进的子宫移植研究，为了优化和保障子宫移植研究向临床顺利推进和转化，我们成功建立了 5 种实验动物模型，其中包括与人类最为接近的非人灵长类动物。同时，中国的陈必良、魏莉教授团队，以及其他国家的许多子宫移植研究团队也在共同努力，在子宫移植的手术方式、血管吻合、免疫排斥、免疫调控及免疫抑制下移植子宫妊娠等重要问题的解决和优化中做出了重要贡献。

2014 年全球首例子宫移植后婴儿 Vincent 在瑞典诞生后，子宫移植治疗绝对子宫因素不孕的理论被临床证实。随后，无论是活体供者移植，还是尸体供者移植，受者均成功妊娠、分娩。更重要的是，这些婴儿分别出生在欧洲、亚洲、北美洲、南美洲，表明子宫移植技术已在全球广泛开展。

中国的子宫移植团队在发展机器人辅助子宫移植方面发挥了举足轻重的作用。2015 年，陈必良教授首次提出，并成功实施了全球首例机器人辅助供者子宫切取术。随后，全球首例机器人辅助人体子宫移植的婴儿在中国诞生，中国团队的机器人辅助子宫移植获得圆满成功。

这本书是子宫移植领域的全面回顾。专家们共同分享了子宫移植这一广阔领域的知识和经验。从子宫移植受者、供者的筛选，到手术技术，以及移植后、妊娠后的随访，所有必要的临床步骤都包括在内。

我希望这本书丰富而有趣，它不仅能帮助即将开展人体子宫移植的团队，同时也适用于那些希望拓宽自身知识领域的人，包括妇科、产科、生殖医学和移植医学的专业人士。

Mats Brännström

瑞典哥德堡大学教授

国际子宫移植学会 (ISUTx) 首任会长

专家序

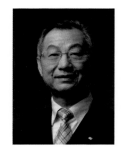

陈忠华

华中科技大学附属同济医院长江学者特聘教授
中国器官及组织捐献专业委员会主任委员
中国人体器官捐献与分配工作委员会副主任委员
中国医师协会器官移植分会常委

医学的重要职责是采用当下科技给予的、符合现代生命伦理学标准的、安全有效的手段，干预生老病死的自然过程，从而达到继续生命或延续生命的目的。

因子宫疾病或缺失而不能正常生育，对育龄女性来说都是一个不小的灾难，无论先天或后天原因。尽管收养和代孕（仅少数国家或地区合法）可以解决结果性问题，但毕竟对生育过程的体验更能体现人生的完美性，更何况收养的孩子与养父母并无基因传承关系。如果借助医学科学技术及手段，自己能生出一个健康宝宝，为什么不试一试？万一成功了呢？这些最原始的念头，激励了一批勇于探索的专业人士和一批敢于尝试的女性，他们的努力和智慧共同创造了人类历史上的生育奇迹。这就是本书所承载的第一批系统而完整的关于子宫移植及移植妊娠的专业故事或称"专著"。

器官移植主要用于治疗危及生命的终末期器官衰竭的患者，并且以牺牲机体部分固有的免疫力为代价。因为排斥反应，患者在接受同种器官移植术后必须终身服用多种免疫抑制剂，这种免疫抑制治疗本身具有不同程度的肝肾毒副作用。而子宫及其功能缺失并不危及生命，因此，在器官移植学科中并非常规移植器官。患者在咨询子宫移植时，主管医生应该从患者的切身利益出发，权衡利弊，给出合理建议。必要时经由伦理委员会集体讨论通过（或否决）。

依据生命伦理学的"生命自主"原则，患者既有生育权，又有特殊医疗选择权。子宫移植实际上兼有生理需求和心理需求两大特点，而且后者更甚于前者。因此，这里必须讨论作为驱动子宫移植原动力的"生殖崇拜"的文化现象。

古今中外对生殖崇拜的文化现象充分体现在丰富的文学艺术作品及民间习俗之中。《诗经》等古代经典文学巨著中对花生、莲子、石榴、花椒等多子植物惟妙惟肖的描述和赞美，也非常含蓄地表达了对成年女性身形健美、生育力强大和多子多福的崇敬。《诗经》中关于"椒聊之实，蕃衍盈升。彼其之子，硕大无朋"的描述，无疑是对人类繁衍昌盛、生生不息的赞美。我国古代皇室亦将皇后和妃子的后宫起居间称为"椒房"，而"椒"亦取自《诗经》。

孟子说："不孝有三，无后为大。"虽然这种说法现在看来并不足取，具有明显的历史局限性，但不可否认，这种观点至今仍深深影响着很多中国家庭：不少人还是认为，生儿育女、传宗接代才算是尽孝道、尽责任。此外，国人的祭祖活动也是敬畏生命及传承的一种文化表现形式。没有祖先，哪有你我？

西方经典油画中亦有无数幅表现女性身材丰满、线条性感和母子情深的精美作品，它们是研究西域文化中生殖崇拜题材的丰富宝库。

本书的作者和译者都是该领域的开拓者。他们重视并尊重人类的重大精神和心理需求，使原本无章可循的诉求有了新的希望。本书能激励更多的医学实践者为这群特殊的育龄女性探索出一套完整的、常规化的、可行的治疗方案。

目前，尽管国内外已有多个子宫移植后成功妊娠、分娩的案例，但子宫移植仍然面临着多方面的挑战，其中包括：子宫来源、外科技术、抗排斥反应、抗感染和重建生殖生理周期。整个受精、妊娠、保胎、产检及生产过程是一个极其复杂的系统生物医学工程。尤其是为避免长期服用免疫抑制剂带来的肝肾功能损害而面临的产后移植子宫必须切除的问题，应该在术前交代清楚，让患者有足够的心理准备。子宫移植目前还是一个相当"年轻"的学科，许多问题还有待进一步探索、研究和解决。希望本书对有志从事本专业的专家有所帮助。在此，特别感谢陈必良教授和魏莉教授在本领域中做出的杰出贡献。

陈忠华

2022 年 10 月

武汉

绝对子宫因素不孕分为先天性 [如先天性子宫阴道缺如综合征（MRKH 综合征）等]，以及后天性（如子宫内膜损伤、产后出血及宫颈癌子宫切除等）。这类患者想要孕育子女似乎是 "白日做梦"，她们通常只能选择领养或代孕，但领养并不能获得遗传学后代，而代孕目前在很多国家尚未被法律允许，且很多家庭也很难接受 "借腹生子"。随着移植技术和生育治疗的发展，通过子宫移植获得一个可以妊娠的子宫，就有机会获得自己的 "亲生" 后代，同时避免代孕或领养可能带来的法律和伦理争议。

然而，子宫移植是一项高技术、高难度的手术。器官移植的研究遵循着由易到难、由动物到人的逻辑路线。早期动物模型主要为小型动物，临床前动物实验逐步发展到与人类生殖器官更相似的大型动物子宫移植。研究人员通过多种动物模型进行手术操作、缺血耐受性、排异相关反应、免疫抑制药物使用和随后的生育能力等研究，积累了大量实验数据和操作经验。

所有医学创新都伴随伦理辩论，以确保坚持临床平衡、自主性、知情同意和非恶意等原则。子宫移植的成功不是由同种异体移植本身的功能来定义的，而是由活产来定义的。子宫移植的目标是让患者恢复生育能力，任何不能分娩健康婴儿的子宫移植都不能被认为是成功的。

2000 年，沙特阿拉伯 Fageeh 教授团队首次进行了人体子宫移植手术，但移植子宫在受者内存活不到 3 个月就因血栓导致子宫坏死而被迫摘除。虽然最终没能成功，但作为世界首例人体子宫移植的尝试，其在子宫移植发展历程中具有里程碑的意义。这次尝试为后来研究人体子宫移植提供了宝贵经验，促进了全球多个研究小组加快和完善子宫移植相关的基础研究，开启了子宫移植研究的新纪元。

2011 年，土耳其 Ozkan 教授团队为一名 21 岁的 MRKH 患者成功实施了子宫移植，供者为一例 22 岁的脑死亡患者。子宫移植后 18 个月进行的第一次胚胎移植失败了。该患者共进行了 14 次胚胎移植，其中 5 次因早孕发育停止而流产，1 次化学妊娠。2019 年 12 月第 14 次胚胎移植成功，妊娠早期筛查正常，妊娠 19 周胎膜早破，保胎治疗。直至 2020 年 6 月 4 日妊娠 28 周剖宫产分娩一 760 g 男婴，婴儿出生后 79 天出院，状况良好，体重 2475 g。这证明了人体子宫移植的可行性和使用尸体供者捐献器官的可行性。

2013 年，瑞典 Brännström 教授团队启动了一项子宫移植的临床试验。

该试验包括 9 名受者：8 名为 MRKH 患者，1 名为宫颈癌子宫切除术后患者。9 名子宫捐赠者中，7 名与受者有亲属关系（5 名分别为母亲、姨妈、姐妹），另外 2 人为受者的朋友和婆婆。其中一名 MRKH 患者，于 2013 年 2 月接受了子宫移植手术，2014 年 9 月妊娠 31^{+5} 周剖宫产分娩了一名 1775 g 的男婴，这是世界首例人体子宫移植手术后活产儿。将人体子宫移植手术治疗绝对子宫因素不孕这一想法转化成了现实。瑞典 9 例移植子宫中有 7 例移植子宫存活，2 例因子宫动脉血栓形成和持续性宫内感染而切除子宫。至今，7 例移植子宫存活患者中，6 例成功分娩，其中 2 例分娩 2 次；1 例多次流产，未成功分娩。

2012 年，我们的团队开始进行大型家畜绵羊实验，实现了原位、同种异体子宫移植的成功。对子宫移植中的许多关键性技术，如离体子宫灌注保存、子宫移植手术技巧、术后抗排斥反应、移植子宫生育能力等进行了详细有益的探索。我们在 2015 年 11 月完成了中国第一例人活体子宫移植，受者为一名 22 岁 MRKH 患者，供者为其 42 岁母亲。这也是世界首例达芬奇机器人辅助下子宫移植手术，世界首例卵巢静脉吻合到受者的髂外静脉代替子宫静脉手术。2019 年 1 月该患者妊娠 33^{+6} 周剖宫产分娩一男婴，体重 2000 g。这一成功案例开创了微创手术在人子宫移植手术中应用的先河，将引领未来子宫移植的发展。

子宫移植试验在世界各地开展。截至目前，美国、德国、巴西、印度、黎巴嫩等 11 个国家共报道近 70 例子宫移植手术，全球已有近 20 例子宫移植术后活产的报道。但子宫移植手术仍处于试验阶段，很多问题还有待进一步探索。

相比之下，瑞典 Brännström 教授团队的成功移植经过了多年规划、研究、协调和多专业的合作，这种严格的科学准备为移植和分娩的成功奠定了坚实的基础。该团队在小型和大型动物模型中所做的工作有助于了解免疫抑制、排斥特征和发生率，以及移植手术技术的设计及移植子宫妊娠和分娩的特殊性。所有这些都是在尝试对人类进行子宫移植之前完成的。随后的全球子宫移植计划建立在瑞典团队研究这一重要基础之上。

子宫移植是一个迅速发展的领域，我们必须确保子宫移植手术安全、有效地从试验阶段转向临床实践。很荣幸能带领我的学生们翻译这本书。希望这本书能对中国活跃在子宫移植领域的医院或计划在该领域开展临床活动的医院都有帮助。

陈必良

2022 年 10 月

非常荣幸能够接受这项艰巨的任务，作为 *Uterus Transplantation* 主译团队的一员，把中文版带给大家。

在现代辅助生殖技术出现以前，生殖器官移植被认为是子宫、输卵管、卵巢等不孕治疗的唯一方法。1978 年 7 月 25 日，世界首例试管婴儿 Louis Brown 在英国诞生，开启了人类生殖医学的新纪元。近半个世纪以来，人类辅助生殖技术日新月异，现有的技术已经可以解决引起不孕不育的大部分因素。然而"巧妇难为无米之炊"，对于子宫因素不孕患者，全球尚缺乏有效的治疗手段。子宫移植的开展迫在眉睫。

当 2011 年全球第 2 例人体子宫移植成功实施的新闻见刊后，院领导秉承"以创新为己任"的西京精神，下达"成功实施中国首例人体子宫移植"的科研目标，我也有幸成为课题组的一员。

2011 年 11 月，我们课题组就开始了子宫移植的探索之路。面对全球仅有 2 例手术成功经验可供参考的情况，陈必良教授对我们团队提出了"脚踏实地，循序渐进"的要求。回首我们的探索之路，从大型动物原位子宫移植到大型动物同种异体子宫移植，从供者子宫切取到离体子宫灌注保存，从子宫移植手术技巧的摸索到术后免疫调控与监测，直到移植子宫辅助生殖技术的探索与验证，我们成立了由妇产、器官移植、显微外科、麻醉、药剂等 11 个学科、38 位专家组成的子宫移植 MDT 专家组，经历了 22 次术前讨论与论证。

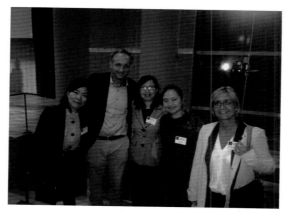

图为主译魏莉教授（左一）及其团队成员与 Mats Brännström 教授（左二）在全球第一届子宫移植大会的合影

我们一路走来，虽然步履蹒跚，但步伐坚定，有失败的苦涩，更多的是成功的欢欣，无数个不眠之夜终于换来了中国子宫移植的高光时刻——2015年11月20日，由陈必良教授领衔的团队成功实施了中国首例人体子宫移植。消息一经报道，国际子宫移植协会主席瑞典哥德堡大学Brännström教授立刻向我们发来贺电，并多次邀请我们参加全球子宫移植大会，分享经验。

在全球子宫移植大会上，我们分享了西京子宫移植课题组创新提出的全球首例"机器人辅助供者子宫微创切取术式"，以及全球首例"子宫卵巢静脉作为移植子宫静脉支的血流重建方式"，中国技术与中国方法引发了全球子宫移植专家的热烈讨论与评论，这两项术式的创新大大降低了子宫移植供者切取手术的难度与围手术期感染率，开创了微创手术在人体子宫移植手术中应用的先河，将引领未来子宫移植的发展。

2017年12月23日，我们团队再次成功实施了全国第2例人体子宫移植手术，2019年1月中国首例"添宫宝宝"平安分娩。至此，我们可以自豪地说，我国在子宫移植方面已步入世界前列。

Mats Brännström教授主编的这本书是对子宫移植领域的全面回顾。全球专家聚集在一起分享子宫移植这一广阔领域的知识和经验。从子宫移植受者、供者的筛选，到外科手术技术，以及移植后、妊娠后的随访，所有必要的临床步骤都囊括在内，当然也包括我们中国的经验。非常荣幸能将Mats Brännström教授这本非常全面、实用的记录子宫移植过去、现在、未来的书籍带给中国同道。希望你们与我一样手不释卷、收益良多！

魏　莉

2022年10月

患有绝对子宫因素不孕的患者，由于子宫缺如或子宫无功能，长期以来一直被认为是无法治愈的。随着全球首例子宫移植后婴儿的诞生，子宫移植用于治疗子宫因素不孕的想法被逐步证实。

自 2014 年首例子宫移植后婴儿 Vincent 在瑞典出生，又有许多活体和尸体供者的子宫移植后婴儿相继出生。重要的是，这些子宫移植后出生的婴儿分布在世界各地，子宫移植技术已经普及全球。

这本书是子宫移植领域的全面回顾。世界各国的专家共同分享他们在子宫移植这一广泛领域的专业知识和经验。这本书涵盖了为子宫移植的临床试验奠定扎实基础的重要动物基础研究。当然，临床子宫移植研究的所有必要步骤也囊括在内，从子宫移植受者 / 供者筛选技术到子宫移植手术操作，还包括移植和妊娠后的随访。

我们期望这本书能引起大家的兴趣。希望此书的受益者不仅是所有参与子宫移植研究的专业人员，也希望它能帮助那些想在妇科、生殖医学和移植领域扩展知识的人！

Mats Brännström

瑞典哥德堡

郑重声明

　　本书提供了相关主题准确及权威的信息。由于医学是不断更新并拓展的领域，因此相关实践操作、治疗方法及药物都有可能会改变，建议读者审查相关主题的最新信息，包括产品的制造商、建议剂量、配方、方法和疗程、不良反应及相关措施。作者、编辑、出版者或经销商不对书中的错误或疏漏以及应用其中信息产生的任何后果负责，关于出版物的内容不作任何明确或暗示的保证。作者、编辑、出版者和经销商不承担由本出版物所造成的任何人身或财产损害责任。

目 录

Contents

第 1 章 简介：子宫移植

Mats Brännström

简 介

　　子宫移植（UTx）的研究始于 20 世纪 60 年代，其动物实验主要在犬类中进行（Eraslan et al.，1966; Barzilai et al.，1973）。起初，子宫移植研究的目的是探索一种治疗输卵管因素不孕的方法，而至今输卵管因素不孕症仍是女性不孕的重要因素。这项研究一直延续到 20 世纪 70 年代，这一时期的子宫移植研究，包括子宫和输卵管的移植，由于当时尚无有效的免疫抑制剂，就移植结果而言，并不理想。

　　20 世纪，不孕症治疗最重大的突破是在 20 世纪 70 年代后期体外受精（IVF）的开展。继 1978 年 Edwards 和 Steptoe 报道世界首例 IVF 婴儿诞生后，随着 IVF 技术的开展和在世界各地的迅速推广，通过子宫—输卵管移植来治疗输卵管因素不孕的研究迅速消失。然而，少数由于先天性无子宫或缺乏功能性子宫的子宫因素不孕患者，仍然无法得到治疗。

　　20 世纪 90 年代末，当钙调神经磷酸酶抑制剂环孢素作为一种有效的免疫抑制剂在实体器官移植中被广泛应用后，研究者们重新开始了对子宫移植的研究。早期对子宫移植的研究主要利用啮齿动物，学者们很快在同基因小鼠的子宫移植模型中证实了移植子宫可以妊娠（Racho El-Akouri et

M. Brännström (✉)
Department of Obstetrics and Gynecology, Sahlgrenska Academy,
University of Gothenburg, Sahlgrenska University Hospital, Gothenburg, Sweden

Stockholm IVF-EUGIN, Stockholm, Sweden
e-mail:mats.brannstrom@obgyn.gu.se

© Springer Nature Switzerland AG 2020
M. Brännström (ed.),*Uterus Transplantation*,
https://doi.org/10.1007/978-3-319-94162-2_1

al.，2002）。与此同时，人体子宫移植的第一次尝试被公开（Fageeh et al.，2012）。沙特阿拉伯在 2000 年进行了首例活体供者人体子宫移植（LD UTx）的尝试，但遗憾的是并未见到阿拉伯团队报道他们在人体手术之前有规范、系统的研究及准备工作。虽然这次尝试以移植手术 3 个月后切除移植子宫而结束，但是这无疑促进了世界各地多中心子宫移植研究项目的开展。目前已在多种动物模型中开展了研究，其中包括家养物种和非人灵长类物种（Díaz-García et al.，2012）。2011 年，世界第 2 例人体子宫移植手术开展，其供者为 1 例尸体供者（Ozkan et al.，2013）。

世界首例子宫移植临床试验于 2013 年在瑞典展开，涉及 9 例 LD UTx 病例（Brännström et al.，2014）。其中，一例在 2013 年 2 月接受子宫移植手术的患者，于 2014 年 9 月经剖宫产分娩世界首例人体子宫移植后活产婴儿（Brännström et al.，2015）。这个名叫 Vincent 的男孩，现在身体健康（The road to Vincent n.d.）。在这次临床研究中，随后又有 7 名婴儿出生（Brännström et al.，2016; Mölne et al.，2017）；之后，美国的 1 名 LD UTx 术后患者在 2017 年 12 月（译者注：2017 年 11 月）成功分娩（Testa et al.，2018）；2019 年巴西报道了世界首例尸体供者子宫移植（DD UTx）后健康分娩的消息（Ejzenberg et al.，2019）。截至 2019 年，全球已经有近 20 例子宫移植术后活产的报道，这些研究主要在欧洲、北美洲、拉丁美洲和亚洲各地，但子宫移植手术仍处于试验阶段（Brännström et al.，2010）。目前人体子宫移植的所有研究都应该以充分准备和有序推进的方式进行，正如本书许多章节所概述的那样，子宫移植的研究结果无论积极的或消极的，都应作为适当的、经过同行评审的科学论文发表。

子宫移植研究：历史背景与现代尝试

第一个与子宫移植相关的研究开始于 1966 年，当时 Eraslan 及其同事发表了一项关于在犬类体内"再植"子宫—输卵管—卵巢的研究（Eraslan et al.，1966）。该研究分别游离、切断双侧子宫动脉，分离至髂总动脉，经动脉血管原位灌注子宫，吻合双侧动脉血管。在子宫灌注和动脉吻合过程中，夹闭阴道，但并未横断阴道。因此，这个研究主要进行了子宫动脉血管的游离、横断、子宫灌注和动脉吻合，并未进行真正的自体子宫移植。

在 20 世纪 70 年代早期，这项技术在犬类试验中得到了进一步发展，手术涉及阴道的横断和吻合（Barzilai et al.，1973），但在这一研究中，子宫仍采用原位灌注，未进行子宫静脉的游离和吻合。此外，关于犬类异基因子宫移植的文章也在同一时间发表，其移植血管蒂包括髂总动脉（Paldi et al.，1975）、腹主动脉和下腔静脉下段部分（Wingate et al.，1970），以此模拟 DD TUx 手术。但是由于当时缺乏有效的免疫抑制药物，受者多次发生免疫排斥反应。虽然上述的犬类异体子宫移植研究未获得任何显著的结果，但它们是随后几十年不同动物子宫移植研究的历史支柱。

从 2000 年第一例人体子宫移植尝试开始（Fageeh et al.，2012），子宫移植研究一直以有序、有组织的方式进行，研究者们使用多种动物模型来研究子宫移植在手术、缺血、免疫排斥、免疫调控和生育各方面的特异性（Díaz-García et al.，2012；Brännström et al.，2010）。我们将分章节详细介绍通过自体移植和同基因移植来评估子宫移植的手术技术，通过异基因子宫移植来研究子宫移植的免疫调控和免疫排斥，关于动物生育模型的关键试验总结及其他动物实验。

第一次子宫移植后成功妊娠发生在使用下腔静脉 – 下腔静脉吻合、腹主动脉 – 腹主动脉吻合术的同种异体异位子宫移植的大鼠实验中，但并未妊娠至足月（Racho El-Akouri et al.，2002）。后来，通过手术改良，进行宫颈 – 皮肤造口，而非以往实验中将宫颈置于传统的受者下腹部（Racho El-Akouri et al.，2002），此后子宫移植后大鼠可妊娠至足月，由此产生的子宫移植大鼠的妊娠率、后代生长发育情况及生育能力均正常（Racho El-Akouri et al.，2003）。

大鼠的原位子宫移植实验，采取供者子宫血管与受者髂总血管端侧吻合的血管吻合方式（Wranning et al.，2011）。在同谱系大鼠中，接受子宫移植的大鼠自然交配后妊娠率与对照组相似（Wranning et al.，2011）。更值得一提的是，此研究为同种异体大鼠子宫移植后生育能力的首次报道（Díaz-García et al.，2010）。与对照组相比，接受子宫移植的个体后代的出生体重和生长发育均正常（Díaz-García et al.，2014）。

2010 年，在大型家畜绵羊实验中首次实现了子宫移植后活产，此实验为绵羊的自体子宫移植，其血管吻合式为供者子宫动脉、子宫 – 卵巢静脉和卵巢动脉与受者髂外动、静脉端侧吻合（Wranning et al.，

2010）。1年后，Ramirez团队报道他们使用环孢霉素进行免疫调控下，实施同种异体绵羊子宫移植后成功妊娠并活产，这是全球首例大型动物接受同种异体子宫移植后成功妊娠并活产的报道（Ramirez et al.，2011）。

到目前为止，在非人灵长类物种中最初且唯一的子宫移植后成功妊娠的报道为食蟹猕猴的自体子宫移植（Mihara et al.，2012）。其子宫移植后通过自然交配后成功受孕，最终通过剖宫产分娩。

活体供者子宫移植（LD UTx）的尝试与成功分娩

人类历史上的第一次子宫移植尝试于2000年发生在沙特阿拉伯。一名围绝经期女性因卵巢良性病变行择期卵巢手术，并将她的子宫捐献给一名因产后大出血切除子宫的无血缘关系的女性（Fageeh et al.，2012）。遗憾的是，移值子宫在术后99 d因子宫脱垂坏死而被迫切除。对于这次移植失败，普遍的观点是由于在术前没有进行充分的实验研究和团队准备。

经过10余年系统的子宫移植研究（Díaz-García et al.，2012），瑞典团队于2013年启动了一项关于LD UTx的临床试验（Brännström et al.，2014）。该试验包括9例受者：8例为先天性子宫阴道缺如（MRKH）患者；1例5年前因宫颈癌接受了成功的根治性子宫切除术和盆腔淋巴结清扫术，因而失去了子宫。9例子宫捐献者中，有7例与受者有亲缘关系（5例为母亲、1例为姨妈、1例为姐妹），另外2例分别为受者的朋友和婆婆，其中5例捐献者已绝经。供者手术包括游离子宫深静脉、部分髂内静脉，游离子宫动脉、髂内动脉，供者手术时间平均持续10~13 h（Brännström et al.，2014）。受者手术持续4~5 h，手术包括游离血管、游离阴道穹隆，与受者双侧髂外血管吻合、阴道吻合，移植子宫周围组织固定。

此项LD UTx研究6个月后的随访结果是：9例移植子宫中有7例健康存活，并有规律月经（Brännström et al.，2014）。另2例分别由于双侧子宫血管血栓形成、血管栓塞和持续宫内感染，最终切除移植子宫。瑞典团队采用实体器官移植后辅助生殖的国际建议，在子宫移植后1年开始胚胎移植（ET）的辅助生殖技术。其中2例子宫移植患者在首次ET后成功受孕，并分娩健康婴儿（Brännström et al.，2015，2016）。接受ET的

7 例患者中，共有 6 例成功分娩，其中 2 例患者成功妊娠并分娩 2 次（Mölne et al.，2017）。因此，在 7 例子宫移植后接受完整 IVF-ET 的患者中，累积活产率为 86%，妊娠率为 100%。其中 1 例患者虽成功受孕，但多次流产，未成功分娩。

世界上第 11 例 LD UTx 于 2015 年 11 月在中国完成，一名 42 岁的母亲将她的子宫捐献给其患有 MRKH 的女儿（Wei et al.，2017）。供者手术是一个完整的机器人辅助下腹腔镜子宫切取手术，术者选择子宫 – 卵巢静脉作为移植子宫的静脉血管支。供者子宫通过阴道取出。受者手术采用移植子宫血管与双侧髂外动、静脉端侧吻合的血流重建方式，患者术后 40 d 恢复月经。2019 年 1 月，媒体报道其成功分娩。

捷克布拉格 Jiri Fronek 团队于 2016 年初开始了一项 10 例 LD UTx 的临床试验，于 2018 年公布了前 5 例 LD UTx 的早期结果（Chmel et al.，2018）。其受者均为患有 MRKH 的先天性无子宫女性（18~25 岁）；供者（49~58 岁）中 4 名为受者的母亲，1 名为受者的姨妈。供、受者手术均采用传统的剖腹手术。在大多数病例中，卵巢静脉被选作唯一的子宫静脉吻合血管。5 例患者中，1 例在术后 2 周因血管栓塞切除子宫，1 例媒体报道成功分娩。

德国图宾根 Sara Brucker 团队报道了 3 例 LD UTx 的试验，其中 1 例在供者子宫切取后、子宫移植前终止手术（Brucker et al.，2018）。另 2 例成功实施了子宫移植，并在术后 2 个月内恢复自发性、规律性月经，并由媒体报道成功分娩 2 名活产婴儿。

在美国（达拉斯）团队 LD UTx 的最初试验中，前 3 例受者均因血管并发症在术后 2 周内切除移植子宫（Testa et al.，2017）。必须说明的是，此团队成员中有两位来自瑞典 UTx 团队的外援医生，团队领导者是一位经验丰富的移植外科医生；这项研究开展于美国最大的移植中心之一；3 例无私的捐献者都相对年轻（42~55 岁）、不吸烟、低体重指数（BMI）。综合以上，这个最初的负面结果实在令人惊讶。尽管已经做了上述精心筹备，但达拉斯团队早期经历的挫折突显了团队训练的重要性，以及团队成员在人体子宫移植手术开展前进行动物实验研究的必要性。随后 2 例手术均成功，且患者均自发月经来潮（Testa et al.，2017）。其中，第 4 例子宫移植患者（供者年龄 33 岁）在子宫移植后 6 个月接受第一次 ET 并成功受孕，于 2017 年 12 月妊娠 33^{+1} 周，选择性剖宫产成功分娩（Testa et al.，2018）。此外，媒体还报道了此团队其他 3 例活产病例。

2017 年 3 月，在塞尔维亚的贝尔格莱德，瑞典 Mats Brännström 团队与塞尔维亚 Milan Milenkovic 团队、哈佛 Stefan Tullius 团队合作，为同卵双胎姐妹（供者已生育 3 个孩子，受者为 MRKH 患者）进行了 LD UTx 手术。此例受者由于组织类型完全匹配，且无供者特异性抗体，因此术后未使用免疫抑制剂。2018 年 6 月，媒体报道受者成功分娩一名健康男婴。

2017 年 5 月，印度团队进行了 2 例 LD UTx 研究。2 例受者中 1 例患有 MRKH；另 1 例原本有正常子宫，但由于前次妊娠新生儿死亡、子宫内膜炎而导致了严重的宫腔粘连。捐献者均为受者母亲，年龄分别为 42 岁、45 岁。印度团队在供者子宫切取术中部分使用了腹腔镜技术（Puntambekar et al.，2018），尽管他们在腹腔镜手术方面有丰富的经验，但由于缺少子宫移植手术的前期准备，这 2 例患者均中转开腹，但最终手术顺利完成。随访显示移植子宫在最初几个月存活良好。2018 年，媒体报道了 1 例成功分娩。

尸体供者子宫移植（DD UTx）的初探与成功

迄今，全球已有 7 例 DD UTx 病例发表。第 1 例是 2011 年在土耳其安塔利亚进行的，这也是全球第 2 例人体子宫移植的尝试（Ozkan et al.，2013）。一例 MRKH 患者接受了一例 22 岁的脑死亡未分娩多器官捐献者的子宫。在此次供者器官切取中，子宫被列为最优先器官，在所有其他器官之前被取出，这通常在标准的临床工作中是不现实的。供者切取耗时 2 h，受者手术采用双侧髂内血管与髂外血管端侧吻合的术式，耗时 5 h。虽然几年前曾有过患者早期妊娠的报道，但至今尚无活产报道（Erman Akar et al.，2013）。目前，该移植子宫有无切除也难以考证。

2016 年 2 月，世界上第 2 例 DD UTx 在美国克利夫兰进行。该病例最初报道成功，但移植后 2 周，由于移植子宫急性真菌感染导致血管动脉瘤，最终切除移植子宫（Flyckt et al.，2016）。

最大规模的 DD UTx 来自捷克，Jiri Fronek 团队自 2016 年上半年开始第 1 例试验，共进行 4 例手术（Chmel et al.，2018）。4 例受者（17~21 岁）均患有 MRKH。尸体供者中 2 例已绝经（56 岁、57 岁），既往均有正常阴道分娩史；另 2 例尸体供者年龄分别为 20 岁、24 岁，未曾分娩，因此缺少子宫是否可以正常妊娠的证据。受者手术时间为 6~8 h，静脉吻合均使用 2 条子宫静脉，2 条卵巢静脉（Chmel et al.，2018）。其中，1 例在术后 1 周因血栓形成而切除移植子宫，1 例在术后 7 个月因单纯疱疹病毒感染引发子宫内膜变性，切除移植子宫。目前此团队尚无活产的报道。

2016 年 9 月巴西团队完成了世界首例成功的 DD UTx。受者为 32 岁 MRKH 患者，供者为 45 岁有 3 次分娩史的脑死亡（蛛网膜下腔出血）患者（Ejzenberg et al.，2019）。冷缺血时间为 6 h 以上，受者手术历时 10 h，包括子宫 / 髂内血管、髂外血管的双侧端侧吻合。受者在子宫移植术后 6 个月接受第 1 次 ET 时成功受孕，并在妊娠 35^+ 周进行选择性剖宫产，成功分娩一名健康女婴，并同时接受了子宫切除术。值得注意的是，尽管该例移植子宫患者相对年轻，但切除子宫的病理结果显示子宫动脉内膜纤维增生明显（Ejzenberg et al.，2019）。

国际子宫移植学会（ISUTx）及其注册的重要性

国际子宫移植学会（ISUTx；www.isutx.org）于 2016 年 1 月在瑞典哥德堡的第一次国际子宫移植大会上成立。约 70 位全球子宫移植领域的临床医生和学者踊跃参加了这个为期 2 d 的会议。会上学者们共同拟定了该学会的总体方针，讨论了活动细则，成立了一个国际质量登记处，并明确了 ISUTx 的使命：①增进世界各地科学家、临床医生和护理人员之间的联系；②维护患者权利；③教育公众和医疗专业人员；④通过 ISUTx 网站和 ISUTx 大会分享当前最新知识和最新发现；⑤促进多学科合作研究；⑥制定子宫移植的国际共识和指南；⑦建立并维持子宫移植病例的国际登记中心，对子宫移植受者、分娩儿童和供者进行随访。ISUTx 于 2017 年 9 月召开了第一次国际会议（瑞典哥德堡），并于 2018 年 10 月在比利时根特召开了第一次顶尖会议。此后，2019 年 9 月在美国克利夫兰举行了 ISUTx 第二届国际大会。

参加正式会议的人数越来越多，人体子宫移植领域前沿的大多数研究组都参加了会议。这些会议已成为交流子宫移植技术细节的重要场合，通过简短介绍未公布的病例细节，在参会者之间进行着子宫移植全球结果的信息更新。截至 2019 年 9 月克利夫兰会议，全球已经成功开展 70 余例子宫移植手术，其中大多数是 LD UTx 手术，受者大多为 MRKH 患者。如前文所述，LD UTx 和 DD UTx 后均有活产病例。

ISUTx 的一个重要议程是成立一个国际子宫移植质量登记中心。通过协会理事会成员的活动和 ISUTx 前两次正式会议参会者的意见，已经开发了一个基于网络的登记中心。目的是记录所有子宫移植患者移植过程的每一步数据，数据涉及供、受者的个人特征，以及医疗经过、手术细节、并发症、免疫抑制、免疫排斥、妊娠结局、有无子宫切除。类似的登记也在其他血管化复合异体移植物（VCA）中进行，如手移植和脸移植（Petruzzo et al.，2011）。

子宫移植的未来

子宫移植目前正在全球范围内推广，但主要是以有组织的方式在临床试验中进行。ISUTx 注册中心在跟踪所有案例及未来病例的质量控制中非常重要。

LD UTx 手术最有可能进一步发展的一个方向是供者手术的微创化。目前已有病例报道采用传统腹腔镜技术（Puntambekar et al.，2018）和机器人辅助腹腔镜（Wei et al.，2017）进行供者子宫切取手术，但这些病例均未尝试分离子宫深静脉，而是使用卵巢静脉作为唯一静脉流出支，因此必须进行供者双侧卵巢切除术。瑞典团队已开始机器人辅助腹腔镜供者手术的试验，同时也成功完成了子宫深静脉的游离。到目前为止，已经完成了 8 例手术，2019 年 4 月，首例此术式切取子宫的受者在子宫移植后成功妊娠、分娩。可以推测，在未来，机器人辅助腹腔镜技术将逐渐在 LD UTx 中得到越来越广的应用（Brännström et al.，2018），最初应用于 LD UTx 供者子宫切取手术，但后续也有可能逐步应用于受者的子宫移植手术。这一进展与活体供者肾移植进展一致，在许多肾移植中心，活体供者、受者手术均采用完全机器人辅助腹腔镜手术。通过使用这种微创手术，可以缩短患者的住院时间和康复时间。这种微创手术也适用于未来非亲缘、非营利性子宫捐献切取手术，这一点已在肾移植领域成为事实（Matas et al.，2000）。

　　DD UTx 和 LD UTx 的一个重要方面是对供者进行适当的筛查，以确保良好的手术结果及移植后的正常妊娠分娩。世界范围内报道的几例移植失败案例中，最常见的原因是供者选择不当，这主要与子宫动脉质量有关。生活方式、遗传、供者年龄都会影响子宫动脉、静脉血管系统的质量。关于子宫血管质量，很显然"子宫年龄"并非子宫移植成功的主要决定因素，因为第一次子宫移植后成功活产的供者年龄高达 63 岁（Brännström et al.，2015），并且在移植之前处于绝经后状态已经超过 5 年。与之对比，子宫移植手术成功的最年轻供者在捐献时年仅 22 岁，尽管受者接受移植后进行了长达几年的数次辅助生殖尝试，但至今仍未见有关其生育的报道（Ozkan et al.，2013; Erman Akar et al.，2013）。事实上，无论是瑞典团队还是其他团队均发现，老年供者的子宫往往容易发生动脉粥样硬化、子宫内膜增生，这类子宫在移植术后常常由于子宫坏死、血管血栓形成或子宫无功能，最终以切除移植子宫而结束。目前，临床上已使用多种不同的影像学可视化检查来检测移植子宫动脉管腔的直径，且将这些结果与 DD UTx 或 LD UTx 的临床结局进行对比分析。此外，还应继续开发其他无创或微创技术，用以评估供者子宫内膜微循环灌注情况、着床能力和胎盘形成能力，并将其纳入供者筛选指标。所有上述筛查方法的结果应能在短时间内获得，以便有足够的时间，在 DD UTx 中，根据尽可能多的医学检测结果作出供者是否适宜纳入的决定。

　　大多数子宫移植术后都会出现多次免疫排斥反应。经过强化免疫抑制治疗后，绝大多数（>95%）排斥反应是可逆的。在过去的几年里，移植子宫免疫排斥反应的诊断主要是基于宫颈活检的病理评估。其基础是根据瑞典团队最初试验经验发展而来的一个初步评分系统（Mölne et al.，2017）。然而，免疫排斥反应的诊断还需要进一步发展，应该包括检测免疫排斥反应的其他微创方法，例如可以通过细胞学涂片、宫颈冲洗液或其他液体的分子生物学检测等。关于免疫排斥诊断，需要考虑的另一个重要因素是，排斥指标的正常波动。例如，未发生免疫排斥反应时，宫颈外口白细胞密度也可能会出现波动。因此，某些时候，我们可能会因为一些实际正常的生理波动而采取过度治疗。

在未来，子宫移植受者的人群类型也可能发生改变。迄今为止，已开展的子宫移植受者中绝大多数为 MRKH 患者，但也包含因宫颈癌行子宫切除、产后出血行子宫切除及因宫腔粘连而导致子宫失去孕育功能的患者。所有受者均与男性伴侣关系稳定或已婚，并且均在移植之前用双方配子进行了 IVF。在未来，利用 IVF 精子捐献，子宫移植手术可能也适用于单身女性。子宫移植的另一类患者群体是由男性转为女性的变性患者，她们与其男性伴侣接受 IVF 时需要赠卵。同样，患有雄激素不敏感综合征（AIS）的女性，其基因为 XY，但表型为女性，也可能是子宫移植的潜在患者群，但也需要在 IVF 中接受赠卵。

总　结

子宫移植是一个发展迅速的领域，目前已在全球很多地方开展。确保子宫移植安全有效地从试验阶段转向临床不孕症、子宫移植治疗的一个重要因素是科学数据共享，并对整体过程进行系统改进。本书将对所有活跃在子宫移植领域的团队或计划在该领域开展临床活动的团队有所帮助。我们希望这本书能在几年后不断更新，不断积累全球所有研究者最全面、最新的临床探索与经验。

参考文献

Barzilai A, Paldi E, Gal D, Hampel N. Autotransplantation of the uterus and ovaries in dogs. Isr J Med Sci, 1973, 9:49–52.

Brännström M, Wranning CA, Altchek A.Experimental uterus transplantation. Hum Reprod Update, 2010, 16:329–345.

Brännström M, Johannesson L, Dahm-Kähler P, et al. First clinical uterus transplantation trial: a six-month report. Fertil Steril, 2014, 101:1228–1236.

Brännström M, Johannesson L, Bokström H, et al. Livebirth after uterus transplantation. Lancet, 2015, 14:607–616.

Brännström M, Bokström H, Dahm-Kähler P, et al. One uterus bridging three generations: first live birth after mother-to-daughter uterus transplantation. Fertil Steril, 2016, 106:261–266.

Brännström M, Dahm-Kähler P, Kvarnström N.Robotic-assisted surgery in live-donor uterus transplantation. Fertil Steril, 2018, 109:256–257.

Brucker SY, Brännström M, Taran FA, et al. Selecting living donors for uterus transplantation:

lessons learned from two transplantations resulting in menstrual functionality and another attempt, aborted after organ retrieval. Arch Gynecol Obstet, 2018, 297:675–684.

Chmel R, Novackova M, Janousek L, et al. Revaluation and lessons learned from the first 9 cases of a Czech uterus transplantation trial: four deceased donor and 5 living donor uterus transplantations. Am J Transplant, 2018, 19:855–864. https://doi.org/10.1111/ajt.15096.

Díaz-García C, Akhi SN, Wallin A, et al. First report on fertility after allogeneic uterus transplantation. Acta Obstet Gynecol Scand, 2010, 89:1491–1494.

Díaz-García C, Johannesson L, Enskog A, et al. Uterine transplantation research: laboratory protocols for clinical application. Mol Hum Reprod, 2012, 18:68–78.

Díaz-García C, Johannesson L, Shao R, et al. Pregnancy after allogeneic uterus transplantation in the rat: perinatal outcome and growth trajectory. Fertil Steril, 2014, 102:1545–1552.

Ejzenberg D, Andraus W, Baratelli Carelli Mendes LR, et al. Livebirth after uterus transplantation from a deceased donor in a recipient with uterine infertility. Lancet, 2019, 392:2697–704.

Eraslan S, Hamernik RJ, Hardy JD. Replantation of uterus and ovaries in dogs, with successful pregnancy. Arch Surg, 1966, 92:9–12.

Erman Akar M, Ozkan O, Aydinuraz B, et al. Clinical pregnancy after uterus transplantation. Fertil Steril, 2013, 100: 1358–1363.

Fageeh W, Raffa H, Jabbad H, et al. Transplantation of the human uterus. Mol Hum Reprod, 2012, 18:68–78.

Flyckt RL, Farrell RM, Perni UC, et al. Deceased donor uterine transplantation: innovation and adaption. Obstet Gynecol, 2016, 128:837–842.

Matas AJ, Garvey CA, Jacobs CL, et al. Nondirected donation of kidneys from living donors. N Engl J Med, 2000, 343:433–436.

Mihara M, Kisu I, Hara H, et al. Uterine autotransplantation in cynomolgus macaques: the first case of pregnancy and delivery. Hum Reprod, 2012, 27:2332–2340.

Mölne J, Broecker V, Ekberg J, et al. Monitoring of human uterus transplantation with cervical biopsies: a provisional scoring system for rejection. Am J Transplant, 2017, 17:1628–1636.

Ozkan O, Akar ME, Ozkan O, et al. Preliminary results of the first human uterus transplantation from a multiorgan donor. Fertil Steril, 2013, 99:470–476.

Paldi E, Gal D, Barzilai A, et al. Genital organs. Auto and homotransplantation in forty dogs. Int J Fertil, 1975, 20:5–12.

Petruzzo P, Dubernard JM. The international registry on hand and composite tissue allotransplantation. Clin Transpl, 2011:247–253.

Puntambekar S, Telang M, Kulkarni P, et al. Laparoscopic-assisted uterus retrieval from live organ donors of uterine transplant; our experience of two patients. J Minim Invasive Gynecol, 2018, 25:622–631.

Racho El-Akouri R, Kurlberg G, Dindelegan G, et al. Heterotopic uterine transplantation by vascular anastomosis in the mouse. J Endocrinol, 2002, 174:157–166.

Racho El-Akouri R, Kurlberg G, Brännström M. Successful uterine transplantation in the mouse: pregnancy and post-natal development of offspring. Hum Reprod, 2003, 18:2018–2023.

Ramirez ER, Ramirez Nessetti DK, Nessetti MB, et al. Pregnancy and outcome of uterine allotransplantation and assisted reproduction in sheep. J Minim Invasive Gynecol, 2011, 18:238–245.

Steptoe PC, Edwards RG. Birth after the reimplantation of a human embryo. Lancet, 1978, 2:366.

Testa G, Koon EC, Johannesson L, et al. Living donor uterus transplantation: a single center's observations and lessons learned from early setbacks to technical success. Am J Transplant, 2017, 17:2901–2910.

Testa G, McKenna GJ, Gunby RT Jr, et al. First live birth after uterus transplantation in the United States. Am J Transplant，2018，18:1270–1274.

The road to Vincent.（n.d.）. https://www.salomonssonagency.se/books/vagen-till-vincent.

Wei L, Xue T, Tao KS, et al. Modified human uterus transplantation using ovarian veins for venous drainage: the first report of surgically successful robotic-assisted uterus procurement and follow-up for 12 months. Fertil Steril, 2017, 108:346–356.

Wingate MB, Karasewich E, Wingate L, et al. Experimental uterotubovarian homotransplantation in the dog. Am J Obstet Gynecol, 1970, 106:1171–1176.

Wranning CA, Marcickiewicz J, Enskog A, et al. Fertility after autologous ovine uterine-tubal-ovarian transplantation by vascular anastomosis to the external iliac vessels. Hum Reprod, 2010, 25:1973–1979.

Wranning CA, Akhi SN, Diaz-Garcia C, et al. Pregnancy after syngeneic uterus transplantation and spontaneous mating in the rat. Hum Reprod, 2011, 26:553–558.

第2章 子宫移植的伦理学：道德挑战和进步建议

Arthur L. Caplan, Brendan Parent, Pasquale Patrizio

简 介

瑞典哥德堡大学萨尔格伦斯卡学院 Mats 教授团队已经成功地实施了一系列活体供者子宫移植（LD UTx），且受者成功妊娠、分娩（Brännström et al.，2015;Brännström，2017）。从第一例子宫移植报道到我们撰写此文（2019 年 1 月），目前全球已有 50 多名女性接受了子宫移植，其中大多数为 LD UTx。按各国首例开展子宫移植的时间先后排序依次为：沙特阿拉伯、土耳其、瑞典、中国、美国、捷克、巴西、德国、塞尔维亚、印度和黎巴嫩。截至目前，文献及媒体共报道 14 例子宫移植后健康分娩的婴儿。其中前 8 例均来自瑞典团队。截至 2019 年 1 月，这些孩子的年龄在 1.5~4.5 岁，这些孩子、她们的母亲及 LD UTx 的供者均健康状况良好。子宫移植方面的卓越成就延续了人体吻合血管复合异体移植术（VCA）的一系列创新，包括手移植、脸移植、阴茎移植、喉移植。

A. L. Caplan · B. Parent
Division of Medical Ethics, NYU Langone Medical Center, New York, NY, USA
e-mail:Arthur.Caplan@nyumc.org;parenb01@nyu.edu

P. Patrizio (✉)
Yale School of Medicine, Yale Fertility Center and Yale Center for Bioethics,
New Haven, CT, USA
e-mail:pasquale.patrizio@yale.edu

© Springer Nature Switzerland AG 2020
M. Brännström (ed.), *Uterus Transplantation*,
https://doi.org/10.1007/978-3-319-94162-2_2

　　瑞典哥德堡大学的成功经验带动了全球子宫移植（UTx）团队的努力。2016年，美国克利夫兰医疗中心（Cleveland Clinic）进行了 1 例尸体供者子宫移植（DD UTx），最终以切除移植子宫告终（Tribune News Service，2016）。美国达拉斯贝勒大学（Baylor University）的最初研究中，在 1 周内有 4 例患者接受了 LD UTx，其中 3 例因移植子宫血流问题在术后 3 周内被切除（Baylor Scott et al.，2016）。以上经验提醒我们，在这种治疗绝对子宫因素不孕（AUFI）的方法获得广泛的临床应用之前，子宫移植仍然存在许多未充分研究的问题，需要进一步探讨。

　　在本文中，由于考虑首次子宫移植尝试结果的不确定性，在开始人体研究之前，我们就已经开始了子宫移植伦理的初步研究。由于子宫移植领域刚刚起步，我们将解决的问题不只是移植受者和其分娩婴儿所面临的潜在的身体风险。我们试图建立所有子宫移植团队必须满足的最低要求（表2.1），其中包括：一个用来指导这种高水平试验性过程实施的研究设计，子宫移植受者的筛选标准，活体或尸体供者的筛选标准，定义子宫移植成功的标准，管理子宫移植失败的策略，以及这些迫切寻求生育的患者在成本、选择和法律方面所面临的挑战。

是否应该尝试子宫移植？

　　和其他 VCA 一样，子宫移植并不能拯救生命，但它却可以使患有 AUFI 的女性有能力妊娠。然而，实现这一令人钦佩的目标仍然存在一系列棘手的问题。整个子宫移植过程，无论是受者接受移植手术，还是分娩过程均可能接触风险药物（尽管非常有限）；子宫移植受者需接受子宫移植手术（约 4 h）（Petrini et al.，2017；Falcone et al.，2017），在完成生育后接受子宫切除手术；剖宫产对母婴都有一定程度的风险；如果在 LD UTx 中，供者需接受约 8~12 h 的供者子宫切取术。这些手术都涉及一定的手术风险和巨大的费用。如果有其他可供选择的方法，这些方法必须与子宫移植相权衡。

表 2.1　子宫移植前的必要考虑

子宫移植前的必要考虑	相关问题
受者选择	心理筛查、合并症、家庭 / 社会支持、经济资源、对病情公开宣传的接受度
供者选择	活体或尸体供者同意作为特定移植的供者，家庭支持；如果为活体供者，需进行以下筛查：心理健康、有无合并症、社会支持、与受者关系（无强迫迹象）、对病情公开宣传的接受度
知情同意	对于受者、受者家庭、活体供者及其家庭，均需确认了解以下内容：所有相关手术的时长和性质、手术的潜在并发症［出血、感染、体外受精（IVF）并发症等］、替代方案、风险或收益、子宫移植成功并不保证成功分娩、成本、未来的长期护理、未来手术的需要、患者信息公开化、结果公开化
人体试验委员会（IRB）/ 伦理委员会批准	由熟悉吻合血管复合异体移植术（VCA）的伦理委员会成员评审；研究设计包括本表中所有其他供审查的元素
成本分配	移植手术费，交通费，长期护理费，药费，IVF 费用，长期的心理、情感和社会支持费用，供者、受者和生育子女不可预料的额外处置费
长期照料	术后长期的免疫抑制，药物治疗，术后最终子宫切除，身体护理，咨询或治疗
数据公布	收集和记录数据系统，遵守匿名政策，在多个研究机构之间数据共享的政策
术后长期监测患者健康及移植成功情况	定期对子宫移植受者、供者、生育子女进行系统检查
管理失败的策略	移植子宫切除后的处置；保护子宫移植受者、生育子女和活体供者（如果使用的话）的健康；是否允许对同一子宫移植患者尝试第二次子宫移植；是否允许同一子宫移植患者尝试第二次妊娠

　　如果一个女性没有有功能的子宫，她可以选择领养，在一些国家，她们还可以选择代孕，或者她们的亲戚或朋友愿意帮助她们代孕。以上的每一种选择都需要慎重考虑，应将它们的风险、收益与子宫移植的风险、收益进行权衡。美国器官获取和移植网络（OPTN）建议，在考虑采用 VCA

作为治疗选择之前，必须探索并证实：其他所有形式的治疗都不能令人满意（Organ Procurement Transplantation Network，2015）。例如，尽管脸移植在恢复形态和功能方面显示出巨大的进步，但 OPTN 建议，脸移植仍然是试验性研究，所有潜在的脸移植受者均面临长期等待供者的不确定性；即使供、受者匹配，仍存在免疫抑制和移植排斥的重大风险。目前尚无足够的数据证实脸移植的长期安全性，一旦移植失败，后果非常严重。

同样，作为 AUFI 的"替代治疗"——领养和代孕（合法情况下），除了分娩的母亲会面临所有正常妊娠可能会面临的风险，不会对预期父母带来任何身体危害。相比之下，子宫移植对子宫的活体供者、子宫移植受者、生育子代均可能带来很大风险。从伦理上讲，为了证明对母亲、胎儿和可能的供者进行子宫移植是合理的，医疗团队有责任证明对所有其他选择（所有可用且被临床允许的）已经过深入的探讨，但都不能为患者带来获益。在为患者提供子宫移植的选择时，有必要首先限制那些出于经济、法律、宗教或其他已知因素无法接受子宫移植的患者，让她们选择其他风险相对较小的治疗方案。随着手术的完善和风险的降低，这种限制将逐渐被消除。

子宫移植受者选择

临床中有各种各样 AUFI 患者，他们中哪些可以作为子宫移植的对象？有些患者是先天性无子宫的女性，有些可能有严重畸形或者功能无法修复的子宫，有些可能是由于医源性因素切除了子宫。据估计，仅美国每年就有大约 5000 例 24 岁以下的女性接受子宫切除术（Nair et al., 2008）。因此，在美国及其他一些国家，有许多女性在还没有机会开始或组建她们的家庭时，就已经切除了子宫。

在美国，尽管代孕是允许的，但一些患者仍然希望参与试验性子宫移植，尤其是考虑到代孕等其他方案的高昂费用（约 80 000 美元）。在子宫移植被证实获得成功之前，在一项临床试验中，就有 500 名女性报名参加（Woessner et al., 2015）。这表明了这类患者的深切渴望：不仅仅是拥有与自己有血缘关系的孩子，也渴望可以亲自孕育自己的孩子。由于子宫移植目前仍处于研究阶段，执行机构将承担大部分手术费用。然而，如果子宫移植成为治疗 AUFI 的一个确定的治疗方案，这一切将改变。

另外，希望接受子宫移植的患者可能比较年轻，也可能相对年长；可能有孩子也可能没有孩子，或者曾经有过孩子却失去了；可能是单身、未婚、再婚或变性者；可能有或者没有其他合并症。因此，年龄、生育动机、抚养能力、治疗费用均已被提出作为移植子宫患者的纳入标准（Bayefsky et al.，2016），但执行机构需要确定在移植资格评定中这些和其他人口因素的不同权重。确定资格标准的过程应首先侧重于预测子宫移植成功的阈值。因此，资格评定标准应该科学地与子宫移植成功的可能性和患者的生育能力相关联。同时，还应考虑关于生育的原因及对成为一个好父母能力的判断。

医疗专业人员的职责是提供最佳的医疗服务，而不是决定谁值得接受服务。例如，子宫移植团队也需要考虑未婚女性的资格。虽然没有伴侣的女性可以接受体外受精（IVF），但子宫移植增加了一些额外的风险，因此可能需要一个可靠的社会支持网络。只要其他家庭成员住在当地，并证明他们可以提供必要的支持，他们就有可能填补"丈夫"这个角色。在选择子宫移植受者和实施补充支持的方法之前，还应评估候选人所具有的社会支持网络的状态，长期成本可能包括将预算纳入婴儿护理服务、社会工作者咨询，以及帮助非本地家庭成员临时搬迁以有助于母亲和孩子。

医疗团队愿意承担对潜在受者实施子宫移植的风险，但必须通过以下事实来进行调节，即该手术旨在使女性孕育，创造新的生活，并改善她的生活质量，但并非一定可以拯救她。子宫移植的受者还可能面临来自伴侣或家庭的巨大压力，尤其是那些来自多生育主义文化地区的患者，在这种文化中，人们希望生育后代、不断扩大家庭规模，若没有生育"理想"的后代数量，可能带来严重的社会和身体后果（Mumtaz，2012）。

在手术知情同意书签署过程中，非常重要的一点是子宫移植受者的伴侣（如果存在）必须全程参与，因为这意味着家庭对生育的渴望。必须让其伴侣同样意识到移植的风险和局限性，包括可预知、不可预知的潜在健康并发症，子宫移植仅可治疗子宫因素不孕，并不能解决所有其他潜在的不孕不育问题。知情同意中还应有供者（LD/DD）或供者家人的参与，他们可以了解子宫移植受者的身份，并知晓移植子宫不能保证一定会孕育后代。让供、受者双方都参与知情同意的过程，了解他们的动机和期望，确认他们的理解，对于促进积极的社会心理结果至关重要。

必须颁布严格、透明的遴选标准，以期产生关于安全性、有效性的可用数据，并根据其他器官现有的规则促进公平准入。通过买卖的方式获得活体供者的子宫是非法的，因此必须对供者进行筛选，以确保其不是买卖行为。经过适当的咨询和知情同意，应允许来自家庭成员或陌生人的子宫捐献。必须制定允许非本国居民成为子宫移植受者或供者的政策，并应制定指导方针，规范医生为那些考虑去国外做子宫移植的患者提供建议。

由于子宫移植的研究仍处于起步阶段，没有足够的数据来证实受者、活体供者、生育子女的安全性或成功性。对于受者而言，其必须接受至少两次主要的腹部手术，一次是子宫移植手术，另一次是分娩后切除子宫手术；此外，受者并非接受永久的免疫抑制治疗。对于活体供者，则必须经历一个持续 8~12 h 的重大腹部手术，术后会有疼痛、手术疤痕，且需要一段时间康复（Brännström，2017）。在一项微创机器人辅助供者子宫切取的手术（译者注：该手术由中国西京医院陈必良教授团队实施），供者子宫切取仅耗时 6 h，手术可能受益于术者疲劳较少和术中失血较少，但遗憾的是术后供者过早绝经（Wei et al.，2017;Falcone et al.，2017）。克利夫兰医疗中心最初实施的 DD UTx，术后由于受者严重的假丝酵母菌感染，移植子宫无法获得充足的血液供应，移植子宫被迫切除。如果假丝酵母菌来源于供者，那么不实施移植手术，受者就不会被感染；如果假丝酵母菌来源于受者本人，那么受者不接受子宫移植和免疫调控治疗，单纯感染也不会导致严重不良后果（Grady，2016）。但免疫抑制状态下酵母菌感染扩散到血液，可能是致命的。这些案例研究使我们注意到：需要从每个研究中获得详细的公开数据，以便团队可以共享信息，用以开发最佳实践。

虽然移植子宫受者分娩的孩子在出生后的头几年看起来很健康，但免疫抑制剂对胎儿生长的长期风险尚不明确（Orentlicher，2012）。即使对于其他器官移植的患者，移植后妊娠也是非常复杂的病理生理过程。因此，这就给我们提出了一个更复杂的问题：通过移植承受妊娠直接压力的器官，是否更有可能导致妊娠并发症的发生（Catsanos et al.，2013）？此外，器官移植后免疫排斥的风险永远无法完全消除，它们不仅涉及子宫移植的受者，还可能涉及移植子宫内孕育的胎儿。Catsanos 等还提出了另外一种担忧，即如果移植子宫受孕的概率很低，则这种高风险且昂贵的移植将毫无意义（Catsanos et al.，2013）。但这种担忧已经被瑞典团队近期 8 例子宫移植后成功妊娠、分娩的报道否定。

鉴于子宫移植面临的风险，要求移植的患者必须被告知所有可行的替代方案，包括代孕、收养。将潜在风险告知受者及其伴侣后，医疗小组还应事先与受者就被迫切除移植子宫、因病情变化在不同阶段终止妊娠等可能的风险达成书面协议。尽管执行机构可承担大部分医疗费用，但仍存在一些其他费用，例如交通、IVF、剩余胚胎的冷冻保存、术后长期随访监测、移植后药物治疗和心理社会支持等产生的费用。如果不能得到外界支持，负担不起这些额外费用的子宫移植患者将面临额外的、不必要的风险。因此，公平准入原则就必须认真确定哪些费用应由医疗机构、保险或政府计划承担，这样才能帮助那些无力支付又迫切需要子宫移植的患者。

子宫移植供者的遴选

子宫移植供者可以是尸体子宫移植供者或活体供者，活体供者为有生育能力但已完成生育、已绝经的不同健康程度的女性。为了最大限度地促进子宫移植成功、降低风险和尊重利他主义，有必要制定子宫移植供者的准入标准（表 2.1）。同样重要的是，要尊重供者拒绝或改变选择的权利，并为有这些意愿的供者提供医疗豁免。对于尸体供者，必须采取保护措施，确保事先得到过明确同意，以及其直系亲属同意后方可使用其生殖器官。必须考虑到隐私问题，因为其家人可能无法意识到，由于供者的生活方式或检测到可能具有不良社会效应的传染病而无法进行器官捐献。2016年 2 月美国首例子宫移植在克利夫兰医疗中心进行，但术后 1 个月因并发症被迫切除移植子宫。此次手术接纳人体试验委员会（IRB）建议，为避免活体供者面临的手术风险，选择了尸体供者（Tribune News Service，2016）。目前尚不能明确使用活体供者的获益是否多于其伴随的风险。但无论使用活体供者，还是尸体供者，均应在关注相关技术优点的同时，充分关注相关的伦理问题。

2013 年在瑞典完成的 9 例子宫移植手术均为活体供者，其中绝大多数供者与受者有血缘关系（Brännström et al.，2015）。亲属类活体供者有助于克服移植器官组织相容性的问题。此外，由于缺血时间较短，器官的质量可能优于尸体供者。基于以上，有学者建议活体供者应从已经证明子宫生育功能的母亲中挑选，从而增加其在受者中胚胎移植成功的概率（Brännström et al.，2016）。然而，如前所述，使用活体供者需要技术精湛的外科医生进行精细的子宫移植活体子宫切取术，同时需注意保护供者的重要血管，这可能需要长达 11 h 的手术，而从尸体供者切取子宫的手术更简单、更快速，并且尸体供者不会面临手术损伤风险（Grady，2015）。

目前，中国团队已在机器人辅助下实施微创活体供者子宫切取术，大大缩短了手术时间，但同时，这种术式也带来了供者过早绝经的风险（Falcone et al.，2017）。目前，这种术式的益处是否大于额外的风险，或者是否对移植受者或术后妊娠有任何直接影响，还有待进一步验证。因此，术前必须充分告知供、受者双方这种手术的潜在风险，以及此术式与其他手术方式的利弊比较；此外，在准备签署子宫移植同意书前，供、受者还应与社会工作者或患者律师协商，讨论如果代孕合法，供者是否可以为受者代孕，以减少手术风险等。

有些学者认为应该允许移植供者自行选择、决定他们愿意承担怎样的风险，即使是试验性的手术。但由于缺乏临床数据，移植子宫切取术中活体供者所面临的全部风险的性质或程度并不完全明确。术前的知情同意应包括关于子宫移植活体供者、受者及出生婴儿身体、心理健康的最新数据。但需要注意的是，由于缺乏足够的临床病例，有限信息的准确性无法保证。即使对大多数人来说是显而易见的事，也必须让供者充分了解：捐献子宫并不一定能成功妊娠，但她们也无法收回已捐献的子宫。正如子宫移植的受者会承受过度压力一样，供者同样会承受过度压力。患有 AUFI 的患者及其伴侣可能会向她们已生育的亲属求助，请求她们捐献子宫。总之，应该为活体供者提供一个供者支持体系（Woessner et al.，2015），以确保其自由选择。

在供、受者资格确定过程中，应该根据潜在供者与受者的关系来评估其动机。需要确认潜在供者对受者的行为或由此产生的子女没有任何期望。移植后，在社会心理支持期间，应继续评估供者和受者之间的关系，并比较移植前、后二者的关系，将评估数据纳入后续文献报道。在未来，需制定国际准则用以确定子宫移植供者遴选标准，选定的供者需要确保其自愿性、知晓风险、期望合理。

对于尸体供者，目前，遗体器官自愿捐献的志愿者可能很少知道她们的子宫也是可捐献的器官。对于那些自身可能同意捐献，但在世期间却不知晓子宫捐献的供者，其家庭成员可能会拒绝捐献子宫。而一些原本自己不同意捐献子宫的遗体捐献者，她们家人也可能会允许捐献子宫。因此，应通过建立供者登记制度和普及子宫移植教育，以此提高公众对子宫移植的认识，从而确保有意义的捐献知情同意的签订（Parent，2014）。

试验协议

Petrini 团队认为子宫移植试验存在一种被患者误解为"治疗"的风险。因此，需要确保"准子宫移植受者"们将该研究过程严肃地视为"试验研究"，而不是被误导相信她们将一定获得治疗益处（Petrini et al.，2017）。目前，由于子宫移植仍处于起步阶段，因此它仍然必须被作为一种试验研究来对待，而不是严格意义上的治疗。然而，任何受者都不太可能完全出于研究目的而参与这一"试验"。因此，将子宫移植视为一种创新疗法研究的组成部分将更加合理。知情同意中应承认研究预期的临床结果"帮助受者建立生育能力"，但应向所有潜在的参与者强调目前临床研究数据不足，缺乏现有安全数据的信息。治疗的希望有可能会让"准受者"对风险视而不见，因此术前沟通医生应该掌握这种术前讨论的技巧、方式，保证"准受者"充分理解并接受风险。

必须获得"准受者"的完全知情同意，如果使用活体供者，则必须确保其对风险和未知因素的充分理解。就移植结果而言，应让参与者充分了解目前子宫移植研究的状态。必须与受试者进行讨论：如果母亲的健康受到威胁，胚胎或胎儿将会发生什么，并将讨论内容记录、留存。必须有适当的策略用来管理提前终止妊娠的每一项决定，并保证向患者充分阐述。手术及后续护理的费用必须透明，并提前做好经济准备。所有的病例都应该在手术后进行随访、公布，并使用标准化的信息进行登记，以便进一步评估、改进手术。国际子宫移植协会（ISUTx）已建立了一个基于网络的子宫移植登记中心，采集的数据包括供者、受者、手术、免疫调控及妊娠结局等详细信息。所有涉及人体子宫移植活动的研究中心都有责任登记所有病例，包括那些早期失败的子宫移植病例。

谨慎合作

子宫移植早期的成功和失败都将影响该领域的发展速度。早期的挫折，无论能否避免，都将被高度宣传，并有可能使潜在的供者、受者、移植团队、赞助医院，以及最重要的保险公司放弃该治疗。为了将子宫移植从研究转向 AUFI 的标准治疗，并让保险公司支付大量相关费用，需要在大型研究样本中验证其相对于其他替代疗法的安全性和有效性。这意味着子宫移植成功的标准必须是被普遍接受的，并且反映了患者的价值观，并考虑到潜在的活体供者、受者及移植后生育后代的长期健康。

权衡利弊

所有 VCA 都是为了改善生活，并非挽救生命。但它们仍面临很大的风险，例如，手术并发症、长期免疫抑制治疗可引起疾病易感性、其他不确定的健康影响、受者及其家庭成员的心理压力，以及对活体供者、受者潜在的不当压力。

成功的脸移植（大约已完成近 30 例）可以帮助受者恢复呼吸、眨眼、进食、睡眠、微笑，最终重返社会。成功的阴茎移植不仅能恢复受者的生殖能力，还能恢复基本的排尿功能和外观，并能显著减轻疼痛。子宫移植帮助受者实现生育，这一点对一些女性的身份认同感起到重要作用（Catsanos et al.，2013），并可能帮助她们恢复自尊和女性气质（Petrini et al.，2017）。许多女性可能会发现生育对她们的生活质量和呼吸一样重要。另一方面，社会把生育与女性特质联系得太深，对女性施加了不公平的期望和压力，如果她们不能或选择不生育，社会很可能会贬低她们（Catsanos et al.，2013）。研究子宫移植的唯一目的是为那些不具有功能性子宫，丧失生育能力的女性创造生育机会。但子宫移植也可能会加剧关于生育对于女性不正确的观念，即无生育功能的女性是"坏掉的"，应该被"修复"。

子宫移植并不是使这类女性拥有孩子的唯一方法。至少有两项研究表明，与代孕或收养相比，对于子宫移植受者及她们生育的后代，成功妊娠并不会带来任何生理或心理的变化，或者促进母子关系的改善（Golombok et al.，2006；Söderström-Anttila et al.，2015）。但另一方面，母子关系的发展与胎儿在宫内时母体内的催产素水平有一定的相关性（Allen-West，2007），这一点支持了子宫移植的益处。身体感觉也有可能在这种母子联系的发展中起着重要的作用。但是，由于移植的子宫不像原生子宫一样受到神经支配，因此，移植子宫孕育婴儿均将通过选择性剖宫产分娩，因而有人推测，移植子宫的受者无法"感觉"到传统意义的妊娠（Mumtaz，2012; Catsanos et al.，2013）。这些事实必须与母亲和被收养的子女、母亲和代孕子女之间母子关系的案例一起思考。

然而，收养和代孕也并非没有问题。从寄养家庭领养是成本最低的途径，但很难领养到一个 3 岁以下的孩子，而且这些孩子中很多都有情感或身体虐待的经历（Newman，2008）。从国内或国外机构领养孩子的费用最高可达 4 万美元（Newman，2008）。而且，代孕在很多国家是不合法的（Lewin，2014），在一些欧洲国家是被禁止的，包括奥地利、丹麦、芬兰、法国、德国、匈牙利、意大利、葡萄牙、西班牙和瑞典。这些经济限制和法律禁令使许多女性无法实现她们建立家庭的愿望。虽然代孕在美国是合法的，但代孕不在保险范围内，而且费用非常昂贵（大约 8 万美元）（Covington et al.，2013）。此外，与代孕相关的许多法庭案件展示了代孕在医疗技术和伦理方面的复杂性，包括强制代孕的可能性（Saul，2009），当预定父母改变他们的想法时（In re Marriage of Buzzanca，1998）或当代孕母亲对胎儿产生了依恋关系时（In re Baby M，1988），怎样决定孩子的归属？以及如果婴儿发生了意外，或婴儿与"预期"不一致时，又当如何处理（Glionna，2001）？代孕和领养也存在宗教或文化障碍。例如，伊斯兰教认为孩子的生母才是真正的母亲，有些人认为，被收养的孩子不能"继承父系或继承家庭财产"（Mumtaz，2012）。

Bayefsky 和 Berkman 认为子宫移植具有重要的伦理价值主张，并提出最相关的道德考虑是公平分配（Bayefsky et al.，2016）。他们提出"寻求治疗的动机、年龄、抚养孩子的能力和不孕治疗需要的花费"这 4 个分配标准合乎逻辑，有助于促进公平。虽然我们认可子宫移植有潜力达到最合理的分配，但我们也必须考虑当对潜在受者的利益大于风险时，如何确保移植团队做好充分准备，以保护受者、家庭成员、供者以及生育子女的健康和权利。

自 2007 年 Caplan 等概述了子宫移植潜在的风险以来，人们对使用尸体供者、有亲属关系的活体供者或无亲缘关系活体供者进行高质量子宫移植的生理和心理风险的担忧一直都没有改变（Caplan et al.，2007）。首先必须制定方案，以防范和监控与子宫移植无关的若干风险，包括对受者和宫内胎儿的健康影响；对后续儿童发育的影响或相关并发症；非法器官交易加剧，特别是在已经有大量器官黑市的国家；如果无法实现顺利妊娠、分娩，可允许受者继续承受包括免疫抑制在内的相关风险的时间；对受者或活体供者施加过度压力；以及手术对活体供者、受者和伴侣之间关系的影响。14 例活产证明子宫移植是非常有希望的，但要建立其安全性和有效性的证据，还需要大量的后续研究。

总之，对于那些认为孩子是她们生活中必不可少的一部分，可以提升她们生活质量，但是患有 AUFI 的女性；或者对于那些因法律、经济或宗教限制而无法依靠其他方法来建立家庭的女性来说，子宫移植可能会成为一个治疗 AUFI 的重要选择。关于其安全性和成功率的初步数据是非常乐观的。

然而，这种做法必须以证据的积累为依据。在经过仔细规划和伦理审查研究后，有可能减轻不利于子宫移植，却有利于代孕或收养的生理、心理风险，但是这项研究工作在协议制定出来之前不能进行，请注意本文中详细介绍的注意事项。至关重要的是，要认真监测受者、活体供者和生育婴儿，以及参与正在进行活动的各方健康和获益，并公布数据。公布的数据应包括负面结果，并应充分共享，以比较不同供者的子宫切取和受者子宫移植的方法如何影响建立标准实践结果。ISUTx 注册中心在制定年度计划报告及为研究提取数据方面发挥着重要作用，其中包括来自国际视角的数据。考虑到潜在的失败和风险后果，任何想要开展子宫移植的外科团队都必须承认并遵守伦理标准。

参考文献

Allen-West C. Level of oxytocin in pregnant women predicts mother-child bond. Association for Psychological Science, 2007. http://www.psychologicalscience.org/index.php/news/releases/level-of-oxytocin-in-pregnant-women-predicts-mother-child-bond.html.

Bayefsky MJ, Berkman BE. The ethics of allocating uterine transplants. Camb Q Healthc Ethics,

2016, 25（3）:350–365.

Baylor Scott & White Health. Uterine transplant clinical trial update—October 5, 2016. Baylor Scott & White Health, 2016. http://news.bswhealth.com/releases/uterine-transplant-clinical-trial-oct-5-2016.

Brännström M. Womb transplants with live births: an update and the future. Expert Opin Biol Ther, 2017, 17（9）:1105–1112.

Brännström M, Johannesson L, Bokström H, et al. Livebirth after uterus transplantation. Lancet, 2020, 15, 385:607–616.

Brännström M, Bokström H, Dham-Khaler P, et al. One uterus bridging three generations: first live birth after mother-to-daughter uterus transplantation. Fertil Steril, 2016, 106（2）:261–266.

Caplan A, Perry C, Plante LA, et al. Moving the womb. Hastings Cent Rep, 2007, 37:18–20.

Catsanos R, Rogers W, Lotz M. The ethics of uterus transplantation. Bioethics, 2013, 27（2）:65–73.

Covington SN, Patrizio P. Gestational carriers and surrogacy//Sauer MV, editor. Principles of oocyte and embryo donation. London: Springer-V erlag, 2013:277–288.

Falcone T, Farrell R, Flyckt R. The future of human uterine transplantation: can minimally invasive techniques provide a uterus suitable for transplant? Fertil Steril, 2017, 108（2）:243–244.

Glionna J. Twins rejected, surrogate birth mother sues, 2001. http://articles.latimes.com/2001/aug/11/local/me-33076.

Golombok S, Murray C, Jadva V , et al. Non-genetic and non-gestational parenthood: consequences for parent–child relationships and the psychological well-being of mothers, fathers and children at age 3. Hum Reprod, 2006, 21:1918–1924.

Grady D. Uterus transplants may soon help some infertile women in the US become pregnant. NY Times, 2015. http://www.nytimes.com/2015/11/13/health/uterus-transplants-may-soon-help-some-infertile-women-in-the-us-become-pregnant.html?_r=1.

Grady D. Yeast infection led to removal of transplanted uterus. NY Times，2016. http://www.nytimes.com/2016/04/09/health/yeast-infectionled-to-removal-of-transplanted-uterus.html?_r=2.

In re Baby M, 537 A.2d 1227, 109 N.J. 396（N.J. 1988）.

In re Marriage of Buzzanca, 61 Cal. App. 4th 1410（Cal. App. 4th Dist. 1998）.

Lewin T. Surrogates and couples face a maze of laws, state by state. NY Times, 2014. http://www.nytimes.com/2014/09/18/us/surrogates-and-couples-face-a-maze-of-laws-state-bystate.html?_r=0.

Mumtaz Z. Ethics criteria for uterine transplants: relevance for low-income, pronatalistic societies? J Clin Res Bioethics, 2012, S:1–5.

Nair A, Stega J, Richard Smith J, et al. Uterus transplant; evidence and ethics. Ann N Y Acad Sci, 2008, 1127:83–91.

Newman S. Why more people don't adopt. Psychol Today, 2008. https://www.psychologytoday.com/blog/singletons/200810/why-more-people-don-t-adopt.

Orentlicher D. Toward acceptance of uterus transplants. Hastings Cent Rep, 2012, 42（6）:12–13.

Organ Procurement and Transplantation Network. VCAs from living donors, 2015. http://optn.

transplant.hrsa.gov/resources/by-organ/vascular-composite-allograft/vcas-from-living-donors/.

Parent B. Informing donors about hand and face transplants: time to update the uniform anatomical gift act. J Health Biomed Law, 2014, 10:309–326.

Petrini C, Gainotti S, Morresi A, et al. Ethical issues in uterine transplantation: psychological implications and informed consent. Transplant Proc, 2017, 49:707–710.

Saul S. New Jersey judge calls surrogate legal mother of twins. NY Times, 2009. http://www.nytimes.com/2009/12/31/us/31surrogate.html.

Söderström-Anttila V, Wennerholm UB, Loft A, ,et al. Surrogacy: outcomes for surrogate mothers, children and the resulting families—a systematic review. Hum Reprod Update, 2015, 22（2）:260–276.

Tribune News Service. Cleveland clinic says first uterus transplant in U.S. fails. Chicago Tribune, 2016. http://www.chicagotribune.com/lifestyles/health/ct-uterus-transplant-fails-20160314-story.html.

Wei L, Xue T, Tao K-S, et al. Modified human uterus transplantation using ovarian veins for venous drainage: the first report of surgically successful robotic-assisted uterus procurement and follow-up for 12 months. Fertil Steril, 2017, 108（2）:346–356.

Woessner J, Blake V, Arora K. Ethical considerations in uterus transplantation. Theor Med Bioeth, 2015, 5:81–88.

第 3 章 子宫因素不孕患者：总论

Cesar Diaz Garcia

简 介

绝对子宫因素不孕（AUFI）是指由于解剖或功能因素，患者没有正常子宫而导致胚胎无法着床或无法足月妊娠的不孕症。AUFI 的病因可以是先天的，也可以是后天的。

也有一些子宫异常可引起患者不同程度的不孕或低生育，但在每个特定的病例中，难以证明这种子宫异常是不孕的主要原因，因此被称为相对子宫因素不孕（RUFI）。RUFI 患者可能经其他内、外科治疗获得病情改善。子宫移植（UTx）则被视为所有其他治疗失败时的最后选择。

由于上述问题，我们将子宫因素不孕归为一种特异的不孕因素。子宫因素不孕在育龄期患者的发病率尚不清楚，但很有可能非常显著。据估计，在英国有 12 000~15 000 例子宫因素不孕症患者（Sieunarine et al., 2005）。基于该数据，欧洲可能有 150 000 例以上子宫因素不孕症患者，但只有一部分患者希望通过子宫移植实现妊娠。一般来说，导致子宫因素不孕的病因越严重，其病情越罕见（表 3.1），其中，无解剖学子宫的女性属于 AUFI 组，有解剖学子宫的患者被归于 RUFI 组。

C. D. Garcia (✉)
IVI-London, IVI-RMA Global, London, UK
e-mail:cesar.diaz@ivi.uk

© Springer Nature Switzerland AG 2020
M. Brännström (ed.), *Uterus Transplantation,*
https://doi.org/10.1007/978-3-319-94162-2_3

表 3.1　易于接受子宫移植治疗的子宫因素不孕症的主要原因

原因	患病率	不孕发生率
绝对子宫因素不孕（只能通过收养、代孕或子宫移植治疗）		
先天性无子宫或始基子宫	0.000 2%	100%
因子宫肌瘤切除子宫	1%	100%
产后子宫切除	0.04%~1.25%	100%
因宫颈病变切除子宫	0.000 04%~0.000 1%	100%
子宫发育不全	0.038%	100%[a]
相对子宫因素不孕（子宫移植只能作为最后一项治疗选择）		
宫腔粘连	<1%	70%
单角子宫	0.3%~0.5%	56.3%
双子宫	0.1%~0.3%	40%
子宫平滑肌瘤	21%~26%	40%
纵隔子宫	0.8%~1.4%	38%
双角子宫	0.7%~1.3%	37.5%
弓形子宫	1.3%~6.2%	17.3%

根据参考文献的数据估计患病率（Fatemi et al., 2010; Raga et al., 1997; Fernandez et al., 2006; Al-Inany, 2001; Kwee et al., 2006; Marshall et al., 1997; Quinn et al., 2006; Papp et al., 2006; Saravelos et al., 2008; Grimbizis et al., 2001; Farquhar and Steiner, 2002）。
a: 可能接近 100%，根据病例报告进行的估计

绝对子宫因素不孕（AUFI）

在育龄期切除子宫是子宫性不孕症最常见的原因。子宫切除术是最常见的一类妇科手术，在美国每年约进行 60 万例，其中超过 40% 的患者年龄在 44 岁以下（Brett et al., 2003）。下文将对育龄期女性切除子宫的原因进行阐述。

子宫肿瘤

从全球范围看，宫颈癌是女性生殖道最常见的恶性肿瘤。它是由致癌的人乳头瘤病毒（HPV）持续感染导致（Bosch et al., 2008）。尽管有明确的筛查计划，但宫颈癌还是影响了很大比例的育龄女性。据报道，

超过 30% 的宫颈癌患者在 40 岁之前确诊（Quinn et al., 2006; Sonoda, 2004）。宫颈癌的手术治疗仅限于宫颈癌 ⅡA 期以前。肿瘤大小 <2 cm，浸润深度 <10 mm 的宫颈鳞状细胞癌患者可接受保留生育功能的手术，如经阴道宫颈切除术（Dargent et al., 2000）或经腹宫颈切除术（Ungar et al., 2005），但对于肿瘤晚期患者，其治疗方案则为根治性子宫切除术，其切除范围包括子宫、宫旁组织和盆腔淋巴结。

其他子宫恶性肿瘤，如子宫肉瘤或子宫内膜癌，在育龄期非常罕见，在 40 岁以下女性子宫恶性肿瘤中所占比例不到 3%（Creasman et al., 2006）。

围生期子宫切除

分娩时子宫切除的发生率（阴道分娩或剖宫产）约为 0.05%（Kwee et al., 2006）。剖宫产是急诊子宫切除术的独立危险因素（Glaze et al., 2008）。尽管在过去 10 年中，围生期子宫切除率有所下降，但剖宫产率却有所上升，因此围生期子宫切除术的总数基本保持不变（Glaze et al., 2008）。

子宫肌瘤致子宫切除

子宫肌瘤是子宫肌层的良性肿瘤。据统计，在 30~34 岁、35~39 岁女性中分别有 1%、2.5% 的女性因子宫肌瘤接受了子宫切除术（Marshall et al., 1997）。

先天性子宫阴道缺如（MRKH）综合征

这种情况将在第 4 章中详细讨论。MRKH 综合征的特征是无子宫或存在发育不全的双侧始基子宫，并常伴有阴道上 2/3 的缺失（高于处女膜环）。MRKH 综合征在所有米勒管畸形中所占比例不到 3%（Grimbizis et al., 2001），在女性中发病率为 1∶4500（Folch et al., 2000）。

相对子宫因素不孕（RUFI）

辐射损伤

无论是全身照射还是盆腔局部照射的放疗，都会导致子宫体积显著缩小（缩小约60%）（Holm et al.，1999），并且这种缩小是不可逆的（Bath et al.，1999; Larsen et al.，2004）。这会导致流产率和妊娠晚期流产率的增加（Critchley et al，2005）。Vernaeve等在15例接受膈下放疗的患者中发现，试验组胚胎植入率（31%）与对照组胚胎植入率（35.8%）相差不大（Vernaeve et al.，2007）。值得注意的是，其围生期不良结局的发生率显著增高至53%，包括死产、早产、先兆子痫和胎盘早剥。除了上述放疗辐射对子宫的影响外，还应注意的是，低至5 Gy的辐射剂量就会损害大多数女性的卵巢功能（Wallace et al.，2005）。因此，这类患者必须在放疗前进行卵巢皮质、卵母细胞或胚胎冷冻，保存生育功能，才有可能获得其遗传学后代（Donnez et al.，2013）。

无需子宫切除的子宫肌瘤

子宫肌瘤在不孕女性中的患病率远高于之前提到的33~40岁女性人群的8%。在一项包括体外受精（IVF）患者的研究中，一年观察期内肌瘤的发生率为26.7%（Hart et al.，2000）。

一般来说，浆膜下肌瘤不影响妊娠，而黏膜下肌瘤或壁间肌瘤突向宫腔时则与着床率、妊娠率降低有关（Galliano et al.，2015）。当肌瘤位于壁间，但不影响宫腔形态时，似乎对生育能力有轻微的负面影响。最近的一项meta分析证实了这一结果，该分析显示，与无肌瘤女性相比，无宫腔变形的壁间肌瘤患者活产率相对降低了21%[RR=0.79，95% CI（0.70，0.88）]，即使在统计学分析中只纳入高质量的试验，这种统计结论仍然一致 [RR=0.60，95% CI（0.41，0.87）]（Sunkara et al.，2009）。

子宫肌瘤切除术后仍然不孕的患者，以及因为子宫肌瘤而接受子宫切除术的患者（如上文"子宫肌瘤致子宫切除"所述）（Marshall et al.，1997; Farquhar et al.，2002），属于子宫肌瘤相关的子宫因素不孕患者，可以使用子宫移植治疗。

宫腔粘连

阿谢曼（Asherman）综合征又称宫腔粘连（IUA），其特征是因宫腔内多种因素引起的子宫内膜损伤，导致宫腔粘连。IUA在育龄女性中的患病率约为1.5%（Al-Inany，2001）。它与约40%的流产率有关，并导致约50%的女性不孕（Schenker et al.，1982）。IUA通常继发于子宫内膜炎（Bukulmez et al.，1999），人工流产或产后清宫（Friedler et al.，1993），或宫腔镜手术（Shokeir et al.，2008）。宫腔镜下粘连松解术是治疗IUA的首选方法，可有效治疗轻、中、重度IUA不孕症，其治愈率分别为90%、70%和30%（Fernandez et al.，2006）。

先天性子宫畸形（MRKH除外）及子宫性不孕症

先天性子宫畸形的发生是因为胎儿期米勒管（即副中肾管）的形成、发育或融合出现障碍。米勒管畸形可能导致不孕，并增加产科、围生期不良结局的风险（Heinonen et al.，1982）。据估计，子宫畸形在普通人群中的患病率约为5%~6.7%，这个数字与不孕人群中子宫畸形的患病率（7.3%）没有太大区别（Saravelos et al.，2008）。这说明大多数畸形不会对患者生育能力产生负面影响，最典型的病例如不全纵隔子宫，可以通过手术矫正（如下文所述）。

另一方面，较少见但严重的子宫畸形，如MRKH综合征、子宫发育不全、单角子宫、完全纵隔子宫和双角子宫，可能对生育力产生较大的负面影响。上述疾病在反复流产患者中的患病率增加到16.7%（Saravelos et al.，2008）。按患病率排序，最常见的子宫畸形如下：

● 纵隔子宫是不孕女性中最常见的结构性先天性子宫畸形（Saravelos et al.，2008）。它占所有子宫畸形的30%以上，是两个融合的米勒管中心部分不完全吸收的结果。未经治疗的纵隔子宫中，约80%的妊娠发生自然流产（Homer et al.，2000）。然而，宫腔镜切除是一种有效的治疗纵隔子宫的方法，可以显著降低流产率（Homer et al.，2000）。

● 双角子宫是由于两个米勒管没有融合造成的。它占所有子宫畸形的25%（Grimbizis et al.，2001）。双角子宫患者的自然流产率约为35%（Buttram，1983）。有文献报道，既往有流产史的女性，行腹部子宫成形术可使其活产率达到82%（Papp et al.，2006），但是经历这种手术后，患者在妊娠期间子宫破裂的风险增高。也有一系列关于双角子宫女性接受子宫成形术治疗后与未接受手术治疗相比，生殖结果相似的文献报道（Kirk et al.，1994）。

● 单角子宫、双子宫畸形共占子宫畸形的20%左右（Grimbizis et al.，2001）。一侧米勒管发育障碍可导致单角子宫，伴或不伴对侧残角子宫。米勒管完全融合失败则导致双子宫畸形，即两个分离的宫角没有共同的宫腔。这两个情况的共同特点是，与正常子宫相比，特定的宫腔（单角子宫1个，双子宫2个）通常比正常宫腔更小，流产率增加30%，活产率降低50%（Grimbizis et al.，2001）。目前，手术似乎不能提高单角子宫或双子宫的妊娠潜力（Taylor et al.，2008）。因此，相当一部分患者无法妊娠至晚期。

● T形子宫和子宫发育不全是两种罕见的子宫畸形。T形子宫主要是由于胎儿期暴露于己烯雌酚（DES）所致，而子宫发育不良通常与异常核型（如特纳综合征）或遗传异常（如斯威伊尔综合征）有关（Galliano et al.，2015）。这类患者的活产率为2%~21%。

子宫功能失调

子宫内膜容受性是指宫腔上皮的一种短暂状态，它使子宫内膜适合囊胚附着，从而启动着床过程（Galliano et al.，2015）。在月经周期中有一个短暂的时间段内接受胚胎着床，被称为植入窗口期（WOI）。人体的植入窗口期通常发生在孕酮升高后的3~7 d，相当于黄体生成素高峰后的5~7 d（Ruiz-Alonso et al.，2013）。

据了解，WOI可以发生改变，导致胚胎发育阶段与子宫内膜容受性不匹配，从而导致不孕。在IVF领域，若胚胎移植在植入窗口期之外（之前或之后）进行，不利于胚胎着床和进一步妊娠。现在，诊断工具提供了子宫内膜的基因表达谱，对特定患者进行个性化胚胎移植现在是可行的。然而，尽管使用了这些工具，仍有25%的患者无法生育（Ruiz-Alonso et al.，2014）。

参考文献

Al-Inany H. Intrauterine adhesions.An update. Acta Obstet Gynecol Scand, 2001, 80（11）:986–993.

Bath LE, Critchley HO, Chambers SE, et al. Ovarian and uterine characteristics after total body irradiation in childhood and adolescence: response to sex steroid replacement. Br J Obstet Gynaecol, 1999, 106（12）:1265–1272.

Bosch FX, Castellsague X, de Sanjose S. HPV and cervical cancer: screening or vaccination? Br J Cancer, 2008, 98（1）:15–21.

Brett KM, Higgins JA. Hysterectomy prevalence by Hispanic ethnicity: evidence from a national survey. Am J Public Health, 2003, 93（2）:307–312.

Bukulmez O, Yarali H, Gurgan T. Total corporal synechiae due to tuberculosis carry a very poor prognosis following hysteroscopic synechialysis. Hum Reprod, 1999, 14（8）:1960–1961.

Buttram VC Jr. Mullerian anomalies and their management. Fertil Steril, 1983, 40（2）:159–163.

Creasman WT, Odicino F, Maisonneuve P, et al. Carcinoma of the corpus uteri. FIGO 26th annual report on the results of treatment in gynecological cancer. Int J Gynaecol Obstet, 2006, 95（Suppl 1）:S105–143.

Critchley HO, Wallace WH. Impact of cancer treatment on uterine function. J Natl Cancer Inst Monogr, 2005, 34:64–68.

Dargent D, Martin X, Sacchetoni A, et al. Laparoscopic vaginal radical trachelectomy: a treatment to preserve the fertility of cervical carcinoma patients. Cancer, 2000, 88（8）:1877–1882.

Donnez J, Dolmans MM, Pellicer A, et al. Restoration of ovarian activity and pregnancy after transplantation of cryopreserved ovarian tissue: a review of 60 cases of reimplantation. Fertil Steril, 2013, 99（6）:1503–1513.

Farquhar CM, Steiner CA. Hysterectomy rates in the United States 1990—1997. Obstet Gynecol, 2002, 99（2）:229–234.

Fatemi HM, Kasius JC, Timmermans A,et al. Prevalence of unsuspected uterine cavity abnormalities diagnosed by office hysteroscopy prior to in vitro fertilization. Hum Reprod, 2010, 25（8）:1959–1965.

Fernandez H, Al-Najjar F, Chauveaud-Lambling A, et al. Fertility after treatment of Asherman's syndrome stage 3 and 4. J Minim Invasive Gynecol, 2006, 13（5）:398–402.

Folch M, Pigem I, Konje JC. Mullerian agenesis: etiology, diagnosis, and management. Obstet Gynecol Surv, 2000, 55（10）:644–649.

Friedler S, Margalioth EJ, Kafka I, et al. Incidence of post-abortion intra-uterine adhesions evaluated by hysteroscopy—a prospective study. Hum Reprod, 1993, 8（3）:442–444.

Galliano D, Bellver J, Diaz-Garcia C, et al. ART and uterine pathology: how relevant is the maternal side for implantation? Hum Reprod Update, 2015, 21（1）:13–38.

Glaze S, Ekwalanga P, Roberts G,et al. Peripartum hysterectomy: 1999 to 2006. Obstet Gynecol, 2008, 111（3）:732–738.

Grimbizis GF, Camus M, Tarlatzis BC, et al. Clinical implications of uterine malformations and hysteroscopic treatment results. Hum Reprod Update, 2001, 7（2）:161–174.

Hart R, Khalaf Y, Yeong CT, et al. Prospective controlled study of the effect of uterine fibroids on the outcome of assisted conception cycles. Fertil Steril, 2000, 74（3）:S111.

Heinonen PK, Saarikoski S, Pystynen P . Reproductive performance of women with uterine anomalies.An evaluation of 182 cases. Acta Obstet Gynecol Scand, 1982, 61（2）:157–162.

Holm K, Nysom K, Brocks V , et al. Ultrasound B-mode changes in the uterus and ovaries and Doppler changes in the uterus after total body irradiation and allogeneic bone marrow transplantation in childhood. Bone Marrow Transplant, 1999, 23（3）:259–263.

Homer HA, Li TC, Cooke ID. The septate uterus: a review of management and reproductive outcome. Fertil Steril, 2000, 73（1）:1–14.

Kirk EP , Chuong CJ, Coulam CB, et al. Pregnancy after metroplasty for uterine anomalies. Obstet Gynecol Surv, 1994, 49（2）:81–82.

Kwee A, Bots ML, Visser GH, et al. Emergency peripartum hysterectomy: a prospective study in the Netherlands. Eur J Obstet Gynecol Reprod Biol，2006, 124（2）:187–192.

Larsen EC, Schmiegelow K, Rechnitzer C, et al. Radiotherapy at a young age reduces uterine volume of childhood cancer survivors. Acta Obstet Gynecol Scand, 2004, 83（1）:96–102.

Marshall LM, Spiegelman D, Barbieri RL, et al. V ariation in the incidence of uterine leiomyoma among premenopausal women by age and race. Obstet Gynecol, 1997, 90（6）:967–973.

Papp Z, Mezei G, Gavai M, et al. Reproductive performance after transabdominal metroplasty: a review of 157 consecutive cases. J Reprod Med, 2006, 51（7）:544–552.

Quinn MA, Benedet JL, Odicino F, et al. Carcinoma of the cervix uteri. FIGO 26th annual report on the results of treatment in gynecological cancer. Int J Gynaecol Obstet, 2006, 95（Suppl 1）:S43–103.

Raga F, Bauset C, Remohi J, et al. Reproductive impact of congenital Mullerian anomalies. Hum Reprod, 1997, 12（10）:2277–2281.

Ruiz-Alonso M, Blesa D, Diaz-Gimeno P , et al. The endometrial receptivity array for diagnosis and personalized embryo transfer as a treatment for patients with repeated implantation failure. Fertil Steril, 2013, 100（3）:818–824.

Ruiz-Alonso M, Galindo N, Pellicer A, et al. What a difference two days make: "personalized" embryo transfer （pET） paradigm: a case report and pilot study. Hum Reprod, 2014, 29（6）:1244–1247.

Saravelos SH, Cocksedge KA, Li TC. Prevalence and diagnosis of congenital uterine anomalies in women with reproductive failure: a critical appraisal. Hum Reprod Update, 2008, 14（5）:415–429.

Schenker JG, Margalioth EJ. Intrauterine adhesions: an updated appraisal. Fertil Steril, 1982, 37（5）:593–610.

Shokeir TA, Fawzy M, Tatongy M. The nature of intrauterine adhesions following reproductive hysteroscopic surgery as determined by early and late follow-up hysteroscopy: clinical implications. Arch Gynecol Obstet, 2008, 277（5）:423–427.

Sieunarine K, Zakaria FB, Boyle DC, et al. Possibilities for fertility restoration: a new surgical technique. Int Surg, 2005, 90（5）:249–256.

Sonoda T. Risk factors and prevention of uterine corpus cancer. Nihon Rinsho, 2004, 62（Suppl 10）:422–428.

Sunkara SK, Khairy M, El-Toukhy T, et al. The effect of intramural fibroids without uterine cavity involvement on the outcome of IVF treatment: a systematic review and meta-analysis. Hum Reprod, 2009, 25（2）:418–429.

Taylor E, Gomel V. The uterus and fertility. Fertil Steril, 2008, 89（1）:1–16.

Ungar L, Palfalvi L, Hogg R, et al. Abdominal radical trachelectomy: a fertility-preserving option for women with early cervical cancer. BJOG, 2005, 112（3）:366–369.

Vernaeve V, Bodri D, Colodron M,et al. Endometrial receptivity after oocyte donation in recipients with a history of chemotherapy and/or radiotherapy. Hum Reprod, 2007, 22（11）:2863–2867.

Wallace WH, Thomson AB, Saran F, et al. Predicting age of ovarian failure after radiation to a field that includes the ovaries. Int J Radiat Oncol Biol Phys, 2005, 62（3）:738–744.

第4章　MRKH患者及其子宫移植准备

Dorit Schöller，Sara Brucker

先天性子宫阴道缺如（MRKH）综合征

MRKH的发病率为1∶4500，是一种先天性阴道、子宫发育不全的疾病，但其女性染色体正常、卵巢功能正常（ESHRE /ESGE分类：U5 C4 V4）。患有MRKH的女性通常由于始终无月经来潮的原发性闭经或不能性交而确诊。大多数MRKH患者双侧有对称的始基子宫，双侧输卵管正常。

30%的病例存在相关的泌尿系统畸形，如一侧肾缺如、盆腔异位肾或重复输尿管。因此，在阴道成形手术之前，推荐进行泌尿系统MRI以排除泌尿系统畸形。由于MRKH患者通常在较年轻时确诊，且卵巢功能正常，因此她们是子宫移植（UTx）的主要目标群体，但需要明确的是，具有足够长度的人造阴道是子宫移植的前提条件。在行阴道成形术时，除需考虑功能长度之外，还应考虑患者的性满意度、生活质量改善情况及心理健康。对这些患者进行全面治疗是至关重要的。

D. Schöller
Department of Women's Health, Medical University of Tübingen, Women's Hospital,
Tübingen, Baden-Württemberg, Germany
e-mail:Dorit.Schoeller@med.uni-tuebingen.de

S. Brucker (✉)
Department of Women's Health, Medical University of Tübingen,
Tübingen, Baden-Württemberg, Germany
e-mail:Sara.Brucker@med.uni-tuebingen.de

© Springer Nature Switzerland AG 2020
M. Brännström (ed.), *Uterus Transplantation,*
https://doi.org/10.1007/978−3−319−94162−2_4

非手术阴道成形法

有性经验的患者可能会出现阴道凹陷的自然扩张，偶尔甚至不需要额外的治疗。然而，在大多数情况下，如果 MRKH 患者选择非手术治疗，她们将需要积极扩张阴道。美国妇产科医师学会（ACOG）在 2013 年女性生殖道畸形指南中指出，阴道扩张应该是阴道发育不全的一线治疗方法。非手术阴道扩张的优点是无创伤性、保存阴道原始组织、成本效益高、并发症低。

最常见的无创扩张技术是 Frank 法（Frank，1938）。患者通过使用润滑剂和不同尺寸的阴道扩张器，每天反复按压会阴部的阴道凹陷处 20~30 min，在长达 6 个月的时间后逐渐形成阴道。如果没有规律的性生活，则患者需要终身扩张阴道。为了获得成功，还需要对患者进行严密的监督、详细的解剖结构讲解，以避免患者错误地扩张尿道或肛门。据报道，此方法成功率高达 94.5%，性满意度与正常人群相当（Edmonds et al.，2012）。该治疗方法的缺点和风险是依从性差（特别是对年轻患者）、疼痛不适、耗时长、疗程久、尿道刺激或尿漏、新阴道脱垂或挛缩。

手术阴道成形法

如果扩张法失败或患者选择手术治疗作为一线治疗，则有不同的阴道再造方法可供选择。成熟的手术入路有以下 3 种：

肠道代阴道成形术

使用肠道进行阴道重建是非常普遍的，不仅适用于 MRKH 患者，还常被应用于肿瘤切除后患者。使用乙状结肠或回肠最常见，但也可以使用结肠或空肠。该方法的主要优点是术后不需要扩张，狭窄率低，即使曾经进行广泛的盆腔手术后也可以实施这种术式。但另一方面，在许多情况下，它需要开腹手术和肠吻合术，其手术并发症高、合并症多。此外，肠道代阴道成形术后存在阴道分泌物常有异味、阴道腺癌风险及代阴道肠道脱垂等缺点（McQuillan et al.，2014）。但无论如何，需要强调的是，在专家共识中，对子宫移植不推荐采用肠道代阴道成形术，其原因在于，在免疫抑制的情况下，感染会导致子宫移植失败的风险增高，同样也可能带来胚胎移植后着床失败的问题。

补片法

目前有很多使用移植物再造阴道的方法。虽然技术各不相同，但都是首先通过手术在膀胱和直肠之间分离出阴道的潜在腔隙；然后，利用类似中厚皮片类补片被覆形成新阴道（McIndoe-Banister 技术，1950 年），或利用从腹腔道格拉斯腔处游离，下推腹膜至阴道外口，形成腹膜被覆的新阴道（Davydov-Friedberg 技术）。

Davydov 技术的原理是用患者自己的腹膜被覆新阴道。改良后的腹腔镜入路并发症发生率更低。Davydov 技术的优点是没有肉芽和疤痕形成；缺点是润滑性降低，潜在的脱垂可能，以及术后需要扩张（Davydov et al.，1974）。McIndoe 法的第一步是在会阴处做一个"H"形切口。通过外科解剖直达后腹膜形成一个管状腔隙。从臀部或大腿后部的皮肤取下一块中厚皮片作为皮肤移植物，取皮肤移植物并缝合于人造阴道穴道，放置暂时阴道模具，阴道开口处缝合数针固定皮片，同时封闭阴道开口，防止模具脱出。术后 10~14 d 去除暂时模具，然后每天更换模具至术后 6 个月。改良 McIndoe 术为阴道入路，因此具有避免开腹手术、脱垂发生率低的优点；其术后并发症包括皮肤移植物的感染或坏死、肉芽组织或瘘管形成、移植物挛缩及人造阴道狭窄，并且 McIndoe 术后亦需要接受阴道扩张。其缺点为缺乏润滑性，鳞状细胞癌和瘢痕畸形风险（Callens et al.，2014；Brucker et al.，2011）。其他可以采用上述相同技术的阴道再造移植物包括羊膜、人造补片、组织扩张器、体外培养的阴道组织和自体颊黏膜（Callens et al.，2014）。其手术技术和结果与自体皮肤移植相似。

拉伸技术

Vecchietti 在 1965 年引进了一种在对膀胱 - 直肠间隙进行经腹 - 阴道解剖后，通过内部拉伸阴道凹陷来再造阴道的方法（Vecchietti，1965）。近年来，Wallwiener-Brucker 改进的腹腔镜辅助下阴道成形术对 Vecchietti 技术进行了革新，由于优化了设备并可减少创伤，目前已成为

MRKH 患者首选的手术方式。在腹腔镜的引导下，采用套管针制作阴道 – 腹腔穿刺，但不游离膀胱 – 直肠间隙。阴道套管针带着两根线，在腹腔内固定于阴道假体。通过使用套管针，插入腹壁脐下方约 5 cm 处，在腹腔镜控制下，将线结引导到腹膜下，并连接到一个定位在腹部的优化的张力装置。通过硬膜外麻醉控制缓解患者的疼痛，直到术后 4~5 d 后牵引装置被移除。在术后前 4 周，患者需要佩戴阴道假体以避免狭窄。术后 4 周即可开始性生活，随之阴道假体的使用时间逐渐减少，直到上皮完全形成，这个过程大概需要 6 个月（Hanzal et al., 1991）。上皮形成完成后，阴道长度保持稳定，无须佩戴假体。Vecchietti 术式的优势在于，它可以在很短的时间内创建一个具有正常解剖结构、组织形态和功能的新阴道，且手术创伤较小（Fedele et al., 2008）。新阴道即具有正常的阴道黏膜，因此润滑良好（Brucker et al., 2008）。长期结果显示阴道长度稳定，性满意度与正常人群相当。未见脱垂病例报道（Rall et al., 2014）。

子宫移植术前准备

当着眼于未来准备子宫移植时，采用基于 Vecchietti 技术改良的腹腔镜辅助下阴道成形术似乎是 MRKH 患者的一线治疗选择。它的女性性功能指数（FSFI）评分最高（Dietrich et al., 2014）且长度稳定（Rall et al., 2014）。如果前提条件满足，子宫移植前阴道成形术的二线选择似乎是自我扩张的非手术治疗（图 4.1）。肉芽化、萎缩和瘢痕的风险使 Davydov 和 McIndoe 技术不能作为首选，因为它们可能会降低子宫移植的成功率（Dietrich et al., 2014; McQuillan et al., 2014）。尽管肠道代阴道成形术是一种非常常见的选择，但是在专家共识中并不推荐其作为子宫移植的术前准备，其原因在于免疫抑制的情况下，因感染导致移植失败的风险很高，可能最终会导致子宫移植的失败。

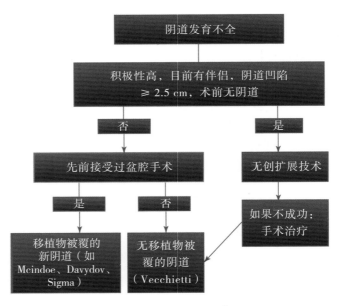

图 4.1　新阴道再造的策略

参考文献

Brucker SY, Gegusch M, Zubke W, et al. Neovagina creation in vaginal agenesis: development of a new laparoscopic V ecchietti-based procedure and optimized instruments in a prospective comparative interventional study in 101 patients. Fertil Steril, 2008, 90（5）:1940–1952.

Brucker SY , Rall K, Campo R, et al. Treatment of congenital malformations. Semin Reprod Med, 2011, 29（2）:101–112.

Callens N, De Cuypere G, De Sutter P , et al. An update on surgical and non-surgical treatments for vaginal hypoplasia. Hum Reprod Update, 2014, 20（5）:775–801.

Davydov S, Zhvitiashvili O. Formation of a vagina（colpopoiesis）from a peritoneum of Douglas pouch. Acta Chir Plast, 1974, 16:35–41.

Dietrich JE, Millar DM, Quint EH. Non-obstructive Müllerian anomalies. J Pediatr Adolesc Gynecol, 2014, 27（6）:386–395.

Edmonds DK, Rose GL, Lipton MG, et al. Mayer-Rokitansky-Kuster-Hauser syndrome: a review of 245 consecutive cases managed by multidisciplinary approach with vaginal dilators. Fertil Steril, 2012, 97（3）:686–690.

Fedele L, Bianchi S, Frontino G, et al. The laparoscopic V ecchietti's modified technique in Rokitansky syndrome: anatomic, functional, and sexual long-term results. Am J Obstet Gynecol, 2008, 198:377.e1–6.

Frank RT. The formation of an artificial vagina without operation. Am J Obstet Gynecol, 1938, 35:1053–1055.

Hanzal E, Kolbl H, Janisch H. Morphologic and functional long-term results after V ecchietti operation for the formation of a neovagina. Geburtshilfe Frauenheilkd, 1991, 51:563–568.

McIndoe A. The treatment of congenital absence and obliterative condition of the vagina. Br J Plast Surg, 1950, 2:254–267.

McQuillan SK, Grover SR. Dilation and surgical management in vaginal agenesis: a systematic review. Int Urogynecol J, 2014, 25:299–311.

Rall K, Schickner MC, Barresi G, et al. Laparoscopically assisted neovaginoplasty in vaginal agenesis: a long-term outcome study in 240 patients. J Pediatr Adolesc Gynecol, 2014, 27（6）:379–385.

Vecchietti G. Creation of an artificial vagina in Rokitansky-Küster-Hauser syndrome. Attual Ostet Ginecol, 1965, 11（2）:131–147.

第5章 啮齿动物在子宫移植研究中的应用

Randa Akouri, Min Jong Song, Cesar Diaz Garcia

简 介

现代（1985 年之后）子宫移植（UTx）研究的主要特点是对可能导致移植失败的潜在负面事件进行了独立分析，这使我们可以对手术程序的每个步骤进行讨论。潜在负面事件包括器官摘取手术、缺血再灌注损伤、移植手术，以及免疫排斥反应和免疫抑制方案。在子宫移植研究的现代时期，精心设计的实验使用了同基因和自体移植模型，从外科角度优化了子宫移植程序，并总结了缺血再灌注器官保存的特点。然后，从上述优化条件的动物模型中获得的数据被用作实验基础。在异体移植模型中再加入免疫排斥、免疫抑制的影响，以此区分子宫移植中免疫因素与外科手术、器官缺血等不同因素的影响。在本章中，我们回顾关于子宫移植关键步骤在啮齿动物模型中的重要问题。

R. Akouri (✉)
Department of Obstetrics and Gynecology, Sahlgrenska University Hospital,
Gothenburg, Sweden
e-mail:randa.akouri@vgregion.se

M. J. Song
Department of Obstetrics and Gynecology, Daejeon St. Mary's Hospital, The Catholic
University of Korea, Daejeon, South Korea
e-mail:bitsugar@catholic.ac.kr

C. D. Garcia
IVI-London, IVI-RMA Global, London, UK

Department of Pediatrics, Obstetrics and Gynecology, University of Valencia, Valencia, Spain
e-mail:cesar.diaz@ivi.uk

© Springer Nature Switzerland AG 2020
M. Brännström (ed.), *Uterus Transplantation*,
https://doi.org/10.1007/978–3–319–94162–2_5

外科操作

小鼠子宫移植供者子宫切除术

图 5.1 所展示的手术分离了小鼠右子宫角的完整部分，包括宫颈上部、腹主动脉和下腔静脉，以及右子宫角的血供（Racho El-Akour et al.，2002）。以下是所涉及手术步骤的详细概述：

①将小鼠麻醉后，用 70% 乙醇溶液备皮和清洁腹部，然后将小鼠置于可操作的立体显微镜下；②沿腹中线打开腹部（图 5.2A），将小肠推到

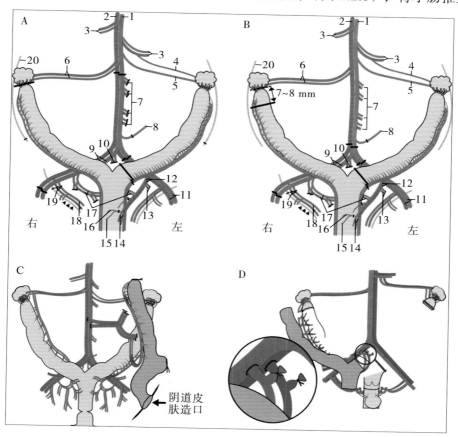

图 5.1　A，B. 小鼠和大鼠腹部和骨盆手术血管解剖示意图。C. 小鼠主动脉 – 主动脉、下腔静脉 – 下腔静脉端侧吻合后异位移植。D. 大鼠髂总血管端侧吻合后原位移植。1：腹主动脉；2：腔静脉；3：肾血管；4：左肾静脉；5：左肾动脉；6：右肾血管；7：腰血管；8：肠系膜下动脉；9：髂总血管；10：尾侧血管；11：髂外血管；12：髂内血管；13：臀上血管；14：脐血管；15：膀胱下血管；16：膀胱上血管；17：子宫血管；18：阴部外血管；19：腹壁下血管；20：输尿管；黑色箭头：髂腹股沟韧带

腹腔左侧并用湿纱布覆盖（图 5.2B）。③采用双极电凝、切断肠系膜下动脉，然后对直肠上方的结肠进行双重结扎，将其横断以获得更好的手术暴露视野（图 5.2C）。采用双极电凝、切断双侧输尿管（图 5.2D）。④电凝、切断髂腹股沟韧带上方的腹壁下血管，以充分暴露双侧髂外血管。⑤将缝合线（10-0，尼龙）环绕髂外血管，离腹壁下血管分支远端 3~4 mm。近端结扎，远端电凝，然后在两者之间切断。⑥去除血管外组织，电凝髂外血管周围的小血管，直至阴部外血管分支的远端。然后电凝并切断阴部血管。⑦暴露宫颈下段及膀胱血管，然后电凝血管，避免膀胱切除后出血。⑧通过双线结扎法（8-0，尼龙）在共同宫腔的部位将右子宫角与左子宫角分离、切开。⑨在膀胱附着部位下方横断宫颈。应特别注意避开来自右侧腹下支血管。⑩抬起宫颈，辨别子宫血管，将小钛夹放在臀上血管。⑪在近侧结扎左髂总血管（10-0，尼龙），并在远侧放置血管夹，在两者之间切断血管。然后通过电凝血管背侧细小分支，将血管从下方组织游离，直到血管末端。⑫电凝并切断从主动脉和下腔静脉背侧分出的腰部血管。⑬自肾血管分支起始处向远端 3~4 mm，轻轻向上方牵引主动脉，钝性分离主动脉与下腔静脉。⑭结扎右宫角的顶端（8-0，尼龙），并在输卵管近端放置钛夹，两者间切开。⑮将右宫角从腹膜背侧完全游离，然后将右子宫角置于左子宫角前方，暴露腹下支血管。⑯用缝线（8-0，尼龙）将主动脉和腔静脉结扎，并在结扎处下方血管表面做小切口。然后用冷生理盐水（4 ℃）辅以利多卡因和硫酸肝素防止血栓、扩张血管，通过主动脉小切口实施器官灌注。在此过程中，通过评估离断右子宫角是否变白及是否有清澈液体自腔静脉切口流出，来判断供者子宫的灌注情况。⑰将灌注后供者子宫置于冰生理盐水（0 ℃）中保存。⑱在"器官后台准备"中，仔细分离、修剪待血管吻合的主动脉和下腔静脉血管。

小鼠受者子宫移植术

以下描述的手术过程是在小鼠体内实施的右子宫角移植手术，包括子宫颈和带有小鼠髂血管的阴道边缘（Racho El-Akouri et al.，2002）。以下是所涉及步骤的详细概述：

①以与供者相同的方式麻醉和准备受者（参见供者操作步骤①~③），

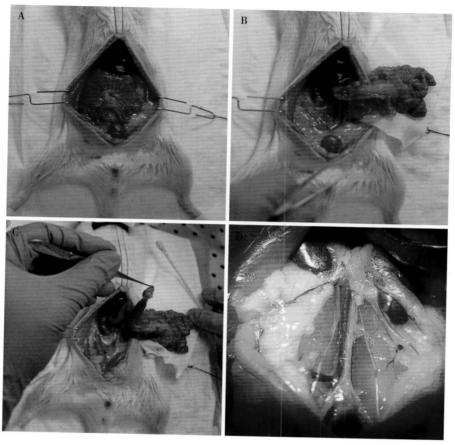

图 5.2 小鼠或大鼠子宫的准备和分离。A.从耻骨联合到剑突的中线剖腹手术。B.将小肠推到腹腔左侧。C.切开和收回结肠，以获得更好的手术视野。D.切断输尿管

并给予低分子肝素（LMWH）抗凝。②去除覆盖在主动脉和下腔静脉表面的结缔组织，至左肾静脉水平。电凝、离断其腰部分支，完全游离主动脉、下腔静脉。③在主动脉和下腔静脉周围放置止血钳，其具体位置为位于肠系膜下动脉分支的上方与卵巢血管分支下方。④在受者主动脉前壁上做一个长 1 mm 的纵向切口。⑤用生理盐水辅以硫酸肝素和利多卡因冲洗管腔。在整个移植物血管吻合手术过程中，器官需要在室温下并保持湿润。⑥使用 50 μm 带针缝合线（11-0，尼龙）以连续缝合的方式将供者主动脉与受者主动脉端端吻合。⑦在受者下腔静脉前壁做一个长 1.5~2 mm 的纵向切口；⑧同样冲洗管腔，使用 50 μm 带针缝合线（11-0，尼龙）以连续缝合

的方式将供者下腔静脉与受者下腔静脉进行端侧吻合（图 5.3A）。⑨用止血材料封闭动静脉吻合部位、止血，取下受者血管两侧止血钳。⑩用棉签轻轻按压吻合口，以尽量减少吻合处渗漏。⑪将小肠还纳腹腔，分两层连续逐层缝合，关闭腹腔（6-0，可吸收性缝线）。⑫用葡萄糖溶解抗生素、止痛剂、晶体，注入受者，预防低血糖、脱水。⑬将小鼠置于加热灯下恢复体温，直至其完全清醒。⑭术后 24 h 内给予硫酸肝素以抗血栓形成。⑮术后第 1 周每天评估小鼠一般情况和手术切口情况，然后每周评估 2 次。

大鼠子宫移植供者子宫切取术

下面描述的外科手术用于分离右子宫角的完整部分，包括宫颈和带有大鼠髂总血管的阴道边缘（图 5.1B）（Wranning et al.，2008）。

①将大鼠麻醉，给予硫酸肝素使血液肝素化。将大鼠腹部备皮、70%乙醇彻底清洗，将大鼠置于可操作的立体显微镜下。②沿腹中线打开腹部（图 5.2A），将小肠推至腹腔左侧，并用湿纱布包裹（图 5.2B）。③电凝、切断直肠上方结肠组织，排垫结肠，充分暴露术野（图 5.2C）。去除子宫、阴道周围的多余脂肪。④在腹壁下血管分支远端 4~5 mm 处放置缝线（6-0，尼龙）围绕在髂外血管，然后近端结扎，远端电凝、切断。⑤电凝髂外血管周围小血管直至阴部外血管分支远端。电凝、切断阴部血管。⑥自宫颈前方游离膀胱，电凝、切断所有供应宫颈下部与输尿管水平以下膀胱部的血管，包括膀胱上、下血管及宫颈血管、阴道血管，切除膀胱。⑦自宫腔远端用 4-0 可吸收线结扎左子宫角，电凝、离断。⑧自直肠残端游离移植子宫的宫颈、阴道及宫颈旁韧带、阴道旁韧带。⑨在膀胱附着处正下方横断宫颈。⑩提起宫颈，辨识子宫血供，结扎（8-0，尼龙）臀上血管及子宫血管所有末支。⑪将髂总血管自主动脉、下腔静脉分叉处钝性分离（使用棉签）至子宫血管的分叉处。⑫距输卵管侧 7~8 mm 切开右宫角，电凝子宫卵巢血管支以便与受者子宫的吻合。⑬靠近主动脉、下腔静脉分叉处的左髂总动、静脉周围放置结扎线（8-0，尼龙）。⑭在主动脉、下腔静脉分叉结扎处穿刺左髂总动、静脉。⑮用加有硫酸肝素、利多卡因的冷器官保存液（4 ℃），通过置于左侧髂总动脉的套管灌注子宫。当子宫组织

因灌注变白时，切取供者子宫。⑯将供者子宫置于冷器官保存液（4 ℃）中。⑰在"器官后台准备"期间仔细检查、修剪左髂总血管末端。

大鼠受者子宫移植术

下面描述的这种外科手术用于移植右子宫角的完整部分，包括子宫颈和带有髂总血管的阴道边缘（图 5.1B）（Wranning et al.，2008）。

①以与供者相同的方式麻醉和手术准备（参见供者操作①～③），并皮下注射低分子量肝素（LMWH）。②进行常规子宫切除术，将阴道上 1/3 的部分从膀胱和直肠间游离。切除子宫时，将钛夹置于左子宫角尖端，保留右子宫角的上 7~8 mm 段，以便以后与供者子宫吻合。③游离右髂总血管周围组织直至主动脉－下腔静脉分叉处。④在髂总血管吻合部位两侧放置血管夹，将供者髂总血管通过两侧连续缝合（10-0，尼龙）、端侧吻合的方式与受者血管吻合（图 5.3B）。⑤使用 6-0 可吸收缝线间断缝合（6~7针），将供者阴道残端间断固定于受者阴道端。⑥间断缝合将供者右子宫角与受者子宫剩余部分端端吻合（7-0，尼龙）。⑦将肠管还纳腹腔，分两层连续逐层缝合腹腔（6-0，可吸收线）。⑧给予 LMWH、镇痛药和抗生素。⑨将大鼠置于加热灯下直至完全清醒。⑩第 1 周每天评估 1 次一般情况和剖腹手术伤口，之后每周 2 次。

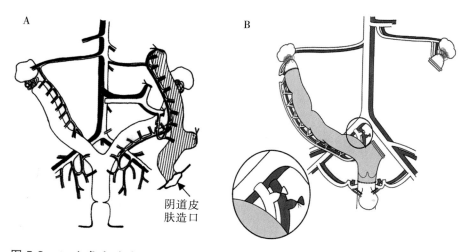

A

B

阴道皮
肤造口

图 5.3　A. 小鼠主动脉－主动脉、下腔静脉－下腔静脉端侧吻合后异位移植示意图。B. 髂总血管端侧吻合后原位移植示意图。经牛津大学出版社许可使用

子宫移植中的排斥反应

尽管在同种异体动物模型中进行了大量子宫移植实验，但直到 2006 年才有人完整详细地描述了子宫作为移植物在异体的排斥过程（El-Akouri et al., 2006）。这也证明了就像在任何类型的同种异体移植中看到的那样，子宫供者细胞和受者免疫系统之间的相互作用，触发不同的免疫排斥反应，导致移植子宫排斥。El-Akouri 和 Groth 等详细描述了同种异体小鼠子宫移植模型中免疫排斥效应机制的时间依赖性（El-Akouri et al., 2006; Groth et al, 2009）。他们使用 BALB/c 供者小鼠和免疫缺陷的 C57BL/6 受者小鼠的组合，未使用免疫抑制剂，他们描述了免疫排斥反应是如何在移植后第 2 天由中性粒细胞和 CD8+ 淋巴细胞浸润肌层开始，并从第 5 天扩散到子宫内膜。CD4+ 淋巴细胞仅在移植后第 5 天短暂增加，而 CD19+ 细胞密度在整个免疫排斥过程中保持较低水平。如我们的两个实验所示，排斥过程的强度因物种而异。2013 年，Akhi 等发现移植后使用 0.5 mg/（kg·d）的他克莫司可以成功抑制作为供者的 Brown Norway 大鼠和作为受者的 Lewis 大鼠之间的同种异体子宫移植后免疫排斥反应（Akhi et al., 2013）。2007 年，Wranning 等发现高剂量的环孢素 A 仅部分抑制半异基因型子宫移植小鼠的免疫排斥反应（指来自 F1 杂交代的 C57BL/6 小鼠作为受者，C57BL/6xCBA/ca 小鼠作为供者）（Wranning et al., 2007）。

子宫移植术中的器官缺血和冷缺血研究

器官缺血时间是所有器官移植的关键时期。器官完全缺乏血液供应的时候，将导致细胞缺氧而能量衰竭（Wedenberg et al., 1995; Stoica et al., 2003）。在再灌注期间，由于有毒代谢物从灌注器官排出，大部分缺血性损伤的效应机制发生。既往研究显示，血管收缩（Menger et al., 2000）、自由基氧的产生（Zhang et al., 2007; Kayyali et al., 2001）、补体因子的增加（Schmidt et al., 2004）、炎性细胞因子的影响（Gu et al., 2004）、炎症细胞的侵袭（Vollmar et al., 1995）和细胞死亡（Kim, 2003; Jaeschke et al., 2003）这些机制均与器官缺血再灌注损伤有关。

器官移植中，"热缺血"是指在常温条件下的缺血时间，而"冷缺血"

是器官冷却到 4℃左右的缺血时间。

本节描述了小鼠子宫移植中器官冷缺血的研究结果。在同基因异位移植小鼠的子宫移植血管吻合模型中，用含利多卡因、肝素冷生理盐水原位冲洗子宫（Racho El-Akouri et al.，2002）。血管吻合时，总冷缺血时间约 35 min，热缺血时间约 50 min，移植子宫存活率约 90%（Racho El-Akouri et al.，2002）。

Racho El-Akouri 等通过将子宫在 UW 溶液（一种细胞内液型保存液）中保存 24 h 或 48 h 来检测小鼠子宫对冷缺血的耐受性（Racho El-Akouri et al.，2003a）。结果显示，经过 24 h 冷 UW 溶液保存的子宫在进行子宫移植后 2 周内呈现正常形态，妊娠和分娩率为 83%。在冷保存 48 h 后，移植子宫出现了坏死。小鼠模型的优点是，近亲繁殖减少了除缺血以外的其他因素对组织学结果的潜在影响，同时还能检测移植子宫的组织学结构和功能。然而，与人类子宫相比，小鼠子宫的体积较小，在将结果推至人体时这一点必须考虑在内。

本节分享大鼠子宫移植模型中冷缺血的研究结果。Wranning 等使用了近交系 Lewis 大鼠之间同基因异位移植模型（Wranning et al.，2008）。在该研究中，用 2 mL 冰冷的肝素化醋酸林格液，辅以利多卡因原位灌注子宫，直到子宫变白。总冷缺血时间约 60 min，热缺血时间（供者体内）约 90 min。这些同基因子宫移植物的存活率为 80%，与正常组织相比，移植物中仅观察到轻微水肿和中性粒细胞计数略高（Wranning et al.，2008）。

子宫移植对热缺血的抵抗

2013 年 Diaz-Garcia 等在同系 Lewis 大鼠的子宫移植模型中检测了移植后器官热缺血时间的影响，这是检测、评估热缺血时间对移植子宫活力影响的首次报道（Diaz-Garria et al.，2013）。为了避免动物发情周期对实验结果的影响（如子宫白细胞亚群分布和密度的变化），在移植前对大鼠进行同步化处理。热缺血时间为 70 min 和 300 min。此后，子宫被移植到受者内，并在移植后第 3 天和第 6 天进行评估。通过直接观察及血管通畅度和组织学检查对移植子宫进行评估。结果表明，过长的热缺血时间

（300 min）会对组织活性造成负面影响，约40%的移植子宫肉眼可见坏死，但在70 min的热缺血期后移植子宫仍具有可观的活力。

子宫移植后的生育能力

任何器官移植的目的都是重新建立本没有功能或不存在功能的器官。子宫移植是唯一一种以妊娠和健康的后代为唯一和最终目标的器官移植。

本节将探讨小鼠子宫移植实验与妊娠分娩结局。2002年，在小鼠模型中报道了子宫移植后的首次妊娠（Racho El-Akouriet al., 2002）。通过异位移植，将受者的原生子宫保留在原位。子宫异位移植的宫颈被保留在腹腔内，以防止宫颈上行性感染。由于完整的移植子宫被置于腹腔内，因此小鼠需经腹中线开腹手术进行胚胎移植。胚胎移植通过一根纤细的巴斯德移液管进行，该移液管穿透子宫肌层插入子宫内膜。共移植6枚胚胎，3枚被置于原生宫腔内，3枚被置于移植宫腔内，在胚胎移植10 d后对妊娠情况进行评估。结果在原生宫腔内有3个正常大小的胎鼠，在移植宫腔内仅有1只胎鼠（随后显示为死胎）。本轮实验未获得活体后代，然而这并不是研究设计的一部分，因为实验是在妊娠中期结束的。在后续的实验中，我们使用相同的模型，但稍做修改（Racho El-Akouri et al., 2002, 2003b）。我们将小鼠宫颈与下腹部的皮肤造口相连，使宫腔内膜分泌物从宫腔排出。同样，原生子宫被留在原位作为对照。实验结果显示，移植受者的原生子宫（75%）和移植子宫（66%）的妊娠率相似（Racho El-Akouriet al., 2003b）。重要的是，妊娠动物胎儿数量的中位数在原生子宫和移植子宫中也是相似的（4只胎鼠）。同时，器官冷缺血长达24 h并没有对移植子宫的妊娠能力产生明显负面影响，6只移植小鼠中有5只获得了健康的活体后代（Racho El-Akouriet al., 2003a）。

从上述实验中得到的后代在表观上是正常的。各组之间的动物出生体重、身长及胎盘重量没有明显差异。原位子宫和移植子宫出生的幼崽在8周内的体重增长曲线也是相似的（Racho El-Akouriet al., 2003b）。

下面介绍大鼠子宫移植后妊娠的相关研究。首先在大鼠中建立了原位移植模型，因为在人类的异位移植中，如果将移植子宫置于骨盆外，可能会出现与子宫解剖稳定性相关的问题。在一项旨在开发大鼠原位子宫移植技术的实验中，未交配的雌性 Lewis 大鼠被随机分配到同基因子宫移植组（UTx 组；$n=27$）或切除左子宫角组（Sham 组；$n=19$）（Wranninget al., 2011）。为了自然受孕，一个先决条件是未受干扰的子宫 – 输卵管接合。因此，将移植的子宫角的主要部分与受者子宫角的较小的上部相吻合。在这项研究中，这种原位手术模型的成功率与以往异位小鼠模型相似（Racho El-Akouri et al., 2002，2003a，b）。两组之间的妊娠率和分娩数相似。然而，假设每个子宫角能承载一半的胎仔，在本模型中幼崽的中位数低于其他作者在正常动物中的报道（Gill et al., 1979）。这可能是移植手术本身的结果，但也可能表明"假手术"造成的损伤，影响了子宫的孕育能力。另外，在 UTx 组中还观察到间歇性妊娠的数量增加，表明子宫移植后支持胎儿存活的条件并非十分理想。随后的研究（见下文）并没有发现类似的死胎数量增加，说明此差异可能由实验的样本量造成（Wranning et al., 2011）。在另一个实验中，手术技术与上述相同，但不同的是此实验为同种异体移植（Diaz-Garcia et al., 2010），20 只成年 Lewis 大鼠被随机分配到以下小组中：①免疫抑制下的异体移植手术（UTx-TAC 组；$n=9$）；②免疫抑制下的假手术（Sham-TAC 组；$n=5$）；③无任何免疫抑制的假手术（Sham 非 TAC 组；$n=6$）。免疫抑制方案是连续给予他克莫司 0.5 mg/（kg·d）。所有动物在手术后 35~38 d 的发情周期内与育龄期雄性交配。该实验首次证明同种异体子宫移植后妊娠是可能的。妊娠率非常接近在同种异体大鼠模型中观察到的 70%（Wranning et al., 2011）。由于妊娠被提前终止以评估早期胚胎植入情况，因此没有对胎鼠情况进行后续跟踪。在另一个不同的异体子宫移植模型研究中，采用了较为保守的免疫抑制方案（Diaz-Garcia et al., 2014）。PVG 雌性大鼠被随机分配到 3 种不同的干预组中：①他克莫司免疫抑制治疗下的异体子宫移植（UTx + TAC 组，$n=10$），Lewis 大鼠作为供者，Piebald-Virol-Glaxo（PVG）大鼠作为受者；②在免疫抑制治疗下，手术切除左子宫角（Sham + TAC 组，$n=10$）；③仅手术切除左子宫角，无任何免疫抑制治疗（Sham 组，$n=10$）。在接受免疫抑制组中（UTx + TAC 组和 Sham + TAC 组），给予他克莫司（通过微型渗透泵），剂量为 0.4 mg/（kg·d），持续 8 周，然后减少到 0.2 mg/（kg·d）至实验结束。将雌性大鼠与有生育能力的雄性大鼠合笼，记录、比较各组交配和妊娠率、幼崽数量和性别、体重和围生期死亡率。UTx 组成功率为 71%（10/14），Sham 和 Sham-TAC 组为 100%（10/10）（Diaz-Garcia et al.，2014）。最重要的发现是不同组后代的表型特征没有任何差异。这清楚地表明，子宫移植和免疫抑制剂对后代均无任何不利影响（Diaz-Garcia et al.，2014）。

参考文献

Akhi SN, Diaz-Garcia C, El-Akouri RR, et al. Uterine rejection after allogeneic uterus transplantation in the rat is effectively suppressed by tacrolimus. Fertil Steril, 2013, 99（3）:862–870.

Diaz-Garcia C, Akhi SN, Wallin A, et al. First report on fertility after allogeneic uterus transplantation. Acta Obstet Gynecol Scand, 2010, 89（11）:1491–1494.

Diaz-Garcia C, Akhi SN, Martinez-Varea A, et al. The effect of warm ischemia at uterus transplantation in a rat model. Acta Obstet Gynecol Scand, 2013, 92（2）:152–159.

Diaz-Garcia C, Johannesson L, Shao R, et al. Pregnancy after allogeneic uterus transplantation in the rat: perinatal outcome and growth trajectory. Fertil Steril, 2014, 102（6）:1545–1552.e1.

El-Akouri RR, Molne J, Groth K, et al. Rejection patterns in allogeneic uterus transplantation in the mouse. Hum Reprod, 2006, 21（2）:436–442.

Gill TJ 3rd, Kunz HW, Hansen CT. Litter sizes in inbred strains of rats （Rattus norvegicus）. J Immunogenet, 1979, 6（6）:461–463.

Groth K, Akouri R, Wranning CA, et al. Rejection of allogenic uterus transplant in the mouse: time-dependent and site-specific infiltration of leukocyte subtypes. Hum Reprod, 2009, 24（11）:2746–2754.

Gu XP, Qiu YD, Xu FT, et al. In vivo suppressive effect of nuclear factor-kappaB inhibitor on neutrophilic inflammation of grafts after orthotopic liver transplantation in rats. World J Gastroenterol, 2004, 10（24）:3654–3658.

Jaeschke H, Lemasters JJ. Apoptosis versus oncotic necrosis in hepatic ischemia/reperfusion injury. Gastroenterology, 2003, 125（4）:1246–1257.

Kayyali US, Donaldson C, Huang H, et al. Phosphorylation of xanthine dehydrogenase/oxidase in hypoxia. J Biol Chem, 2001, 276（17）:14359–14365.

Kim J. Mitochondrial permeability transition in the switch from necrotic to apoptotic cell death in ischemic rat hepatocytes. Gastroenterology, 2003, 124（2）:494–503.

Menger MD, Vollmar B. Role of microcirculation in transplantation. Microcirculation, 2000, 7（5）:291–306.

Racho El-Akouri R, Kurlberg G, Dindelegan G, et al. Heterotopic uterine transplantation by vascular anastomosis in the mouse. J Endocrinol, 2002, 174（2）:157–166.

Racho El-Akouri R, Wranning CA, Molne J, et al. Pregnancy in transplanted mouse uterus after long-term cold ischaemic preservation. Hum Reprod, 2003a, 18（10）:2024–2030.

Racho El-Akouri R, Kurlberg G, Brannstrom M. Successful uterine transplantation in the mouse: pregnancy and post-natal development of offspring. Hum Reprod, 2003b, 18(10):2018–2023.

Schmidt A, Tomasdottir H, Bengtsson A. Influence of cold ischemia time on complement activation, neopterin, and cytokine release in liver transplantation. Transplant Proc, 2004, 36 （9）:2796–2798.

Stoica SC, Satchithananda DK, Atkinson C, et al. The energy metabolism in the right and left ventricles of human donor hearts across transplantation. Eur J Cardiothorac Surg, 2003, 23 （4）:503–510.

Vollmar B, Glasz J, Menger MD, et al. Leukocytes contribute to hepatic ischemia/reperfusion injury via intercellular adhesion molecule-1-mediated venular adherence. Surgery, 1995, 117 （2）:195–200.

Wedenberg K, Ronquist G, Ulmsten U, et al. Energy economy of human uterine muscle strips under different in vitro conditions and its dependence on tissue redox potential. Eur J Obstet Gynecol Reprod Biol, 1995, 62 （1）:115–119.

Wranning CA, El-Akouri RR, Groth K, et al. Rejection of the transplanted uterus is suppressed by cyclosporine A in a semi-allogeneic mouse model. Hum Reprod, 2007, 22 （2）:372–379.

Wranning CA, Akhi SN, Kurlberg G, et al. Uterus transplantation in the rat: model development, surgical learning and morphological evaluation of healing. Acta Obstet Gynecol Scand, 2008, 87 （11）:1239–1247.

Wranning CA, Akhi SN, Diaz-Garcia C, et al. Pregnancy after syngeneic uterus transplantation and spontaneous mating in the rat. Hum Reprod, 2011, 26 （3）:553–558.

Zhang W, Wang M, Xie HY, et al. Role of reactive oxygen species in mediating hepatic ischemia-reperfusion injury and its therapeutic applications in liver transplantation. Transplant Proc, 2007, 39 （5）:1332–1337.

第 6 章　家养物种在子宫移植研究中的应用

Mats Brännström

简　介

　　子宫移植（UTx）的动物研究涉及啮齿动物、家养物种和非人灵长类动物。这三类物种各有优缺点，具体取决于其生殖生理学、解剖学、子宫大小及子宫血管系统。根据定义，家养动物是指那些被人类驯化后，在驯服条件下生活和繁殖，并依赖人类生存的脊椎动物。目前已经在子宫移植领域进行系统化研究的家养动物是猪和羊。与其他动物模型相比，这些物种在子宫移植研究中的主要优势是其体型、子宫大小、子宫动/静脉的直径及髂内血管的走行与人类比较相似。然而，这些物种的子宫为双角子宫。因此，在解释结果时应当考虑这与人类、非人灵长类动物的单腔子宫解剖结构的差异性。

　　与啮齿动物相比，家养物种的一个缺点是，在用于生物医学研究的家养物种中没有近亲繁殖的同源品系。因此，当采用循序渐进的方法来初步研究子宫移植中不涉及免疫排斥的具体问题时，家养物种往往只能采用自体移植。而在异体子宫移植动物模型中可以研究妊娠前和妊娠期间免疫抑制策略，以及可能的免疫排斥反应带来的额外影响。

M. Brännström (✉)
Department of Obstetrics and Gynecology, Sahlgrenska Academy,
University of Gothenburg, Sahlgrenska University Hospital, Gothenburg, Sweden

Stockholm IVF-EUGIN, Stockholm, Sweden
e-mail:mats.brannstrom@obgyn.gu.se

© Springer Nature Switzerland AG 2020
M. Brännström (ed.), *Uterus Transplantation*,
https://doi.org/10.1007/978–3–319–94162–2_6

猪

猪很早就被用来研究子宫移植的子宫切取和血管吻合技术。研究表明，猪的肾下主动脉 / 下腔静脉与髂总、髂内血管和子宫血管，可以作为一个血管网与子宫一起被分离（Sieunarine et al., 2005）。由于传统的移植器官摘取必须保留主动脉和腔静脉，因此这种方法无法完全与尸体供者子宫移植（DD UTx）相提并论。在后续研究中，两头母猪的子宫动脉被分离并重新吻合（Sieunarine et al., 2006）。术后 6 周授精并妊娠，在分娩后动物被安乐死，随后进行子宫血管的组织病理学检查。在血管吻合处仅见到极少的血管内膜纤维化。

随后，我们利用家猪模型，研究了子宫移植的手术技术和早期再灌注（Wranning et al., 2006）。该研究中选择了体型较大的猪（约 100 kg），以期血管直径较大而便于吻合子宫动脉。但手术结果显示，由于骨盆又深又窄，血管纤细，因此手术操作非常困难。在自体移植后，对子宫静脉血进行 pH 值、乳酸和硫代巴比妥酸反应物分析时，只有 1/4 的子宫被证明灌注良好（Wranning et al., 2006）。由于前期手术困难，我们课题组没有进一步开展同种异体移植实验，而决定采用绵羊模型。

目前，只有一个研究团队应用并在一定程度上掌握了猪的同种异体子宫移植方法。Andreas Tzakis 和他的团队在遗传限定的迷你猪上进行了 10 例异体子宫移植。方法是将子宫异位放置在下腹，并在皮肤造口使阴道穹隆外露（Avison et al., 2009）。血管吻合方式采用了主动脉 – 主动脉和腔静脉 – 腔静脉吻合。一些病例在术后出现造瘘口闭塞。免疫抑制方案是初始静脉注射他克莫司 12 d，然后口服甲泼尼龙和环孢素。研究结果显示，在 50 % 的动物中移植子宫长期存活，其中 1 例存活到移植后 1 年。重要的是，这是首个大型动物子宫移植后长期存活的报道。自从绵羊成为子宫移植研究的首选大型动物模型后，猪的后续研究鲜有报道（见下文）。

绵 羊

绵羊是被用于子宫移植研究最广泛的家养物种，它也是被建议作为准备人体子宫移植而进行团队训练的最佳动物模型（Solomonov et al., 2017）。在这方面值得注意的是，自体移植是推荐的训练模式。最初，移植的结果可以在围手术期评估，而无须在动物从围手术期麻醉后进行研究。自体移植动物模型将类似于活体供者子宫移植（LD UTx）。在前期研究中，短期结果显示移植子宫缺血再灌注方面是令人满意的。研究可以延长数周以评估较长时间内的移植器官存活率。这种评估可以通过小型剖腹探查进行，建议评估移植子宫的外观、子宫切口处血供及静脉注射催产素后子宫的收缩模式。

绵羊最初被作为研究 LD UTx 和 DD UTx 的手术模型。在 LD UTx 中使用了两种手术模型。我们的绵羊子宫移植模型是切除了一侧子宫角，将单侧髂内动脉前支和完整的子宫 – 卵巢静脉血管与同侧髂外动、静脉吻合（Dahm-Kähler et al.，2008；Wranning et al.，2008）。考虑子宫功能和生育能力，该手术后来发展到包括卵巢动脉（Wranning et al.，2010），手术包含了含有卵巢动脉分支的腹主动脉段。绵羊的自体子宫移植手术，包括子宫摘取、移植前准备和自体子宫移植，以及含卵巢动脉的腹主动脉的游离切取，手术用时 8 h 左右。

另一个绵羊 LD UTx 模型为子宫血管端端吻合（Ramirez et al.，2008 年）。异体子宫移植受者手术时间约为 3 h。然而，这种吻合手术必须同时切除受者的原生子宫，以确保足够的移植子宫血管末端吻合。这种手术模型适用于人体子宫移植的某些情况，如宫腔粘连的患者。

关于绵羊 DD UTx 手术模型，有数个子宫移植团队研究了主动脉 – 下腔静脉的大血管吻合技术（Gauthier et al.，2011；Wei et al.，2013；Gonzalez-Pinto et al.，2013）。子宫及血管游离、切取和子宫移植的一般持续时间分别为 2 h 和 3 h 左右。

利用绵羊进行子宫移植研究的具体问题还包括组织缺血和再灌注。早期使用自体子宫移植模型的研究表明，在冷缺血 1 h 和热缺血 3 h 后，再灌注约 1 h 后，自发性宫缩和血液乳酸水平正常化（Dahm-Kähler et al.，2008）。我们随后比较了子宫在醋酸林格液或 Perfadex 保存液中冷存后的再灌注和氧化应激反应（Wranning et al.，2008）。冷缺血时间为 1 h，对自体移植的子宫 3 h 后通过以下内容进行初步评估：通过测量静脉血中的脂质过氧化水平和抗坏血酸自由基，以及通过中性粒细胞密度和光镜评估组织的炎性反应。两组均出现了轻微的炎症，但在 Perfadex 保存液中保存的子宫乳酸、脂质过氧化和抗氧化能力的上升幅度较小。该研究指出了在完整的子宫组织冷缺血期间使用恰当的保存液的重要性。

最近，来自法国 Limoges 的研究团队发表了一份关于绵羊子宫对冷缺血存储耐受性的研究，并对再灌注损伤的长期影响进行了评估（Tricard et al.，2017）。该模型是在子宫经受 3 h 或 24 h 的冷缺血后，用双侧髂外血管吻合的方式进行自体移植。在开始再灌注 1.5 h 后，3 h 冷缺血组出现轻度炎性反应，而冷缺血 24 h 组出现严重炎性反应。然而，两组都存活超过 1 周，表明早期缺血再灌注相关炎症是可以逆转的。由此可见，子宫是一个具有良好缺血耐受性的器官。

当然，对于子宫移植研究而言一个重要的结果是生育力。这一点已经在绵羊模型上得到了验证，包括在非排斥情况下的自体子宫移植和异体子宫移植。在自体子宫移植模型允许自然受孕的手术模型中有一些变化。自体子宫移植模型采用子宫—输卵管—卵巢移植，将子宫动脉、子宫 – 卵巢静脉和卵巢动脉（包括部分主动脉）端侧血管吻合至髂外（Wranning et al.，2010）。自体子宫移植后 3 个月左右，5 只母羊与公羊交配；4 只母羊自然交配，其中 3 只受孕。母体临产前 2 周通过剖宫产分娩出体型正常的后代，这些后代在出生后没有跟踪研究。

同种异体绵羊子宫移植模型的生殖力研究涉及子宫切除术，并在输尿管水平上方分离子宫动、静脉（Ramirez et al.，2011）。相同的手术在供者和受者中同时进行，移植子宫在异体间进行移植。在受者侧进行双侧子宫动脉和静脉的端端吻合，以及将移植子宫的阴道边缘与受者的阴道穹隆进行吻合。12 只母羊在移植后通过饲养环孢素进行持续性免疫抑制，并在子宫移植后 1 周加入泼尼松。子宫移植后 3 个月左右，对 5 只母羊进行了胚胎移植（ET），3 例为新鲜的单个卵裂期胚胎，2 例为冷冻囊胚 ET。其中 1 只接受解冻囊胚的母羊成功妊娠，虽然结果是宫外孕。在接受新鲜裂解阶段胚胎的 3 只母羊中有 2 只成功妊娠，其中 1 只发生晚期流产，另 1 只则通过剖宫产活产（Ramirez et al.，2011）。值得注意的是，这是第一个也是迄今为止唯一一个接受异体子宫移植的家养物种的活产。

近年来，来自英国（Saso et al.，2015）、巴西（Andraus et al.，2017）、以色列（Solomonov et al.，2017）和法国（Favre-Inhoferet et al.，2018 年）的团队均使用自体绵羊子宫移植模型进行团队训练来为人体子宫移植做准备。这些研究证明了这种动物在人体子宫移植的准备中发挥着重要作用。

参考文献

Andraus W, Ejzenberg D, Santos RM, et al. Sheep model for uterine transplantation: the best option before starting a human program. Clinics（Sao Paulo）, 2017, 72:178–182.

Avison DL, DeFaria W, Tryphonopoulos P, et al. Heterotopic uterus transplantation in a swine model. Transplantation, 2009, 88:465–469.

Dahm-Kähler P, Wranning CA, Lundmark C, et al. Transplantation of the uterus in the sheep: methodology and early reperfusion events. J Obstet Gynaecol Res, 2008, 34:784–793.

Favre-Inhofer A, Carbonnel M, Revaux A, et al. Critical steps for initiating an animal uterine transplantation model in sheep: experience from a case series. Int J Surg, 2018, 60:245–251.

Gauthier T, Bertin F, Fourcades L, et al. Uterine allotransplantation in ewes using an aortocava patch. Hum Reprod, 2011, 11:3028–3036.

Gonzalez-Pinto IM, Tryphonopoulos P, Avison DL, et al. Uterus transplantation model in the sheep with heterotopic whole graft and aorta and cava anastomosis. Transplant Proc, 2013, 45:1802–1804.

Ramirez ER, Ramirez DK, Pillari VT, et al. Modified uterine transplant procedure in the sheep model. J Minim Invasive Gynecol, 2008, 15:311–314.

Ramirez ER, Ramirez DK, Nessetti MB, et al. Pregnancy and outcome of uterine allo transplantation and assisted reproduction in sheep. J Minim Invasive Gynecol, 2011, 18:238–245.

Saso S, Petts G, Thum MY, et al. Achieving uterine auto-transplantation in a sheep model using iliac vessel anastomosis: a short-term viability study. Acta Obstet Gynecol Scand, 2015, 94:245–252.

Sieunarine K, Hakim NS, Corless DJ, et al. Is it feasible to use a large vessel patch with a uterine allograft en bloc for uterine transplantation? Int Surg, 2005, 90:257–261.

Sieunarine K, Boyle DC, Corless DJ, et al. Pelvic vascular prospects for uterine transplantation. Int Surg, 2006, 91:217–222.

Solomonov E, Marcus Braun N, Siman-Tov Y, et al. Team preparation for human uterus transplantation: autologous transplantation in sheep model. Clin Transpl, 2017, 31:e131137.

Tricard J, Ponsonnard S, Tholance Y, et al. Uterus tolerance to extended cold ischemic storage after auto-transplantation in ewes. Eur J Obstet Gynecol Reprod Biol, 2017, 214:162–167.

Wei L, Xue T, Yang T, et al. Modified uterine allotransplantation and immunosuppression procedure in the sheep model. PLoS One，2013, 8:e81300.

Wranning CA, El-Akouri RR, Lundmark C, et al. Auto-transplantation of the uterus in the domestic pig. J Obstet Gynaecol Res, 2006, 32:358–367.

Wranning CA, Dahm-Kähler P, Mölne J, et al. Transplantation of the uterus in the sheep: oxidative stress and reperfusion injury after short-time cold storage. Fertil Steril, 2008, 90:817–826.

Wranning CA, Marcickiewicz J, Enskog A, et al. Fertility after autologous ovine uterine-tubalovarian transplantation by vascular anastomosis to the external iliac vessels. Hum Reprod, 2010, 25:1973–1979.

第 7 章 非人灵长类动物子宫移植研究

Iori Kisu, Yusuke Matoba, Kouji Banno, Daisuke Aoki

简 介

子宫移植（UTx）是针对完全性子宫因素不孕女性的一种潜在治疗方法。许多国家已经在多种动物模型中进行了子宫移植的基础实验，这些研究数据的积累促进了子宫移植的临床应用，并在人体身上实现了一次又一次的成功分娩（Brännström et al., 2015）。然而子宫移植仍处于试验阶段，仍有许多医学和技术问题亟待解决。因此，需要在动物模型上开展进一步的基础研究以收集数据，为在人体开展子宫移植提供更多重要的信息。

子宫移植的基础实验研究已经在小鼠、大鼠、兔、狗、猪、羊和非人灵长类动物中进行。这些研究于 2000 年左右开始，与沙特阿拉伯报告的世界首例人体子宫移植临床试验几乎是同一时间（Fageeh et al., 2002）。使用大型动物模型（包括非人灵长类动物）的研究大约从 2010 年开始就有报道（Kisu et al., 2013a）。然而，尽管已经在大鼠（Díaz-García et al., 2010）和绵羊（Ramirez et al., 2011）中实现了子宫移植的应用，但由于特定的问题和限制，这些物种的异基因子宫移植在非人灵长类动物中尚未实现。

国际妇产科联盟的伦理准则指出，人体子宫移植临床试验应在适当的大型动物模型（包括灵长类动物）中进行重要且充分的研究后方可进行

I. Kisu (✉) · Y. Matoba · K. Banno · D. Aoki
Department of Obstetrics and Gynecology, Keio University School of Medicine,
Tokyo, Japan
e-mail:iori71march@a7.keio.jp;kbanno@keio.jp;aoki@z7.keio.jp

© Springer Nature Switzerland AG 2020
M. Brännström (ed.), *Uterus Transplantation*,
https://doi.org/10.1007/978-3-319-94162-2_7

（Milliez，2009）。非人灵长类动物的子宫移植研究，由于其生殖器官在解剖和生理上与人类相似，为解决人体子宫移植的医学和技术问题提供了重要信息（图 7.1）。因此，非人灵长类动物模型所得到的研究结果在为人体试验做准备时，尤其令人放心。此外，还需要在非人灵长类动物中进行子宫移植模型的制备，以研究手术技术、免疫反应、免疫排斥、子宫免疫原性、血流重建和子宫缺血再灌注损伤等问题。表 7.1 和表 7.2 总结了在非人灵长类动物（包括狒狒、恒河猴和猕猴）中进行子宫移植的研究结果。

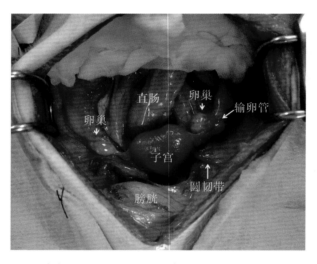

图 7.1　食蟹猕猴的内生殖器，在解剖和生理上与人类相似

狒狒的研究

　　狒狒是相对较大的非人灵长类动物，体重约 10~20 kg。瑞典和美国（佛罗里达）的研究团队对狒狒的自体、异体子宫移植和子宫血流进行了基础研究。瑞典团队对 26 只狒狒进行了自体子宫移植。2010 年，10 只狒狒（Enskog et al. 2010）的初步实验结果显示，手术时间约为 6 h，总缺血时间约为 3 h，其中仅 1 只动物在手术后因心脏病死亡（存活率为 90%），2 只动物恢复月经（20%）。然而，由于手术后卵巢和输卵管周围广泛粘连，均未实现成功妊娠。2012 年，对 16 只狒狒的进一步研究中（Johannesson et al.，2012），6 只狒狒（第 1 组）接受了与初始组类似的手术；另外 10 只（第 2 组）的手术过程中使用灌注液的体积增加且灌

注时间增加了一倍，以允许分离更长和更厚的血管蒂。第 1 组和第 2 组的手术时间分别约为 7.5 h 和 6 h，两组总缺血时间约为 3 h。第 1 组 2 只动物在手术后立即死亡，主要原因为腹膜炎和内出血（存活率，67%），其余 4 只动物均无月经恢复。第 2 组动物全部成活（存活率 100%），其中 6 只恢复月经（60%），但由于严重腹腔粘连，均未实现妊娠。

该团队 2013 年对 18 只狒狒进行了同种异体子宫移植手术，并按照免疫抑制方案分成 3 组（Johannesson et al.，2013 年）：第 1 组包括 4 只狒狒，未使用免疫抑制剂；第 2 组 4 只狒狒，使用他克莫司；第 3 组 10 只狒狒，使用抗血清球蛋白（ATG）和皮质类固醇进行诱导后，使用他克莫司、霉酚酸酯（MMF）和皮质类固醇进行维持。供者手术时间约为 3 h，供者和受者的手术存活率（>24 h）为 100%。受者手术时间约为 3.5 h，总缺血时间约为 3 h。第 3 组的 2 只狒狒因肺水肿而死亡。第 1 组中，有 2 只狒狒在术后 1 个月内出现激素周期性波动，但无月经恢复。第 2 组中，所有 4 只狒狒在术后第 1 周的宫颈活检中均发现了严重组织排斥或坏死现象，且没有恢复激素波动性或月经。第 3 组中，6 只按照计划接受免疫抑制剂治疗的狒狒均出现一定程度的排斥反应，其中 4 只出现器官坏死，且该组

表 7.1 用于子宫移植研究的非人灵长类动物种类

种类	国家	已发表的报道
狒狒	沙特阿拉伯	Fageeh, et al. (2002)
	瑞典	Enskog, et al. (2010)
		Johannesson, et al. (2012, 2013)
	美国	Tryphonopoulos, et al. (2014)
		Shockley, et al. (2017)
		Beran, et al. (2017)
恒河猴	美国	Del Priore, et al. (2008)
食蟹猕猴	日本	Kisu, et al. (2012a, b; 2013a, b, c; 2014; 2015; 2016; 2017)
		Mihara, et al. (2011, 2012)
		Adachi, et al. (2016)
		Obara, et al. (2016)
	中国	Wang, et al. (2014)

表 7.2 关于非人灵长类动物子宫移植步骤的报道

主题	已发表的报道	目的	数量	结局				或除子宫移植手术之外的其他解释	免疫抑制剂
				生存率	月经	妊娠	分娩		
狒狒	Fageeh, et al. (2022)	自体子宫移植	16	未描述	未描述	未描述	未描述		
	Enskog, et al. (2010)	自体子宫移植	10	9/10 (90%)	2/10 (20%)	(-)	(-)		
	Johannesson, et al. (2012)	自体子宫移植	16	14/16 (88%)	6/16 (38%)	(-)	(-)		
	Johannesson, et al. (2013)	异体子宫移植	18	16/18 (89%)	(-) (0)	(-)	(-)		ATG、他克莫司、MMF、类固醇
	Tryphonopoulos, et al. (2014)	异体子宫移植	6	6/6 (100%)	0/6 (0)	(-)	(-)		ATG、他克莫司、MMF、类固醇
	Shockley, et al. (2017)	子宫血流重建	3					双侧子宫血管破裂并不影响子宫或卵巢的功能	
	Beran, et al. (2017)	子宫血流重建	3					使用吻合的子宫-卵巢血管及缺乏子宫动、静脉时可以有活产	
恒河猴	Del Priore, et al. (2008)	异体子宫移植	5	未描述	未描述	未描述	未描述		环孢素

主题	已发表的报道	目的	数量	结局				免疫抑制剂
				生存率	月经	妊娠	分娩	
				或除子宫移植手术之外的其他解释				
食蟹猴	Kisu, et al. (2012a, b); Mihara, et al. (2011, 2012)	自体子宫移植	6	3/6 (50%)	2/6 (33%)	(+)	(+)	
	Kisu, et al. (2014)	异体子宫移植	2	2/2 (100%)	1/2 (50%)	(-)	(-)	他克莫司，MMF，类固醇
	Kisu, et al. (2012a, b)	子宫血流重建	1	子宫动脉支持血供卵巢静脉可能有助于子宫灌注，而不是子宫浅静脉				
	Kisu, et al. (2013a, b, c)	子宫血流重建	1	妊娠和分娩可以仅由单侧子宫动、静脉支持				
	Wang, et al. (2014)	自体子宫移植	6	5/6 (83%)	2/6 (33%)	(-)	(-)	
	Kisu, et al. (2015)	外科手术	22	在活体供者模型，使用卵巢静脉的手术比子宫深静脉的手术侵入性更小				
	Kisu, et al. (2016)	器官灌注	3	经股动脉和（或）髂外动脉灌注，腹腔内包括子宫在内的所有器官都可以灌注				
	Obara, et al. (2016)	异体子宫移植	4	4/4 (100%)	未描述	未描述	未描述	ATG，环孢素，他克莫司，MMF，类固醇
	Adachi, et al. (2016)	热缺血	6	食蟹猕猴的子宫可耐受热缺血长达 4 h，再灌注不会引起进一步的形态学和生化变化				
	Kisu, et al. (2017)		18					

ATG：抗血清球蛋白；MMF：霉酚酸酯

狒狒均未恢复月经。事实上，在实验动物中由于测量困难，无法保持理想的他克莫司血液浓度，因此排斥反应的适当处理被认为是一个限制实验成功的重要因素。

Tryphonopoulos 等使用 6 只狒狒进行同种异体子宫移植实验来模拟尸体供者（Tryphonopoulos et al., 2014）。将供者子宫与腹主动脉、下腔静脉和髂血管整块切除，并与受者主动脉、下腔静脉进行端侧吻合术。免疫抑制方案是使用抗胸腺球蛋白作为免疫诱导，他克莫司、霉酚酸酯和类固醇激素作为免疫维持治疗，以期达到免疫抑制的目的。受者的手术时间约为 3 h，总缺血时间约为 3.5 h，受者的术后生存率为 100%。4 只动物出现排斥反应和血栓，3 只动物体重下降 25%，3 只出现巨细胞病毒（CMV）血症，所有实验对象在术后均未恢复月经。

在进行首次子宫移植临床试验之前，沙特阿拉伯对 16 只狒狒进行了自体移植的基础实验研究（Fageeh et al., 2002）。早期实验采用子宫血管端端吻合，75% 的吻合血管发生血管栓塞和移植失败，导致吻合口闭塞、盆腔脓肿。在随后的实验中，改进血管吻合方式，采用髂内血管与子宫血管端侧吻合，这一改变使术后 90% 的吻合血管通畅，吻合成功率显著提高。但后续更详细的结果，如个体存活时间、月经是否恢复和是否妊娠等问题都没有报道。

狒狒的子宫灌注作为子宫移植的基础背景也进行了研究。在结扎子宫静脉或子宫动、静脉的狒狒模型中，所有狒狒的子宫和卵巢活力均未受到影响，且均观察到周期性的皮肤潮红和月经（Shockley et al., 2017）。这项研究证明，狒狒子宫的灌注和引流可以通过子宫 – 卵巢血管实现。在同一团队的后续模型研究中，使用显微外科技术吻合的子宫 – 卵巢血管和缺乏子宫动、静脉的模型都被证明可以实现妊娠甚至活产的目的（Beren et al., 2017）。所有模型均成功实现了妊娠，4 次妊娠中有 2 次活产、2 次死胎、1 例胎儿生长受限。这些研究显示单独的子宫 – 卵巢血管足以支持妊娠和分娩，以使活体子宫供者接受创伤更小、用时更短的子宫全切术。

恒河猴的研究

美国纽约的一个研究团队进行了通过移植生殖器官以达到保存和恢复生育力的研究。他们对 27 只恒河猴进行了初步的子宫移植基础研究，对其中 5 只恒河猴进行了系统的子宫移植实验（Del Priore et al., 2008）。研究者使用环孢素治疗同种异体子宫移植的免疫排斥，文章对手术过程进行了全面描述，但没有对结果进行详细报道。

食蟹猕猴的研究

食蟹猕猴因其解剖学和生理学上与人类相似而被普遍用于实验研究，但其体重较小（3~4 kg）是一个明显的劣势。日本研究团队已经用食蟹猕猴进行了大部分子宫移植基础研究，包括自体和异体移植、子宫血管选择、器官灌注和缺血研究。

吲哚菁绿（ICG）荧光成像被用来检查子宫血流动力学和与子宫血流相关的血管（Kisu et al., 2012a）。利用 ICG 荧光成像观察子宫血流动力学，通过术中分别夹闭子宫、卵巢动脉发现子宫动脉对子宫血供的贡献明显高于卵巢动脉。同时，子宫动脉的血液主要经卵巢静脉回流，而非子宫浅静脉。然而，这个研究没有对子宫深静脉的回流血供进行评估。因此，凭借目前的研究数据很难准确推断子宫血供的主要回心静脉引流由哪支静脉供应（卵巢静脉、子宫浅静脉或子宫深静脉？）。一项关于单侧子宫动脉和静脉是否足够支持完成生育功能的初步研究发现，子宫血流可以仅由子宫右动脉和右静脉维持（Kisu et al., 2013b）。在恢复正常月经后，通过单侧血供实现自然妊娠和足月分娩。这些结果表明，妊娠和分娩可以由单侧子宫动脉和静脉支持，但研究的主要局限是只在单一动物上进行。

我们首先在 6 只食蟹猕猴中进行了最初的自体子宫移植（Kisu et al., 2012b；Mihara et al., 2011, 2012）。在前 4 个案例中，有 3 只食蟹猕猴在手术中因微血管吻合口出血和麻醉意外而死亡，进一步说明了盆底血管精准分离和吻合的困难。4 例食蟹猕猴中仅 1 例月经恢复。从第 5 例开始，手术前准备了自体血，同时选择卵巢静脉而非子宫深静脉进行血管吻合。使用这种方法，病例 5 和 6 均存活，1 例恢复正常月经。所有病例血管吻合时间和手术时间平均分别为 4.5 h 和 14 h。第 6 只食蟹猕猴在手术后自然妊娠，成为世界范围内首次非人灵长类动物子宫移植后分娩（Mihara et al., 2012）。中国（广州）的研究团队也在猕猴身上进行了 6 例自体移植手术（Wang et al., 2014），其中 5 例术后存活，2 例恢复月经。

广州团队平均血管吻合时间和总手术时间分别约为 2 h 和 6 h，均明显短于我们的术式。但由于文章是以中文发表的，只有英文摘要，所以无法获得更为详细的信息。

在首次自体子宫移植分娩后，我们进行了食蟹猕猴的异体子宫移植实验（Kisu et al.，2014）。在一项初步研究中，子宫在 2 只食蟹猕猴之间互换，然后进行原位移植。免疫抑制方案包括在食蟹猕猴 1 中采用三联方案（他克莫司、霉酚酸酯和甲泼尼龙），在食蟹猕猴 2 中使用二联方案（他克莫司和甲泼尼龙），均为口服给药。两只食蟹猕猴的手术时间约为 13.5 h，血管吻合时间约为 3.5 h。2 只食蟹猕猴均得以长期存活（存活率为 100%）。由于免疫调控方案不成熟，2 只食蟹猕猴在术后发生了免疫排斥反应，但随后均消失，其中食蟹猕猴 1 恢复了短暂月经，但食蟹猕猴 2 由于子宫缺血伴排斥反应，出现子宫萎缩。此后，由于需要复杂的血管吻合和游离子宫血管，在随后的研究中使用了更长、更粗的血管，如髂总血管（$n=2$）或腹主动脉 / 下腔静脉（$n=2$），以此模拟尸体供者子宫移植（DD UTx）（Obara et al.，2016）。在腹部进行器官灌注的研究之前，研究人员发现通过股动脉和（或）髂外动脉灌注对获取子宫是有益的（Kisu et al.，2016）。在异体子宫移植实验中，髂总血管吻合时间缩短到 2.5 h，腹主动脉 / 下腔静脉吻合缩短到 1 h。受者的手术时间分别约为 9 h 和 6 h，所有动物均得以长期存活。此外，在非人灵长类动物模型中，我们实现了同种异体的子宫移植后成功妊娠（尚未发表）。因此，通过子宫血管与大血管吻合，建立了食蟹猕猴异体子宫移植的稳定手术方法。已经发表的文章中对免疫学结果缺少详细描述。

在食蟹猕猴的其他研究中模拟子宫移植活体子宫切取术，研究发现：与使用子宫静脉相比，使用卵巢静脉的切取术可显著缩短供者手术时间，并且对供者的手术损伤更小（Kisu et al.，2015）。一项关于子宫缺血、再灌注损伤中可允许热缺血时间及形态学变化的研究表明，食蟹猕猴的子宫热缺血可耐受 4 h，并且缺血后再灌注不会引起进一步的形态和分子生物学变化（Adachi et al.，2016；Kisu et al.，2017）。

非人灵长类动物模型子宫移植研究中的问题和局限性

在非人灵长类动物模型中验证子宫移植，对于推广到人类有许多优势，但实验中使用非人灵长类动物子宫移植也存在某些问题和局限性（Tzakis，2013；Kisu et al.，2013c）。雌性猕猴的体重约为 3~4 kg，与人类相比体型非常小，而且在移植过程中需要对盆底进行复杂的血管解剖。因此，在猕猴模型中需要更为精细的手术技术。术后管理也存在一些困难。侵入性手术后的厌食症和免疫抑制剂的不良反应，使非人灵长类动物很难按计划服药，通过肠内喂养也很困难。因此，虽然控制免疫抑制剂的血药浓度对移植物存活至关重要，但很难按计划在非人灵长类动物模型中喂饲药物。静脉注射在人体上进行非常简单，但在非人灵长类动物模型中给药困难常常导致实验动物术后体重显著下降，而这些是仅靠口服营养素无法充足补给的，而体重过度下降会导致实验提前结束。此外，由于需要使用镇静剂，因此移植后超声检查和组织活检等多项检查均实施困难。与人类相比，非人灵长类动物的血液检测项目同样非常受限。

生育力恢复是子宫移植非常重要的组成部分。人类进行子宫移植后，辅助生殖技术（ART）是必不可少的，但这方面的研究在非人灵长类动物模型中仍待完善。雄性狒狒的精子浓度极低，在这个物种中几乎没有进行 ART 的经验。在食蟹猕猴中，经输卵管进行胚胎移植的技术已逐渐发展起来，但移植后受者腹腔内粘连严重，输卵管经常被阻塞。虽然人类可经阴道胚胎移植，但是食蟹猕猴的宫颈管弯曲、迂回，使其难以实现。

使用非人灵长类动物进行实验的成本也是一个主要问题，这限制了实验研究的规模。动物实验的研究规模不足，严重影响了实验的可信度。同时，与小型动物实验相比，对动物保护的考量及动物保护法也限制了大型动物实验的开展。同时，每个国家可以开展非人灵长类动物实验的动物中心数量也有限。因此，研究人员往往不得不从异地，有时甚至从国外灵长类动物中心获取帮助。这些限制无疑给术后详细的观察、检测、评估和术后及时治疗带来了困难。

结　论

尽管子宫移植仍处于试验阶段，但来自动物研究（包括在非人灵长类动物模型中的研究）的数据为子宫移植作为一种医疗技术在人类中的临床应用提供了基础。然而，非人灵长类动物的子宫移植研究数据有限，而且由于动物实验术后免疫调控给药和检测困难、术后 ART 受限、手术程序复杂和经费等原因，非人灵长类动物异体子宫移植后分娩尚未实现。因此，需要在非人灵长类动物模型中进一步验证，以解决人体子宫移植问题。在非人灵长类动物基础实验中积累数据，对确定该手术的安全性和有效性至关重要。

参考文献

Adachi M, Kisu I, Nagai T, et al. Evaluation of allowable time and histopathological changes in warm ischemia of the uterus in cynomolgus monkey as a model for uterus transplantation. Acta Obstet Gynecol Scand, 2016, 95（9）:991–998.

Beran B, Arnolds K, Shockley M, et al. Livebirth and utero-placental insufficiency in Papio hamadryas baboons with uterus angiosome perfused by bilateral utero-ovarian microsurgical anastomoses alone. Hum Reprod, 2017, 32（9）:1819–1826.

Brännström M, Johannesson L, Bokström H, et al. Livebirth after uterus transplantation. Lancet, 2015, 385:607–616.

Del Priore G, Schlatt S, Malanowska-Stega J. Uterus transplant techniques in primates: 10 years' experience. Exp Clin Transplant, 2008, 6（1）:87–94.

Díaz-García C, Akhi SN, Wallin A, et al. First report on fertility after allogeneic uterus transplantation. Acta Obstet Gynecol Scand, 2010, 89（11）:1491–1494.

Enskog A, Johannesson L, Chai DC, et al. Uterus transplantation in the baboon: methodology and long-term function after auto-transplantation. Hum Reprod, 2010, 25（8）:1980–1987.

Fageeh W, Raffa H, Jabbad H, et al. Transplantation of the human uterus. Int J Gynaecol Obstet, 2002, 76（3）:245–251.

Johannesson L, Enskog A, Dahm-Kähler P, et al. Uterus transplantation in a non-human primate: long-term follow-up after autologous transplantation. Hum Reprod, 2012, 27（6）:1640–1648.

Johannesson L, Enskog A, Mölne J, et al. Preclinical report on allogeneic uterus transplantation in non-human primates. Hum Reprod, 2013, 28（1）:189–198.

Kisu I, Banno K, Mihara M, et al. Indocyanine green fluorescence imaging for evaluation of uterine blood flow in cynomolgus macaque. PLoS One, 2012a, 7（4）:e35124.

Kisu I, Mihara M, Banno K,et al. A new surgical technique of uterine auto-transplantation in cynomolgus monkey: preliminary report about two cases. Arch Gynecol Obstet, 2012b, 285（1）:129–137.

Kisu I, Banno K, Mihara M, et al. Current status of uterus transplantation in primates and issues for clinical application. Fertil Steril, 2013a, 100（1）:280–294.

Kisu I, Banno K, Yanokura M, et al. Indocyanine green fluorescence imaging in the pregnant cynomolgus macaque: childbearing is supported by a unilateral uterine artery and vein alone? Arch Gynecol Obstet, 2013b, 288（6）:1309–1315.

Kisu I, Banno K, Mihara M, et al. Uterus transplantation in nonhuman primates. Fertil Steril, 2013c，100（1）:e3.

Kisu I, Mihara M, Banno K, et al. Uterus allotransplantation in cynomolgus macaque: a preliminary experience with non-human primate models. J Obstet Gynaecol Res, 2014, 40（4）:907–918.

Kisu I, Banno K, Mihara M, et al. A surgical technique using the ovarian vein in non-human primate models of potential living-donor surgery of uterus transplantation. Acta Obstet Gynecol Scand, 2015, 94（9）:942–948.

Kisu I, Kato Y, Yamada Y, et al. Organ perfusion for uterus transplantation in non-human primates with assumed procurement of a uterus from a brain-dead donor. Transplant Proc, 2016, 48（4）:1266–1269.

Kisu I, Umene K, Adachi M, et al. Allowable warm ischemic time and morphological and biochemical changes in uterine ischemia/reperfusion injury in cynomolgus macaque: a basic study for uterus transplantation. Hum Reprod, 2017, 32（10）:2026–2035.

Mihara M, Kisu I, Hara H, et al. Uterus autotransplantation in cynomolgus macaques: intraoperative evaluation of uterine blood flow using indocyanine green. Hum Reprod, 2011, 26（11）:3019–3027.

Mihara M, Kisu I, Hara H, et al. Uterine autotransplantation in cynomolgus macaques: the first case of pregnancy and delivery. Hum Reprod, 2012, 27（8）:2332–2340.

Milliez J. Uterine transplantation FIGO committee for the ethical aspects of human reproduction and women's health. Int J Gynaecol Obstet, 2009, 106（3）:270.

Obara H, Kisu I, Kato Y, et al. Surgical technique for allogeneic uterus transplantation in macaques. Sci Rep, 2016, 6:35989.

Ramirez ER, Ramirez Nessetti DK, et al. Pregnancy and outcome of uterine allotransplantation and assisted reproduction in sheep. J Minim Invasive Gynecol, 2011, 18（2）:238–245.

Shockley M, Arnolds K, Beran B, et al. Uterine viability in the baboon after ligation of uterine vasculature: a pilot study to assess alternative perfusion and venous return for uterine transplantation. Fertil Steril, 2017, 107（4）:1078–1082.

Tryphonopoulos P, Tzakis AG, Tekin A, et al. Allogeneic uterus transplantation in baboons: surgical technique and challenges to long-term graft survival. Transplantation, 2014, 98（5）:e51–56.

Tzakis AG. Nonhuman primates as models for transplantation of the uterus. Fertil Steril, 2013, 100（1）:61.

Wang Y, Zhu Y, Yu P, et al. Uterine autologous transplantation in cynomolgus monkeys: a preliminary report of 6 case. Zhonghua Yi Xue Za Zhi, 2014, 94（47）:3774–3777. in Chinese.

第8章 人体子宫移植的临床前研究

Mats Brännström

在子宫移植（UTx）相关的临床前研究中，有少量研究以人体为研究对象。

一项初步的临床前研究评估了冷缺血对人体子宫肌层组织的影响。这些组织来自因良性肿瘤切除的围绝经期子宫（Wranning et al.，2005）。从子宫底部取大小约 15 mm×25 mm 的组织块，分别保存在 UW 液（一种细胞内液型保存液）、PER 液（一种细胞外液型保存液）或乳酸林格液中 6 h 或 24 h。随后，对肌肉组织的自发收缩力、前列腺素诱导的收缩力、三磷酸腺苷（ATP）水平进行评估，并使用透射电子显微镜观察。结果显示，在经 UW 液和 PER 液保存的组织中仍能观察到正常的超微结构，但是在乳酸林格液中保存 24 h 后的组织表现出退行性变化（Wranning et al.，2005）。经 UW 液和 PER 液保存的子宫肌层组织中的 ATP 含量也比经乳酸林格液保存的更高。通过评估收缩模式检测子宫组织的功能，结果显示，在 UW 液中保存 6 h 后，子宫肌层组织无论自发性收缩，还是前列腺素诱导收缩，都与新鲜子宫肌层组织相似；但是 UW 液保存 24 h 后，子宫肌层组织的收缩功能明显受到影响。同样的实验，经 PER 液保存的 6 h、24 h 子宫肌层组织收缩功能均下降。综上所述，在适当的器官保存液中，

M. Brännström (✉)
Department of Obstetrics and Gynecology, Sahlgrenska Academy,
University of Gothenburg, Sahlgrenska University Hospital, Gothenburg, Sweden

Stockholm IVF-EUGIN, Stockholm, Sweden
e-mail:mats.brannstrom@obgyn.gu.se

© Springer Nature Switzerland AG 2020
M. Brännström (ed.), *Uterus Transplantation,*
https://doi.org/10.1007/978-3-319-94162-2_8

人体肌层组织对冷缺血的抵抗能力至少为 6 h，其中细胞内液型保存液（如 UW）优于细胞外液型保存液（如 PER）。但这些实验中没有评估缺血再灌注过程中可能形成的损伤。

另一项研究观察了移植条件下人体子宫组织对施尔生液（Celsior 液）保存的耐受性（Sieunarine et al.，2008）。由于子宫和心脏组织结构类似，均为肌性器官，因此进行了心脏移植常用的器官保存液（施尔生液）对子宫组织保存的实验研究。这项研究主要使用光镜和电镜进行了形态学方面的评估，结果发现在施尔生液中室温保存 24 h 后的子宫组织形态基本正常，子宫肌层－内膜的结构完整性没有变化；但在保存 48 h 后可观察到主要的结构损伤。因此，以上结果提示，在人体子宫移植中长达 24 h 的冷缺血是可以接受的，但与其他器官移植一样，"缺血时间越短越好"的原则至关重要。

截至目前，人体子宫移植的大多数病例都属于活体供者子宫移植（LD UTx），瑞典团队也在家养动物、灵长类动物中进行了实验，并最终在人体子宫移植的临床试验中探索了相关的技术（Brännström et al.，2014）。在我们进行临床试验之前，仅 2000 年报道过 1 例 LD UTx（Fageeh et al.，2002），在这例移植中，由于双侧子宫动、静脉长度较短，无法达到髂外血管的吻合部位，因此均采用大隐静脉移植的方式进行了血管延长。此例子宫移植失败可能与血管延长有关，血管吻合口瘢痕可能是血栓形成的潜在来源（Fageeh et al.，2002）。我们在因宫颈癌行开腹根治性子宫切除术的患者中研究了子宫动、静脉的解剖，以评估可游离血管的长度，以及是否能够在不进行血管移植的情况下直接与髂外血管吻合（Johannesson et al.，2012）。试验中获得子宫动、静脉游离血管蒂的长度为 6 cm，同一例患者，测量了髂间外径约 10 cm，因此如果能够在位于中央位置的宫颈两侧获取长度大于 4 cm 的血管蒂，血管就可以直接与受者两侧的髂外血管进行吻合。这一个重要发现，可有效避免额外的其他血管切取和延长移植血管，确保 LD UTx 的可行性。

向髂内静脉的方向解剖分离子宫深静脉是从活体供者中切取子宫最困难的部分，在尸体供者（DD）中这一解剖过程同样至关重要，需要精准掌握髂内血管的解剖。在一项重要的研究（Beran et al.，2018）中，包括文献综述和尸体盆腔血管的腹腔镜解剖发现，髂内动脉的解剖存在极小的解剖变异，但髂内静脉的解剖变异相对较大。相对于髂内动脉，髂内静脉可位于内侧或外侧。大约 80% 的女性髂内静脉解剖正常，两侧的髂总静脉均由同侧的髂内静脉和髂外静脉汇集形成。

有 3 项研究评估了在特定流程下从 DD 获取子宫的可行性，即在依次夹闭腹主动脉、下腔静脉后，切取重要腹部器官，然后切取子宫。这种器官切取的顺序将确保有效、安全地获取重要器官。自 2007 年开始，在纽约进行了最早的子宫捐献调查，出乎意料的是大众对捐献子宫的接受率不足 10%（Del Priore et al., 2007）。DD 亲属对子宫捐献的接受率较低，可能是因为在当时子宫移植尚未被证明是一种可行的不孕症治疗方法。试验计划在 9 名 DD 中进行子宫切取，切取范围为子宫及其动、静脉，包括从髂总血管发出的髂内血管分支。最终，在 9 例 DD 中只有 2 例完成双侧动、静脉切取，甚至一些 DD 单侧子宫血供系统缺失。这项研究再次证实女性盆腔血管解剖的复杂性，以及在子宫切取过程中完成血管解剖的困难程度，即使针对 DD，手术依然非常困难。

2014 年在法国利摩日进行了一项类似调查，这项研究中 DD 亲属对子宫捐献的接受程度非常高。相比 2007 年纽约的研究（Del Priore et al., 2007），子宫捐献接受程度增高的原因可能与子宫移植用于治疗不孕症方面的知识普及有关。在这项研究中，研究者开发了一种通过股动脉插管灌注子宫的技术，使 85% 以上的病例可获得完整的双侧髂内动、静脉，且子宫切取时间均少于 1 h。

2018 年 Richards 团队公布了详细描述从 DD 中成功切取子宫的报道，并且提供了视频片段（Richards et al., 2018）。

也有学者提出在 DD 器官切取中，子宫切取可先于其他器官切取（Testa et al., 2018），尽管在这种情况下可能存在阴道细菌污染其他器官的风险。

综上所述，对子宫移植的临床前人体研究有助于从多个方面促进人体子宫移植的进展，尤其是在明确子宫对冷缺血耐受的极限，以及 LD 和 DD 移植子宫切取、子宫血管游离技巧等方面。

参考文献

Beran BD, Shockley M, Arnolds K, et al. Anatomy of the internal iliac vein: implications for uterine transplant. J Minim Invasive Gynecol, 2018, 25:329.

Brännström M, Johannesson L, Dahm-Kähler P, et al. The first clinical uterus transplantation trial: a six months report. Fertil Steril, 2014, 101:1228–1236.

Del Priore G, Stega J, Sieunarine K, et al. Human uterus retrieval from a multi-organ donor. Obstet Gynecol, 2007, 109:101–104.

Fageeh W, Raffa H, Jabbada A, et al. Transplantation of the human uterus. Int J Gynecol Obstet, 2002, 76:245–251.

Gauthier T, Piver P, Pichon N, et al. Uterus retrieval process from brain dead donor. Fertil Steril, 2014, 102:476–482.

Johannesson L, Diaz-Garcia C, Leonhardt H, et al. Vascular pedicle lengths after hysterectomy: toward future human uterus transplantation. Obstet Gynecol, 2012, 119:1219–1225.

Richards EG, Flyckt R, Tzakis A, et al. Uterus transplantation: organ procurement in a deceased donor model. Fertil Steril, 2018, 110:183.

Sieunarine K, Lindsay I, Ungar L, et al. Cold ischaemic preservation of human uterine tissue. Int Surg, 2008, 93:366–372.

Testa G, Anthony T, McKenna GJ, et al. Deceased donor uterus retrieval: novel technique and workflow. Am J Transplant, 2018, 18:679–683.

Wranning CA, Mölne J, El-Akouri RR, et al. Short-term ischaemic storage of human uterine myometrium-basic studies towards uterine transplantation. Hum Reprod, 2005, 20:2736–2744.

第 9 章 子宫移植受者的选择与评估

Jana Pittman, Rebecca Deans, Mats Brännström

背 景

　　子宫移植（UTx）已在世界各地的许多移植中心成功进行，包括人类活体供者（LD）和尸体供者（DD），研究显示，导致子宫移植失败的因素主要与供者特征有关。然而，对子宫移植受者的选择同样可能影响移植的结局，尤其是受者术后恢复、对免疫抑制的耐受性及产科并发症的危险因素，如先兆子痫等，这些可能会同时影响子宫移植受者和后代的健康。来自瑞典（Brännström et al.，2014）、美国（Testa et al.，2017）、捷克（Chmel et al.，2019）、德国（Brucker et al.，2018）及印度（Puntambekar et al.，2018，2019）的临床试验数据确定了一些可能影响子宫移植结局的受者相关因素。下文对一些选择最佳子宫移植受者相关的关键因素和调查研究进行讨论。

J. Pittman
Blacktown Hospital, Sydney, NSW, Australia
e-mail:jana@janapittman.com

R. Deans
University of New South Wales, Sydney, NSW, Australia
Royal Hospital for Women, Sydney, NSW, Australia
Sydney Children's Hospital, Sydney, NSW, Australia
Genea Ltd., Sydney, NSW, Australia
e-mail:r.deans@unsw.edu.au

M. Brännström (✉)
Department of Obstetrics and Gynecology, Sahlgrenska Academy,
University of Gothenburg, Sahlgrenska University Hospital, Gothenburg, Sweden

Stockholm IVF-EUGIN, Stockholm, Sweden
e-mail:mats.brannstrom@obgyn.gu.se

© Springer Nature Switzerland AG 2020
M. Brännström (ed.), *Uterus Transplantation*,
https://doi.org/10.1007/978–3–319–94162–2_9

年龄和生活方式

在已报道的临床试验中，受者的年龄（28~36 岁）和体重指数（BMI）（20.9~23.9 kg/m²）差异很小。年龄下限和上限对选择受者非常重要，基于现有的数据，目前建议受者的年龄不小于 20 岁，不超过 38 岁（Brännström et al.，2014; Testa et al.，2017; Brucker et al.，2018）。为了减少术后并发症，选择供者时应考虑使其处于最佳健康状态的年龄范围，同时确保其有足够的卵巢储备，从而获得大量高质量的胚胎。同时也需要注意，如果受者在 38 岁左右进行子宫移植，其第二次妊娠的年龄可能在 42~43 岁，在这个年龄段必须警惕年龄相关妊娠并发症的发生。

受者在术前的 BMI 上限为 28 kg/m²。有时，潜在的子宫移植受者需要在进行评估之前先减重以获得资格。受者最好无吸烟史，无酒精或非法药物滥用史。吸烟不仅会显著增加并发症的发生率，还会严重影响动脉血管的质量，增加移植失败的风险，这一点已在肾移植中证实（Khalil et al.，2017）。此外，吸烟与新生儿不良结局之间的关系也早已明确（Dennis et al.，2010）。

解剖学变异

目前子宫移植仅在患有绝对子宫因素不孕症，且染色体核型为女性的患者中进行。这种情况还常见于由于良性或恶性妇科疾病或产后并发症等原因行子宫切除术，导致子宫缺如的患者。绝对子宫因素不孕还包括患者在解剖结构上有子宫，但是由于严重的宫腔粘连或子宫畸形导致子宫孕育功能缺失。目前文献报道中大约 90% 的子宫移植受者为先天性子宫阴道缺如（MRKH）患者（Brännström et al.，2014; Ejzenberg et al.，2019; Testa et al.，2017; Chmel et al.，2019; Brucker et al.，2018; Puntambekar et al.，2018, 2019）。非 MRKH 的子宫移植开展了 3 例：2000 年，沙特阿拉伯全球首例子宫移植，受者为产后大出血子宫切除患者；2014 年，受者为因宫颈癌切除子宫患者（Brännström et al.，2014），以及因重度宫腔粘连而导致子宫丧失孕育功能的患者（Puntambekar et al.，2018）。

MRKH 综合征被定义为先天性阴道、子宫发育不全，但染色体核型为女性且卵巢功能正常的生殖道畸形症候群（Chan et al., 2011）。重要的是，大约30%~50%的MRKH综合征患者合并有肾脏畸形，如单侧肾发育不良、盆腔异位肾或多输尿管。在最初的瑞典子宫移植试验中，3例经历子痫前期的受者均为MRKH合并单肾患者（Brännström et al., 2014）。后来，美国团队的子宫移植试验中排除了肾脏畸形受者，到目前为止该团队暂无关于先兆子痫的报道（Testa et al., 2017）。目前，在肾小球滤过率正常（GFR>90），并且泌尿系磁共振成像显示患者正常盆腔解剖的情况下，肾脏畸形并不作为子宫移植受者的排除标准。但肾脏发育不良的患者在妊娠期需要加强监测和预防（Mishra et al., 2017）。

手术需要考虑的另外一个因素是最短阴道长度及阴道长度的稳定性，以确保供者子宫的阴道切缘与受者的阴道穹隆能最佳吻合。为了优化移植子宫与受者阴道的吻合，阴道长度最少需要7~8 cm，以避免吻合口对合不良或因吻合口张力过大对新吻合血管造成牵拉。通常，女性阴道的平均长度在6.5~12.5 cm（Lloyd et al., 2005）。许多MRKH患者伴有阴道发育不良，需在子宫移植前先行阴道成形术。阴道延长的治疗可以采取手术或非手术方法，这取决于患者的意愿和其所在国家的医疗条件。非手术治疗方式包括使用渐进式扩张器（Frank, 1938; Lee, 2006）或通过定期的性生活进行阴道扩张。如果需要通过手术方式延长阴道，可采用Vecchietti术式（Vecchietti, 1965），并且最好经腹腔镜入路（Brucker et al., 2008）。对于接受子宫移植的患者，不推荐采用其他阴道再造术式，包括结肠或小肠代阴道手术。其原因在于肠道分泌黏液及肠道菌群可能会在免疫抑制的受者中增加移植子宫的感染风险，从而导致移植失败。在新的阴道成形后，阴道长度范围为5.5~9.0 cm，平均长度为7.0 cm（Pastor et al., 2017）。在某种程度上，切除子宫后患者的阴道长度可能会缩短，因此，这类患者可能也需要进行评估和扩张。综上所述，告知子宫移植患者保持阴道长度的重要性，并且在进行子宫移植前反复进行评估，显得尤为重要。

体格检查和实验室检查

在被纳入子宫移植临床试验之前，子宫移植受者应该经过数次医学检查，以确定其是否适合。这些项目应从微创、无创检查开始，且在考虑使用辅助生殖技术取卵冻胚之前完成。

第一步需要进行标准的女性健康查体，包括血液学检查（肝功能、肾功能、凝血检查、血常规）、心电图（ECG）、运动心电图和胸部 X 线检查。随后，使用血清学检查和超声进行全面评估，以确保患者的无感染状态、足够的卵巢储备，并了解当前的盆腔解剖结构。血液检测至少要包括抗米勒管激素，感染检测方面至少包括人类免疫缺陷病毒（HIV）、乙型肝炎、丙型肝炎、人类嗜 T 淋巴细胞病毒 –2（HTLV–2）和梅毒。在计划进行体外受精（IVF）之前，子宫移植受者的配偶也需进行这些血清学检查。超声检查应重点检查始基子宫的大小和位置，如果有子宫，应检查子宫内膜情况。无论阴道长短，都建议采用经阴道超声检查。超声检查的另一个重要内容为卵巢功能评估，非 MRKH 患者可以采用经阴道超声评估；但 MRKH 患者的阴道通常比正常短，卵巢可能位于比正常患者更高、更偏向外侧（髂血管外侧）的位置，故经阴道超声检查非常困难，因此建议采用经腹部和阴道超声联合检查。在评估卵巢时，还应测量卵巢的大小并进行窦卵泡计数（AFC）。

鉴于子宫移植后受者需要接受免疫抑制治疗，针对感染性疾病进行进一步的血清学筛查至关重要。除了辅助生殖相关检查外，还需进行风疹、水痘、弓形虫、巨细胞病毒（CMV）和 EB 病毒的血清学检查。妇科检查应包括性传播疾病相关的检查（淋病、衣原体和支原体），以及宫颈细胞学检查、高危人乳头瘤病毒（HPV）检查。此外，建议进行糖耐量测试，或至少确保空腹血糖水平和糖化血红蛋白（HbA1c）水平正常，以降低患妊娠糖尿病的风险。疫苗接种情况也应当进行记录。

最后，还有一些 MRKH 综合征相关的检查。如前所述，对于 MRKH 合并肾脏畸形的女性，应该首先通过肾小球滤过率（GFR）、电解质、尿素、肌酐（EUC）等指标的检测确定肾功能正常。唯一需要进一步进行的影像学检查是泌尿系统核磁，在 MRKH 合并肾脏畸形的检查中已提及。

卵巢功能的评估

在将患者纳入子宫移植临床试验之前，必须通过冻存胚胎或大量未受精的卵母细胞来确保生育能力。截至目前，在已发表的子宫移植论文中均采用胚胎超低温保存，冷冻保存未受精卵母细胞也是可行的。

在不同的国家，子宫移植前冻存胚胎的数量和发育阶段各不相同。最初的瑞典子宫移植研究中，最低要求是 10 个高等级胚胎，这些胚胎可以处于卵裂期、囊胚期或两个阶段都有（Brännström et al.，2014）。在捷克子宫移植研究中，要求 10 个胚胎，但胚胎所处的阶段未确定（Chmel et al.，2019）。在美国子宫移植研究中，要求至少 4 个囊胚，且所有囊胚需经过非整倍体基因检测并被证明为整倍体。目前，瑞典（Brännström et al.，2015）和美国（Testa et al.，2018）团队人体子宫移植研究都已报告了活产病例。根据这些文献，我们目前建议在子宫移植前冷冻 8~10 个高等级胚胎，以便提高子宫移植后生育二胎的概率。如果只冻存未受精的卵母细胞，则建议子宫移植受者至少冻存 20 个以上卵母细胞。

参考文献

Brännström M, Johannesson L, Dahm-Kähler P, et al. The first clinical uterus transplantation trial: a six months report. Fertil Steril, 2014, 101:1228–1236.

Brännström M, Johannesson L, Bokström H, et al. Live birth after uterus transplantation. Lancet, 2015, 385:607–616.

Brucker SY, Gegusch M, Zubke W, et al. Neovagina creation in vaginal agenesis: development of a new laparoscopic Vecchietti-based procedure and optimized instruments in a prospective comparative interventional study in 101 patients. Fertil Steril, 2008, 90（5）:1940–1952.

Brucker SY, Brännström M, Taran FA, et al. Selecting living donors for uterus transplantation: lessons learned from two transplantations resulting in menstrual functionality and another attempt, aborted after organ retrieval. Arch Gynecol Obstet, 2018, 297:675–684.

Chan Y, Jayaprakasan K, Zamora J, et al. The prevalence of congenital uterine anomalies in unselected and high-risk populations: a systematic review. Hum Reprod Update, 2011, 17（6）:761–771.

Chmel R, Novackova M, Janousek L, et al. Revaluation and lessons learned from the first 9 cases of a Czech uterus transplantation trial: four deceased and five living donor uterus transplantations. Am J Transplant, 2019, 19:855–864.

Dennis O, Mook-Kanamori M, Steegers P, et al. Risk factors and outcomes associated with first-trimester fetal growth restriction. JAMA, 2010, 303（6）:527–534.

Ejzenberg D, Andraus W, BaratelliCarelli Mendes LR, et al. Livebirth after uterus transplantation from a deceased donor in a recipient with uterine infertility. Lancet, 2019, 392:2697–2704.

Frank RT. The formation of an artificial vagina without operation. Am J Obstet Gynecol, 1938, 35:1053–1055.

Khalil M, Tan J, Khamis S, et al. Cigarette smoking and its hazards in kidney transplantation. Adv Med, 2017, 2017:6213814.

Lee MH. Non-surgical treatment of vaginal agenesis using a simplified version of Ingram's method. Yonsei Med J, 2006, 47（6）:892–895.

Lloyd J, Crouch N, Minto C, et al. Female genital appearance: normality unfolds. BJOG, 2005, 112（5）:643–646.

Mishra VV, Mistry KM, Nanda SS, et al. Pregnancy outcome in patients with solitary kidney. J Obstet Gynaecol India, 2017, 67（3）:168–172.

Pastor Z, Fronêk J, Nováčková M, et al. Sexual life of women with Mayer-Rokitansky-Küster-Hauser syndrome after laparoscopic V ecchietti vaginoplasty. Sex Med, 2017, 5（2）:106–113.

Puntambekar S, Telang M, Kulkarni P, et al. Laparoscopic-assisted uterus retrieval from live organ donors of uterine transplant; our experience of two patients. J Minim Invasive Gynecol, 2018, 25:622–631.

Puntambekar S, Puntambekar S, Telang M, et al. Novel anastomotic technique for uterine transplant using utero-ovarian veins for venous drainage and internal iliac arteries for perfusion in two laparoscopically harvested uteri. J Minim Invasive Gynecol, 2019, 4:628–635.

Testa G, Koon EC, Johannesson L, et al. Living donor uterus transplantation: a single center's observations and lessons learned from early setbacks to technical success. Am J Transplant, 2017, 17:2901–2910.

Testa G, McKenna GJ, Gunby RT Jr, et al. First live birth after uterus transplantation in the United States. Am J Transplant, 2018, 18:1270–1274.

Vecchietti G. Creation of an artificial vagina in Rokitansky-Kuster-Hauser syndrome. Attual Ostet Ginecol, 1965, 11:131–147.

第 10 章　子宫移植供者的选择

Michael Olausson

简　介

这一章讨论子宫移植（UTx）中器官捐献的两种方式及其利弊。子宫移植器官捐献有 2 种方式：活体供者（LD）和尸体供者（DD）捐献。子宫移植活体捐献的伦理问题将在单独的章节中讨论，在此只做简述。

人们可以理解，子宫移植活体捐献在很大程度上是一个伦理问题，部分取决于当地的传统和法律（Olausson et al，2014）。在一些器官移植大力开展的国家，活体器官捐献是移植器官的重要来源，主要提供给需要肾移植、肝移植的患者；胰腺、小肠和肺移植也可活体捐献，但能够开展这些器官移植的机构数量非常有限。肝、肾、肺移植的目的都是挽救患者生命，但子宫移植并不能挽救生命，而是为了提高患者的生活质量；同时，子宫移植也是第一种暂时性移植，在患者完成生育后，移植子宫将被切除。

活体供者器官捐献

自 1954 年 Joseph Murray 首次成功实施活体肾移植以来，活体器官捐献被延续至今。在许多国家，如斯堪的纳维亚，25%~50% 的捐献肾脏来自 LD。这也是哥德堡小组在进行世界首例子宫移植试验时考虑选择

M. Olausson (✉)
Department of Transplantation, Sahlgrenska Academy at Gothenburg University,
Sahlgrenska University Hospital, Göteborg, Sweden
e-mail:michael.olausson@transplant.gu.se

© Springer Nature Switzerland AG 2020
M. Brännström (ed.), *Uterus Transplantation,*
https://doi.org/10.1007/978-3-319-94162-2_10

LD 的原因。

子宫移植选择 LD 的优点：

1. 医生对子宫切除有相对丰富的经验。根据美国的统计数据，子宫切除术是仅次于剖宫产的第二大妇产科常见手术。子宫切除的手术步骤和相关并发症都是众所周知的（Centers for Disease Control and Prevention Website，2015）。

2. 在移植前可以对供者进行全面评估，理论上可以增加子宫移植妊娠和生育健康后代的成功率。

3. 绝大多数患者死亡发生在医院外，而院外死亡患者无法作为供者，因此潜在的 LD 数量要高于 DD。

4. 对于一些高龄的供者，若为 LD，可在术前对供者子宫血管进行更详细的研究、评估。这在 DD 中是不可能实现的。

5. 对绝经后供者，可以使用人工周期雌孕激素补充治疗，使患者月经复潮，评估子宫功能。这在 DD 中无法实现。

6. 目前，在 23 名子宫移植后出生的健康婴儿中，有 20 名是 LD UTx 出生，证明 LD 生育成功率相对较高。另有 3 名婴儿是 DD UTx 出生。无论采用 LD 还是 DD 子宫捐献，后续都将会有更多的成功妊娠报道。

子宫移植选择 LD 的缺点：

1. 子宫切除术是在健康的个体中进行的，切除供者的子宫并非出于供者自身医学原因。因此，将手术风险降到最低才是合理的。但显然，这种风险目前尚不明确，需要进一步的统计学分析来评估。据报道，瑞典子宫移植团队将子宫移植的子宫切取流程与肾移植前 LD 肾切除进行了比较，发现 LD 肾切除的死亡率为 0.02%（Matas et al.，2003）。相比之下，因肾癌进行肾切除的死亡率为 2.8%（Thoroddsen et al.，2003），提示选择健康供者可降低器官切取手术死亡率。子宫切除术被认为是一种危险性较小的手术，其死亡率约为 0.1%~1%（Wingo et al.，1985），事实上这其中还包括孕妇、老年女性及肿瘤患者。因此，LD 子宫切取的风险可控应该是一个合理的假设，但需要进一步的统计学验证。

2. 在第一批 LD UTx 子宫切取术中，供者切取的手术时间显著长于预期。试验最初，手术需要 11~12 h；随着技术的不断成熟，与之相比，现在同样的手术只需要 4~5 h。早期手术时间延长的原因是多方面的，最主要的原因可能是供者子宫切取手术并非完全等同于常规的子宫切除术，应属于一种创新的外科手术方式，在许多细节方面需要不断地创新、完善。因此，在人体刚开始实施时比在其他非人灵长类动物和其他大型动物中的实验更困难。目前，子宫切取的手术时长与根治性子宫切除术相当，为良性病变下子宫切除术时长的 5 倍以上。

3. 骨盆深部手术的复杂性是另一个值得关注的问题。显然，术者具备血管外科的手术经验将有助于缩短学习曲线。

尸体供者器官捐献

在全球范围内，DD 是器官移植的最常见器官来源。器官移植的供需缺口极大，许多患者虽然在等候名单上，但却未能接受器官移植。一般来说，LD 可以帮助缩小供需缺口，但并不能作为器官的唯一来源。从以往经验来看，捐献子宫的意愿似乎比捐献其他器官更强烈，但在更多的患者通过 DD 接受子宫移植之前，现在下结论还为时过早。

子宫移植选择 DD 的优点：

1. DD 不用承担任何手术风险，从而减少了子宫移植术前的伦理问题。

2. 与 LD 相比，在 DD 切取子宫时可以保留更长的子宫动、静脉血管，这一优势可以显著降低子宫移植受者血管吻合手术难度。LD 中子宫动、静脉切取均相当复杂。理论上，从 DD 切取子宫能够简化骨盆深部的手术操作，从而缩短手术时间。

子宫移植选择 DD 的缺点：

1. 评估器官的时间比 LD 短。这对于围绝经期的高龄供者来说尤其是一个问题，在这种情况下，必须对供者的血管进行全面评估，最好在切取子宫之前进行血管造影，但这并不好实施；另一种选择是切取子宫后，在器官准备的离体工作台进行血管造影。此外，对绝经后子宫进行功能测试在 DD 中也是无法实现的。

2. 不推荐没有分娩史的女性作为子宫捐献者，尤其是没有分娩史的 DD。未经分娩患者的子宫血管直径更细小，并且也无从评估其子宫的孕育功能。

3. 虽然 DD 切取子宫比 LD 手术时间短，但这已被证明并不重要。既往的经验表明，在 DD 中需要更多的解剖手术技巧，以避免对进出子宫小血管的损伤，其原因在于多器官捐献者在进行器官保护液灌注后，细小的血管解剖结构将更难辨认。但是，与 LD 相比，有更长的血管可以利用依然是 DD 的显著优势。

参考文献

Centers for Disease Control and Prevention Website. Key statistics from the national survey of family growth. Atlanta: Centers for Disease Control and Prevention, 2015 (2015–06–23). http://www.cdc.gov/nchs/nsfg/key_statistics/h.htm#hysterectomy.

Matas AJ, Bartlett ST, Leichtman AB, et al. Morbidity and mortality after living kidney donation, 1999—2001: survey of United States Transplant Centers. Am J Transplant, 2003, 3（7）:830–834. https://doi.org/10.1046/j.1038-5282.2001.00400.x-i1.

Olausson M, Johannesson L, Brattgård D, et al. Ethics of uterus transplantation with live donors. Fertil Steril, 2014, 102（1）:40–44. https://doi.org/10.1016/j.fertnstert.2014.03.048.

Thoroddsen A, Gudbjartsson T, Jonsson E, et al. Operative mortality after nephrectomy for renal cell carcinoma. Scand J Urol Nephrol, 2003, 37（6）:507–511. https://doi.org/10.1080/00365590310015732.

Wingo PA, Huezo CM, Rubin GL, et al. The mortality risk associated with hysterectomy. Am J Obstet Gynecol, 1985, 152（7）:803–808. https://doi.org/10.1016/S0002-9378（85）80067-3.

第 11 章　活体子宫移植供者的选择与评估

Mats Brännström, Pernilla Dahm-Kähler

简　介

　　目前，活体供者（LD）（Brännström et al.，2015）和尸体供者（DD）（Ejzenberg et al.，2019）的子宫移植（UTx）均已获得成功。LD UTx 已经有多篇报道，分别来自瑞典（Brännström et al，.2014）、美国（Testa et al.，2017）、捷克（Chmel et al.，2019）、德国（Brucker et al.，2018）和印度（Puntambekar et al.，2018, 2019）。此外，还有 LD UTx 单病例的报道，分别来自沙特阿拉伯（Fageeh et al.，2002）和中国（Wei et al.，2017）。以上供者的年龄、状态各不相同，而且还有一些子宫移植相关的并发症和移植失败的报道，其原因与不当的供者选择有关。因此，本章将讨论 LD 选择中的重要因素和检查项目。

年　龄

　　年龄的上限、下限对于选择 LD 非常重要。在最低年龄方面，LD 原

M. Brännström (✉)
Department of Obstetrics and Gynecology, Sahlgrenska Academy,
University of Gothenburg, Sahlgrenska University Hospital, Gothenburg, Sweden

Stockholm IVF-EUGIN, Stockholm, Sweden
e-mail:mats.brannstrom@obgyn.gu.se

P. Dahm-Kähler
Stockholm IVF-EUGIN, Stockholm, Sweden
e-mail:pernilla.dahm-kahler@vgregion.se

© Springer Nature Switzerland AG 2020
M. Brännström (ed.), *Uterus Transplantation,*
https://doi.org/10.1007/978-3-319-94162-2_11

则上应超过女性生育年龄，大约在 45 岁。但如果供者明确表示无生育意愿，如已完成绝育手术，低于 45 岁也可接受。但无论是已经做过绝育的"准供者"，还是小于 45 岁未绝育的"准供者"，均应进行充分的术前谈话，并确保供者充分理解捐献子宫会带来不可逆转的不育。在美国的子宫移植试验中，前 5 名 LD 中有 3 名年龄小于 45 岁，分别是 34 岁、26 岁和 42 岁（Testa et al.，2017）。这些无私的 LD 与受者之间无任何关系，而且她们都至少生育过 2 个孩子。在瑞典的试验中，有一名供者为 37 岁的女性，生育过 4 个孩子，把子宫捐献给了比她小 4 岁的先天性无子宫的妹妹（Brännström et al.，2014）。在捷克（Chmel et al.，2019）和德国（Brucker et al.，2018）的试验中，还没有年龄低于 45 岁的 LD。在沙特阿拉伯最早的子宫移植试验中（Fageeh et al.，2002），LD 的年龄为 46 岁。在中国报道的病例中（Wei et al.，2017），供者年龄为 42 岁。在印度的 4 名供者中，有一名年龄为 45 岁，其他 3 名供者年龄在 45~50 岁（Puntambekar et al.，2018，2019）。

我们目前对年龄上限的建议是绝经年龄加 5 岁，但是如果供者在绝经后一直接受激素替代疗法，则这个年龄上限可以适当延长几年，因为激素替代疗法可以保护子宫血管不受年龄相关内膜增生和收缩的影响。值得注意的是，在瑞典最早的子宫移植研究中，3 名年龄最大的供者中，有 2 名早期移植失败，这 2 名供者在捐献子宫时的年龄分别是 58 岁和 62 岁，其中 58 岁的供者在子宫切取时发现明确的动脉粥样硬化斑块。这例子宫在移植再灌注后显示血流较低，受者在子宫移植后发生了宫内感染，可能和子宫内膜血流灌注不足有关，最终在移植后 3.5 个月切除了移植子宫。另一例子宫来源于一名 62 岁供者，子宫切取后在离体准备台使用灌流液进行灌注时显示切取子宫动脉灌注不通畅，但此后还是按照子宫移植流程完成了手术，移植子宫在受者体内恢复血供后仅可见有限血流信号。在子宫移植术后第 3 天，最终因血栓形成切除移植子宫（Brännström et al.，2014）。在德国的 LD UTx 试验中也有类似的个案，捐献者曾经有吸烟史、体重超重、年龄为 61 岁（Brucker et al.，2018），在切取子宫的手术过程中发现子宫动脉粥样硬化，在离体准备台上也无法建立有效子宫灌流，最终被迫放弃此例子宫移植。但值得注意的是，世界上首例成功的子宫移植供者在捐献时已经 61 岁，其健康状况良好，体重指数（BMI）为 20 kg/m²，且无吸烟史（Brännström et al.，2015）。

生活方式

由于活体供者手术难度高、时间长，因此供者身体状态良好对降低术后并发症的风险，缩短住院和康复时间至关重要。因此，我们设置 BMI 上限为 28 kg/m²，对一些潜在子宫捐献者，我们通常要求她们减重，然后才开始进行更多的检查。

吸烟不仅会影响动脉血管的质量，而且也会影响并发症的发生率。供者至少应该在术前 3 个月戒烟，但最好是已经戒烟多年。在德国的子宫移植试验中，一名捐献者是重度吸烟者，但是在试验开始前戒烟（Brucker et al.，2018）。如前所述，对此供者进行了手术，但由于在离体工作台灌注子宫失败，最终取消了进一步的移植手术。此外，供者应该在现在及以前都没有药物或酒精滥用史。

分娩史

我们要求所有的供者至少有一次正常妊娠并足月分娩的经历。无早产、子痫前期或其他产科并发症病史。之前的分娩最好是经阴道分娩，但如果超声检查子宫下段厚度合适，也可以接受最多两次剖宫产分娩史的供者。此外，由于子宫因素也可能会对妊娠造成不利影响，有多次胚胎植入失败或多次流产史的供者也需排除。

医学数据及实验室检查

子宫供者应该进行全面的血生化检查，包括肝功能、肾功能、凝血功能及血常规，此外还有巨细胞病毒（CMV）、EB 病毒、人类免疫缺陷病毒（HIV）和梅毒的血清学检测，以及心电图（ECG）、运动心电图和胸部 X 线检查。应进行妇科检查，性传播疾病（淋病、衣原体、支原体）检测、宫颈液基细胞学检查及高危人乳头瘤病毒（HPV）检测均应包括在内。

子宫和血管系统的影像学检查

在瑞典最初的研究中，主要使用阴道超声和增强磁共振成像（MRI）评估子宫及其血管（Brännström et al.，2014）。这将有助于排除影响子宫功能的一些病变，如肌瘤、子宫腺肌病和子宫内膜息肉。使用增强MRI 评估子宫动脉，只能看到每侧子宫动脉近端有血流流出，不能进行任何详细的血流或动脉直径评估。在瑞典最初的 2 例（Brännström et al.，2014）和德国的 1 例（Brucker et al.，2018）移植未成功病例中，仅通过 MRI 进行血管评估不足以获得低质量动脉的信息。在美国的移植病例中，使用 CT 也没有检出供者有血管内膜增生和管腔狭窄的情况（Testa et al.，2017）。在捷克的试验中，使用了对比增强 CT 血管造影（CTA），尽管 5 名供者的年龄范围为 47~58 岁，但未纳入子宫血流通畅度低的供者（Chmel et al.，2019）。目前，瑞典团队正在进行一项前瞻性研究，在他们正在进行的机器人辅助子宫移植试验中，通过对比增强 MR 血管造影（MRA）、子宫动脉 CTA 和传统数字减影血管造影的方法，比较盆腔血管，特别是子宫动脉（DSA）。初步的研究结果显示，如果 MRA 显示子宫血流良好，这种单一的方式就足以胜任子宫的血管评估。如果 MRA 结果不能确定，下一步可以考虑使用 CTA，以提供子宫动脉的更多细节。如果MRA 和 CTA 均不能判定，DSA 将提供子宫动脉的高级图像，并对动脉管腔进行相当精确的测量。我们在血管的 3 个特定解剖位置设定最低管腔直径为 2 mm，但是在纳入的年轻供者中，我们接受了一侧管腔低至 1.5 mm的情况。我们希望这些研究能够对子宫供者选择中关于子宫动脉成像和子宫血管内径截断值的确定有所启发，以获得更大的受者子宫移植后活产的机会。

参考文献

Brännström M, Johannesson L, Dahm-Kähler P, et al. The first clinical uterus transplantation trial: a six months report. Fertil Steril, 2014, 101:1228–1236.

Brännström M, Johannesson L, Bokström H, et al. Live birth after uterus transplantation. Lancet, 2015, 385:607–616.

Brucker SY, Brännström M, Taran FA, et al. Selecting living donors for uterus transplantation: lessons learned from two transplantations resulting in menstrual functionality and another attempt, aborted after organ retrieval. Arch Gynecol Obstet, 2018, 297:675–684.

Chmel R, Novackova M, Janousek L, et al. Revaluation and lessons learned from the first 9 cases of a Czech uterus transplantation trial: four deceased and five living donor uterus transplantations. Am J Transplant, 2019, 19:855–864.

Ejzenberg D, Andraus W, BaratelliCarelli Mendes LR, et al. Livebirth after uterus transplantation from a deceased donor in a recipient with uterine infertility. Lancet, 2019, 392:2697–2704.

Fageeh W, Raffa H, Jabbad H, et al. Transplantation of the human uterus. Int J Gynaecol Obstet, 2002, 76:245–251.

Puntambekar S, Telang M, Kulkarni P, et al. Laparoscopic-assisted uterus retrieval from live organ donors of uterine transplant; our experience of two patients. J Minim Invasive Gynecol, 2018, 25:622–631.

Puntambekar S, Puntambekar S, Telang M, et al. Novel anastomotic technique for uterine transplant using utero-ovarian veins for venous drainage and internal iliac arteries for perfusion in two laparoscopically harvested uteri. J Minim Invasive Gynecol, 2019, 4:628–635.

Testa G, Koon EC, Johannesson L, et al. Living donor uterus transplantation: a single center's observations and lessons learned from early setbacks to technical success. Am J Transplant, 2017, 17:2901–2910.

Wei L, Xue T, Tao KS, et al. Modified human uterus transplantation using ovarian veins for venous drainage: the first report of surgically successful robotic-assisted uterus procurement and follow up for 12 months. Fertil Steril, 2017, 108:346–356.

第 12 章 子宫移植尸体供者的选择

Anne C. Davis, Rebecca Flyckt, Tommaso Falcone

简　介

　　对尸体供者（DD）进行全面的医学评估，是子宫移植（UTx）手术成功的关键。虽然这种评估非常具有挑战性，但益处良多：消除子宫移植供者风险；绝经前子宫可用于移植从而提供高质量移植器官，可以切取更长的血管，供者子宫切取速度更快（Flyckt et al.，2018）。本章我们将简要回顾 DD UTx 的历史，并探讨 DD 医学评估的主要组成部分，包括既往病史和手术史、血清学和微生物学检查、术前影像学检查。同时简要讨论获得 DD 家属知情同意所面临的挑战。

DD UTx 的历史

　　第一例 DD UTx 于 2011 年在土耳其进行。在这个病例中，受者是一名 21 岁的先天性子宫阴道缺如（MRKH）患者，子宫来自一名与其年龄相近的脑死亡多器官捐献者（Ozkan et al.，2013）。截至本文发表之时，这例移植子宫仍在受者体内，且受者月经正常。但截至目前，尽管这名受者在移植后已经有数次早期妊娠，但均未成功，目前尚无成功活产报道

A. C. Davis
IVI America, Basking Ridge, NJ, USA

R. Flyckt · T. Falcone (✉)
Cleveland Clinic, Women's Health Institute, Cleveland, OH, USA
e-mail:rebecca.flyckt@uhhospitals.org;falcont@ccf.org

© Springer Nature Switzerland AG 2020
M. Brännström (ed.), *Uterus Transplantation*,
https://doi.org/10.1007/978-3-319-94162-2_12

（Erman et al.，2013）。美国尝试的首例 DD UTx 于 2015 年在克利夫兰诊所进行（Flyckt et al.，2017）。术后证实了移植子宫灌注良好，但发生了严重的真菌感染，导致移植后不久其中一处吻合口异常，最终在移植后 12 d 被迫切除移植子宫。在仔细研究、分析这例 DD UTx 病例后，美国团队对 DD UTx 供者切取手术方案进行了修改、完善，并取得了伦理委员会同意，继续完善 DD UTx 临床试验。其他巴西及国际移植研究组也在继续探索 DD UTx（Testa et al.，2018; Fronek et al.，2016）。

DD 的病史获取

DD UTx 最具挑战性的部分是完整而准确地获取供者的病史。必须通过详细检查医疗记录及与供者家属详谈，来尽可能多地获取信息。虽然供者当前的住院记录及死亡原因可能很容易获得，但以前的记录，特别是与确定移植子宫质量和移植适宜性有关的记录可能较难获得。

要重点关注任何可能影响子宫血管质量或血管解剖的疾病病史。不能纳入有高血压、糖尿病和（或）严重高脂血症的供者。肥胖供者也应避免被纳入，因为肥胖会使盆腔深部的手术解剖极其困难。此外，尝试获得供者详细的产科和妇科病史是非常必要的，尤其是任何关于不孕症或产科并发症的病史。如果有可能，应该仔细查询医疗记录以了解供者的妊娠史、产次、活产的分娩方式、流产（自发性或其他）的处理方式、宫腔操作史及子宫畸形病史。此外，任何性传播感染史、子宫内膜异位症、肌瘤或以前的盆腔手术都应明确，因为严重的盆腔粘连会对子宫切取和子宫血管解剖造成困难。在移植前应该明确供者的泌尿生殖系统感染史，但大多数 DD 的家庭成员可能对此一无所知，相关的医疗记录也可能很少，甚至缺失。获取和查阅这些医疗记录的流程应该按照当前实体器官移植中的相同程序办理。

血清学和微生物学检测

在其他实体器官移植流程中，血清学检测已经标准化，通常包括人类免疫缺陷病毒（HIV）、乙型和丙型肝炎、人类嗜 T 淋巴细胞病毒 -1/2（HTLV1/2）、单纯疱疹病毒（HSV）、EB 病毒（EBV）和巨细胞病毒（CMV）

情况。影响移植子宫存活和受者结局的主要感染情况可以通过血清学检测、现有的医疗记录及彻底的家庭访谈来明确。另外，强烈推荐 ABO 血型配型和 CMV 配型，考虑到一些血型属于稀有血型，可能会对部分患者造成很大限制。在这方面，DD 与活体供者（LD）没有明显区别。

在微生物检测方面，子宫移植是实体器官移植中从未遇到过的独特挑战。具体来说，子宫、宫颈、阴道的连续性，以及可能存在的正常和异常微生物的污染是令人担忧的。因此，除了常规的微生物预防，我们建议获取 DD 阴道拭子，以检测念珠菌、淋病、衣原体和滴虫等病原体。在子宫切取期间应考虑使用抗生素和抗真菌药物，并在器官移植期间和之后均纳入受者治疗方案。

影像学检查

对于潜在子宫移植 DD 的影像学检查，我们建议在器官切取前进行盆腔超声和（或）盆腔 CT 或 MRI 检查，以排除子宫或血管畸形的情况。一些供者可能有近期的影像学检查结果，对于没有影像学检查的其他 DD，则必须在术前进行影像学检查。这些研究将有助于术者在术前制定移植子宫血管的切取策略，以及确定是否存在子宫切取时需要特别关注的解剖异常，甚至由于解剖、血管异常影响 DD 的纳入。

宫腔镜检查也可作为术前检查来了解供者的宫腔情况，但这意味着增加额外的宫腔操作，可能会增加移植子宫微生物感染的风险。

移植子宫的切取和知情同意

虽然 DD 捐献模式有诸多好处（表 12.1），但也存在一些明显的不足。DD 器官获取时间无法预测，可能会对外科医生和受者带来困惑，但这一点与其他实体器官移植是一致的。此外，非"高风险"的育龄期 DD 的数量极其有限。导致供者稀缺的一个重要因素可能是供者的亲属是否同意捐献子宫（Flyckt et al.，2016）。在美国的一项早期研究中，只有 6% 的家庭同意为科学研究切取子宫，即使知道它永远不会被移植（Del Priore et al.，2007）。但这一观点正在发生变化，最近来自法国、英国发表的研究显示，随着教育水平的提高和人们对子宫移植的了解，越来越多的人支

表 12.1　DD UTx 的优点和缺点

优点	缺点
供者不存在医疗或手术风险	病史无法核实，术前评估有限
可能有更年轻的高质量供者	可能较难获得亲属的同意
可获得更长的血管蒂、更大解剖范围的血管	与受者的位置可能相距较远
如果移植失败或者最终没有活产，对供者的心理没有影响	手术团队的日程安排受限
	缺乏合适的供者

持子宫捐献（Rodrigue et al., 2017; Saso et al., 2015; Jones et al., 2016; Gautheir et al., 2014）。此外，美国最近发表的一项研究评估了人们对血管复合同种异体移植物（VCA）的态度，结果显示 87.6% 的受访者"支持"或"强烈支持"VCA 子宫移植，74.4% 的女性愿意捐献自己的子宫（Rodrigue et al., 2017）。

　　由于子宫移植被认为是血管复合同种异体移植（VCA），其目的是提高生命质量，而非拯救生命，移植过程通常是在研究协议下进行的。VCA 的管理方式类似于其他实体器官移植，并需要特别的知情同意。供者亲属不仅必须明确授权子宫捐献，而且还必须同意将该器官专门用于研究。

缺血时间

　　缺血时间在 LD UTx 和 DD UTx 中都是一个关键因素（Flyckt et al., 2018）。在 DD 器官切取中，通常在切取其他用于挽救生命的重要器官后方可进行子宫切取，这一过程增加了子宫的冷缺血时间。此外，还需要将切取子宫运输到受者所在地，而受者和供者可能不在同一城市、同一医院。目前还不清楚子宫耐受冷缺血的时间，但早期的一些研究表明子宫平滑肌细胞可以耐受缺血至少 6 h（Wranning et al., 2005）。一项来自法国的研究基于组织学和细胞凋亡分析，发现子宫可以耐受冷缺血 24 h（Gautheir et al., 2014）。然而，由于冷缺血时间对捐献子宫的影响依然未知，地理位置差异的因素可能会影响受者获得合适的捐献子宫（Flyckt et al., 2016）。由于供者和受者可能不在同一医院，即使快速运输，DD 捐献器官的冷缺血时间也会比 LD 长（Flyckt et al., 2018）。这种较长的冷缺血时间可能与移植子宫功能下降及排斥风险增加有关（Flyckt et al., 2016）。

总　结

在关注 DD UTx 的益处时，必须进行仔细的医学评估，以将受者所面临的潜在风险降至最低。根据 DD 生前所有的医疗记录以及与亲属的详尽访谈来采集其内科、妇科病史及手术史，有助于降低子宫移植受者的风险。同时，加强血清学、微生物学和放射学评估是必要的。除此之外，还需要仔细考虑在获得移植知情同意方面可能面临的困难。

参考文献

Del Priore G, Stega J, Sieunarine K, et al. Human uterus retrieval from a multi-organ donor. Obstet Gynecol, 200, 109:101–104.

Erman A, Ozkan O, Aydinuraz B, et al. Clinical pregnancy after uterus transplantation. Fertil Steril, 2013, 100:1358–1363.

Flyckt R, Falcone T, Eghtesad B, et al. Uterus transplantation: medical considerations. Curr Transplant Rep, 2016, 3:380–384.

Flyckt R, Kotylar A, Arian S, et al. Deceased donor uterine transplantation. Fertil Steril, 2017, 107:e13.

Flyckt R, Davis A, Farrell R, et al. Uterine transplantation: surgical innovation in the treatment of uterine factor infertility. J Obstet Gynaecol Can, 2018, 40（1）:86–93.

Fronek J, Janousek L, Chmel R. Deceased donor uterus retrieval-the first Czech experience. Rozhl Chir, 2016, 95:312–316.

Gautheir T, Piver P, Pichon N, et al. Uterus retrieval process from brain dead donors. Fertil Steril, 2014, 102:476–482.

Jones B, Saso S, Yazbek J, et al. Uterine transplantation: past, present and future. BJOG, 2016, 123:1434–1438.

Ozkan O, Akar ME, Erdogan O, et al. Uterus transplantation from a deceased donor. Fertil Steril, 2013, 100:e41.

Rodrigue J, Tomich D, Fleishman A, et al. Vascularized composite allograft donation and transplantation: a survey of public attitudes in the United States. Am J Transplant, 2017, 17:2687–2695.

Saso S, Clarke A, Bracewell-Milnes T, et al. Survey of perceptions of health care professionals in the United Kingdom toward uterine transplant. Prog Transplant, 2015, 25:56–63.

Testa G, Anthony T, McKenna G, et al. Deceased donor uterus retrieval: a novel technique and workflow. Am J Transplant, 2018, 18（3）:679–683.

Wranning C, Molne J, El-Akouri R, et al. Short-term ischaemic storage of human uterine myometrium-basic studies towards uterine transplantation. Hum Reprod, 2005, 20:2736–2744.

第 13 章　子宫移植前的心理评估

Stina Järvholm

　　不同国家术前评估子宫移植（UTx）受者心理状况的方式各不相同，主要取决于各国的法律，以及子宫移植团队的主要成员是来自妇产生殖医学，还是器官移植外科。但子宫移植团队无论从技术层面，还是人员组织层面来说，都要谨记子宫移植心理评估的独特性，它是介于妇产和移植学科之间的边缘学科。

　　由于子宫移植项目中包含几个不同的个体，其心理评估也与其他大多数评估不同，必须既从个体，又从相互关系等多个层面综合评估。

　　子宫移植前心理评估至少要达到 3 个目标：

- 选择适合子宫移植的受者。
- 筛选出那些有危险行为的个人，如果这些行为无法改变，则将其从子宫移植受者候选人群排除。
- 建立互助小组，鼓励子宫移植受者及其伴侣与可能的供者之间相互帮助。

　　子宫移植前的心理评估需要涵盖的内容与其他器官移植相同，如一般心理健康、认知、社会支持、精神疾病、既往病史和有无毒瘾或药物滥用史。此外，子宫移植的心理评估还需要包括以下特定的内容，例如是否能够适应移植后生活的临时变化，患者能否适应从"健康"到"患病"的转

S. Järvholm (✉)
Department of Obstetrics and Gynecology, Sahlgrenska University Hospital, Sahlgrenska Academy, University of Gothenburg, Institute of Clinical Sciences, Gothenburg, Sweden
e-mail:stina.jarvholm@vgregion.se

© Springer Nature Switzerland AG 2020
M. Brännström (ed.), *Uterus Transplantation,*
https://doi.org/10.1007/978-3-319-94162-2_13

变，以及患者对于不能生育的看法（Järvholm et al.，2018）。本章主要关注对子宫移植特定内容的评价。

一般心理健康

为了评估子宫移植受者、其伴侣、活体供者是否可以成为子宫移植的潜在候选人，首选从她们的优势开始进行评估。不论是个人还是夫妻，他们之前是如何应对压力的，他们以前是否经历过不良生活事件，他们能够使用哪些技巧来应对这种情况？了解一个人过去如何处理困难是理解其精神恢复能力的一种途径。Rutter 在 1987 年发表的韧性理论框架指出：韧性是人们如何适应逆境的一种方式。这一理论的关键组成部分是风险和保护因素，以及对优势而非劣势的关注。

大部分人在一生中总会经历焦虑或抑郁（Ahrnsbrak et al.，2017；Johansson et al.，2013），不能因为有过焦虑或抑郁史，将患者排除在子宫移植之外。当患者的病史中存在焦虑、抑郁时，了解病情是否得到妥善治疗，以及是否存在患者主动寻求帮助的行为是很重要的。更严重的精神病史，如人格障碍、精神病症状，则应该排除在子宫移植候选人之外。这一观点既基于对患者自身健康的关注，从优生遗传学的角度，也基于对子宫移植受者、其伴侣及未来生育后代的关切。

子女问题

在心理评估中，关于没有孩子的问题，以及子宫移植受者及其伴侣之前如何处理他们想要孩子的愿望，都应被充分讨论。如果他们在子宫移植之前没有孩子，则应该更进一步地了解以下几个问题：子宫移植是他们的首选，还是由于法律、经济或文化环境而"被迫"选择的？他们是否进行过其他尝试，例如收养或代孕，或者他们是否在这些方面受到了限制？如果他们之前有孩子，当母亲/父母接受子宫移植时，孩子会受到什么影响？这对夫妇既往是否有过分娩创伤经历？例如，创伤性分娩、产后大出血或紧急围生期子宫切除术。

另一个重要的角度是从长期视角来看待子宫移植，如果夫妻选择子宫移植，他们可能会放弃或者错失其他获得孩子的机会，例如超过收养的年龄限制。关于其他方式的选择，需告知这对夫妻与子宫移植相关的法律，以及他们有哪些其他选择。例如，如果子宫移植失败或移植后妊娠失败，可以随后将子宫移植前获得的冷冻胚胎用于代孕妊娠（在合法的情况下）。

关于操作步骤

心理评估的目的是了解受试者是否对移植手术有足够的了解，是否能够坚持移植后深入的医学随访。此外，他们应该了解在捐献 / 移植后可能出现的医疗和心理问题。在评估过程中讨论的主题可以是认知的局限性，或对自己在整个过程中的努力和贡献的不切实际的看法。如果存在认知的局限性，则可能对后期的依从性不利（Jin et al.，2008）。

社会支持

无论在手术期间，还是手术后的若干年，子宫移植受者夫妻双方和供者都需要处于一个相对稳定的社会环境中，这可以提高他们应对子宫移植相关事件的能力。对受者夫妻双方而言，应对其家庭关系的稳定性和双方对于子宫移植决定的一致性进行评估。一般来说，拥有足够的社会支持更有利于良好的心理健康（Ahnquist et al.，2012；Lindström et al.，2005），在心脏移植中已经证明良好的社会支持与更好的生活质量有关（White-Williams et al.，2013）。社会经济状况稳定的情况下，国家也应允许子宫移植供、受者在康复期间有更长时间的休假，另外保证受者的定期随访。但实际上，社会环境受到文化背景的影响，很难就这一领域提出一致的统一建议。

供者相关问题

活体供者既可以是由子宫移植受者及其伴侣选择的直接捐献者，也可以是非直接（利他）捐献者。不论哪种情况，对受者及其伴侣进行心理评估的同时，也应对供者进行心理评估。以此避免供、受者对于子宫移植观点的混淆，并确保任何对于子宫移植的犹豫或不适合捐献的情况都将被关注。在有亲密关系的供、受者中，存在供者误认为其有义务完成捐献的风险，这一点可通过采用两名心理学家分别对供、受者进行心理评估来识别和减少风险。然而，如果定向供者是子宫移植受者的母亲或其他近亲，从心理角度来看，有血缘关系的供者一般能做出更好地适应性调整，这一点在其他活体移植项目中已被证实（Forsberg et al.，2004；Perez-San-Gregorio et al.，2017）。如果尝试妊娠失败，定向供者可能会有心理困扰，因为她可能会对负面结果感到愧疚（Lavoué et al.，2017），定向供者的这种压力会促进非定向活体供者的发展。在选择非定向供者时，重要的是必须了解供者捐献的动机，并且确定供者决定捐献子宫的决定和康复期间均可以得到足够的社会支持（Warren et al.，2018）。

在对子宫移植供者进行心理评估时，应当对供者自己是否有意愿继续做母亲的问题进行讨论。供者是否处于更年期？这时讨论内容还应包括供者对其年幼儿童的责任的问题；手术、术后和恢复期可能对供者的影响，供者在这一阶段可能的收入损失。供者是否仍处于育龄期？这会带来更复杂的问题，尽管供者可能会说她已经完成了生育的愿望，但是如果供者的恋爱关系发生变化，她想要组建第 2 个家庭时，怎么办？即使由于卵细胞的因素，40 岁以上女性的妊娠率下降至 5% 以下，但只要小于 45 岁的女性还可以采用其他方法辅助生殖。例如，她们可以采用赠卵或自己的卵母细胞（如果在年轻时做了卵母细胞冷冻保存），进行体外受精。

研究表明，与正常人群相比，活体供者术后的生活质量没有影响，甚至有积极影响（Benzing et al.，2015; Gross et al.，2013）。这可能与供者移植前的一些特征相符，如自愿捐献、捐献前评估合格等。同时，另一项研究也表明，子宫的活体供者不会感觉生活质量与术前不同（Kvarnström et al.，2017）。其原因在于子宫作为妊娠器官，只有在供者不再使用时才可以被捐献；同时，如果供者器官捐献后存在生活差异，就违背了器官捐献的原则，不应进行手术。

尸体供者

当进行尸体供者子宫切取手术时，需要获得其亲属或尸体供者生前的同意。目前，各个国家对这一问题的规定各不相同。对于子宫移植受者及其伴侣来说，选择尸体供者必须面对未知的等待时间及是否可以获得合格供者的不可预测性（Dickens，2016），因此可能会造成一定的心理压力；但另一方面，因为确定供者无手术并发症的风险，因此又可减少一部分心理压力。此外，在捐献后对供者的内疚或感激的负担在尸体供者中不会发生。

评估工具

为了评估子宫移植是不是帮助受者及其伴侣成为父母的正确选择，以及对供者来说是不是安全的选择，问卷调查和临床访谈都是收集信息非常有用的工具。

问卷调查的优势在于每个人都可以与正常人群进行比较。这种评估也使患者对一些可能敏感的问题给出自己的答案，而不是直接告诉医护人员。缺点是受试者为了可以得到治疗，会倾向于以社会期望的方式回答问题。在子宫移植之前，建议问卷应涵盖情绪（焦虑和抑郁）、健康相关的生活质量、婚姻关系和身体形象等关键因素。对于活体供者，可以使用针对活体供者的特定问卷。对于受者及其伴侣，可以增加有关不孕症的调查问卷。

临床访谈的优势在于在实施子宫移植前，可以获得有关个人观点、可能的优势和弱项等更复杂、翔实信息。尤其当访谈在非评判性、信任的关系中进行时，接受者可能会畅所欲言，会提出更复杂且并不只是针对预期治疗的问题。表 13.1 展示了子宫移植受者及其伴侣的访谈指南。访谈中涉及子宫移植领域重要的知识。该指南在调整后也可适用于活体供者，其中包括需要排除无子女的问题，增加关于决定成为供者的感受，以及对该决定支持或缺乏支持的感受。如果可能，建议在纳入活体供者时进行个人访谈及夫妻访谈。

在未来，还会有其他群体进入子宫移植项目，例如，单身女性和变性人群，这必然导致需要对评估内容进行修改。但总而言之，Collins 和 Labott（2007 年）已经很好地阐述了子宫移植心理评估的目的："移植前心理评估不是为了排除参与者，而是为了识别潜在风险，并在需要时提供支持。"

表 13.1　子宫移植前的半结构化访谈指南（Johannesson et al.，2016）

领域	构成	访谈问题
心理健康	身份认同	对自己的现在 / 过去感觉如何？
	技能	心理 / 精神负担？
	应对策略	得到帮助的经历是什么，来自谁？
	获得的力量	如何克服以前的困难？
关系	支持	关系持续的时间有多久？
	一致性	他们一起了解这个项目了吗？
		他们认为哪些方面彼此不同？
		作为夫妻，他们如何处理过去的家庭负担？
无子女管理	应对策略	到目前为止，他们是如何应对无子女的？
	目标	除了子宫移植，还有什么方案可以成为父母？
	承担义务	对永远无子女这种风险的想法和感受？
		无子女对他们的日常生活有何影响？
		对无子女的接受度？
对子宫移植的了解	结果预期	他们是怎么知道子宫移植的？
	与团队的联系	如何看待与团队的接触？
	程序性知识	到目前为止，他们都了解了哪些信息？
		是否自愿？
风险	感知风险 / 威胁	关于风险有何想法 / 感受？
		如何从独立到依赖医疗保健？
与供者的关系	选择	他们是如何 / 向谁提出问题的，凭感觉吗？
	支持	与供者的关系是否受到该决定的影响，以什么方式？
	并发症	是否担忧供者并发症？

参考文献

Ahnquist J, Wamala SP, Lindstrom M. Social determinants of health—a question of social or economic capital? Interaction effects of socioeconomic factors on health outcomes. Soc Sci Med, 2012, 74（6）:930–939. https://doi.org/10.1016/j.socscimed.2011.11.026.

Ahrnsbrak R, Bose J, Hedden S, et al. Key substance use and mental health indicators in the United States: results from the 2016 National Survey on Drug Use and Health. Rockville:

Center for Behavioral Health Statistics and Quality, Substance Abuse and Mental Health Services Administration, 2017.

Benzing C, Hau H-M, Kurtz G, et al. Long-term health-related quality of life of living kidney donors: a single-center experience. Qual Life Res, 2015, 24（12）:2833–2842.

Collins CA, Labott SM. Psychological assessment of candidates for solid organ transplantation. Prof Psychol Res Pract, 2007, 38（2）:150.

Dickens BM. Legal and ethical issues of uterus transplantation. Int J Gynecol Obstet, 2016, 133（1）:125–128.

Forsberg A, Nilsson M, Krantz M, et al. The essence of living parental liver donation–donors' lived experiences of donation to their children. Pediatr Transplant, 2004, 8（4）:372–380.

Gross C, Messersmith EE, Hong BA, et al. Health-related quality of life in kidney donors from the last five decades: results from the RELIVE study. Am J Transplant, 2013, 13（11）:2924–2934.

Jin J, Sklar GE, Min Sen Oh V, et al. Factors affecting therapeutic compliance: a review from the patient's perspective. Ther Clin Risk Manag, 2008, 4（1）:269–286.

Johannesson L, Järvholm S. Uterus transplantation: current progress and future prospects. Int J Womens Health, 2016, 8:43.

Johansson R, Carlbring P, Heedman Å, et al. Depression, anxiety and their comorbidity in the Swedish general population: point prevalence and the effect on health-related quality of life. Peer J, 2013, 1:e98.

Järvholm S, Warren AM, Jalmbrant M, et al. Preoperative psychological evaluation of uterus transplant recipients, partners, and living donors: suggested framework. Am J Transplant, 2018, 18（11）:2641–2646.

Kvarnström N, Järvholm S, Johannesson L, et al. Live donors of the initial observational study of uterus transplantation—psychological and medical follow-up until 1 year after surgery in the 9 cases. Transplantation, 2017, 101（3）:664–670.

Lavoué V, Vigneau C, Duros S, et al. Which donor for uterus transplants: brain-dead donor or living donor? A systematic review. Transplantation, 2017, 101（2）:267–273.

Lindström B, Eriksson M. Salutogenesis. J Epidemiol Commun Health, 2005, 59（6）:440–442.

Perez-San-Gregorio M, Martín-Rodríguez A, Luque-Budia A, et al. Concerns, mental health, and quality of life in living kidney donation-parent donor candidates worry less about themselves. Front Psychol, 2017, 8:564.

Rutter M. Psychosocial resilience and protective mechanisms. Am J Orthopsychiatry, 1987, 57（3）:316.

Warren A, Testa G, Anthony T, et al. Live nondirected uterus donors: psychological characteristics and motivation for donation. Am J Transplant, 2018, 18（5）:1122–1128.

White-Williams C, Grady KL, Naftel DC, et al. The relationship of socio-demographic factors and satisfaction with social support at five and 10 yr after heart transplantation. Clin Transplant, 2013, 27（2）:267–273.

第14章　子宫移植前后的辅助生殖

Lars B. Nilsson, Jan I. Olofsson

辅助生殖预处理评估

作为子宫移植（UTx）的一个重要组成部分，建议在经过认证的大型生殖医院进行初步评估、制定治疗计划。这家医院应该具备收容能力，可以开展所有的辅助生殖相关检查及体外受精（IVF）。另一个要求是，必须有一个专门的电子病历和患者管理系统，详细记录所有准父母的辅助生殖实验室结果和临床程序，还需要配备安全的冷冻保存设施。此类设备的详细信息可以在辅助生殖总体质量管理策略的教科书文献中找到（Bento et al.，2013，Olofsson et al.，2013）。

在临床开展 IVF 之前，大多数国家和地区的监管机构要求对所有患者进行强制性筛查，包括人类免疫缺陷病毒（HIV）、乙型和丙型肝炎、梅毒，以及对女性进行风疹免疫筛查。虽然许多生殖中心对伴侣双方进行沙眼衣原体和其他性传播媒介的筛查尚未得到广泛应用，但应对子宫移植项目中的患者进行筛查。建议对男性伴侣进行男科筛查，包括按照世界卫生组织

L. B. Nilsson
Reproductive Medicine, Sahlgrenska University Hospital, Gothenburg, Sweden

Department of Obstetrics and Gynecology, Institute of Clinical Sciences, Sahlgrenska Academy, Gothenburg University, Gothenburg, Sweden
e-mail:lars.b.nilsson@vgregion.se

J. I. Olofsson (✉)
Reproductive Medicine, Karolinska University Hospital, Stockholm, Sweden

Department of Women's and Children's Health, Karolinska Institutet, Stockholm, Sweden
e-mail:jan.olofsson@ki.se

© Springer Nature Switzerland AG 2020
M. Brännström (ed.), *Uterus Transplantation,*
https://doi.org/10.1007/978-3-319-94162-2_14

（WHO）指南（WHO 2010）进行完整的精液评估。人们普遍认为在进行辅助生殖之前，应向所有夫妻提供全面的临床和心理咨询、患者教育，并最终签署知情同意书。应仔细考虑子宫移植受者的年龄限制（推荐 35 岁以下，上限为 38 岁），因为年龄是影响 IVF 治疗结果最可靠的预测指标；此外，准确评估卵巢储备功能也非常重要（Amato，2017），以此为依据可以帮助子宫移植受者量身定制辅助生殖的治疗计划，确定卵巢促性腺激素的使用剂量。准确评估卵巢储备功能可用的检测指标包括血清卵泡刺激素（FSH）、黄体生成素（LH）、雌二醇、抗米勒管激素（AMH）及抑制素 B 的生化标志物，另外还有超声对于卵巢窦卵泡计数（AFC）和卵巢容积的监测。

瑞典团队促排、取卵、胚胎移植的经验

可控卵巢刺激，或称过度刺激、促排，自 20 世纪 70 年代开始实施以来就是 IVF 的第一个基本步骤（Beall et al.，2012）。促排是通过药物作用，刺激多个卵泡发育，产生大量（通常是 10~15 个）成熟、可受精的卵母细胞的过程。其中尿源性制剂，如人类绝经期促性腺激素（hMG）、重组卵泡刺激素（rFSH）在临床实践中均为 IVF 治疗的一部分，常规应用于临床卵巢刺激（图 14.1）。但卵巢刺激可能出现过早 LH 峰，导致过早排卵或排卵周期消失。这些药物与长效促性腺激素释放激素（GnRH）激动剂或短效 GnRH 拮抗剂联合使用，可以抑制卵巢刺激期间可能出现的过早 LH 峰。自从发现 GnRH 类似物以来，不同类型的 GnRH 为卵巢刺激提供了多种选择方案。虽然卵巢刺激的最佳方案仍存在一些争议，但 2011年更新的 Cochrane 系统综述报告称，使用 rFSH 进行 IVF 周期的女性与使用尿促性腺激素进行卵巢刺激的女性在活产率方面无统计学差异（Van Wely et al.，2011）。最近的一项大型回顾性研究表明，在 GnRH 激动剂或拮抗剂方案中使用 hMG 和 rFSH 进行卵巢刺激同样成功，在重要协变量（如年龄、卵母细胞量、FSH 总剂量、治疗史或胚胎评分）等方面没有显著优势（Karlström et al.，2018）。

在瑞典子宫移植研究的第一批患者中，大多数女性在进行移植之前，接受了单独 hMG 或与 rFSH 混合促排，并至少接受两次取卵冻胎。这样做

的目的是确保每对子宫移植的夫妻都有一个可接受的高质量胚胎库。由于这项研究早在 2010 年左右就已经设计，最初仅利用卵裂期胚胎和缓慢冷冻技术来产生 10 个或更多胚胎（Brännström et al., 2014）。后来改为扩大培养以获得更多的囊胚（针对 8 个胚胎），随后采用玻璃化冷冻技术对其进行冷冻保存（Brännström et al., 2016）。

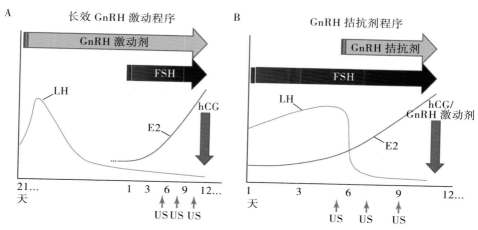

图 14.1　可控卵巢刺激的示意图。长效 GnRH 激动剂（A）和短效拮抗剂（B）的刺激程序，以及体外受精的最小刺激方案。长效 GnRH 激动剂方案为每天皮下注射 0.1 mg GnRH 激动剂（如曲普瑞林）或鼻喷雾剂（如 0.3 mg 布舍瑞林或 0.8 mg 那法瑞林）7 d 后，通过尿液 LH 试纸和（或）每日连续血清孕酮监测的周期中期验证排卵，2 周后每天皮下注射 150~200 IU 的 rFSH/hMG。可在 FSH 刺激的第 5 天或第 6 天开始每天通过经阴道超声对卵泡发育进行评估，并根据评估调整促性腺激素的剂量。GnRH 激动剂和促性腺激素持续给药至开始注射人绒毛膜促性腺激素（hCG）以诱导最终卵母细胞成熟，大约是 FSH 给药后 10~12 d 或卵泡大小达到 18~20 mm。GnRH 拮抗剂方案（B）是在月经周期第 2~3 天监测患者卵泡大小，并开始给予 150~300 IU/d 的促性腺激素。对于没有子宫的患者，预先口服雌激素/孕激素联合用药或仅孕激素避孕药 2~3 周后开始给予促性腺激素。促性腺激素的剂量根据卵泡反应调整，大约在注射促性腺激素的第 5~6 天，或主要卵泡达到 14 mm 以上时，开始皮下注射 GnRH 拮抗剂（如 0.5 mg 加尼瑞克）。这两种方案都需要通过经阴道超声及 FSH、LH、雌激素和孕酮水平等对患者进行监测。注射 hCG 35~37 h 后，通过超声引导卵巢卵泡穿刺取出成熟卵母细胞。应当注意的是，在卵泡募集出现过度反应时，应停止治疗循环并（或）推迟 hCG 注射，否则会增加卵巢过度刺激综合征（OHSS）的风险。使用 GnRH 拮抗剂循环治疗的好处是，最后的卵母细胞成熟注射可用 0.1 mg 的 GnRH 激动剂代替，在卵母细胞拾取后（OPU）可与常规 hCG 启动后相同的时间间隔进行，并且 OHSS 的风险较小。由于所有胚胎将被冷冻保存以备日后使用，因此无须使用黄体期支持方案

由于 IVF 治疗要分段进行，并且在子宫移植前需冷冻胚胎，因此必须对无子宫患者进行促性腺激素刺激并提取卵母细胞。此前对先天性子宫阴道缺如（MRKH）患者进行类似治疗的唯一经验是，将受精卵转移到代孕母亲体内（Ben-Rafael et al.，1998; Raziel et al.，2012）。鉴于无子宫女性缺乏月经周期信息，瑞典团队决定使用长效 GnRH 激动剂方案及 rFSH 与 hMG 联合使用的方案，以避免在低 LH 水平（WHO 分类 1 型，低排卵型）下卵巢刺激失败。最后通过注射 hCG 诱导卵泡发育和卵母细胞成熟。由于子宫移植受者均没无月经来潮经历，并且许多患者的卵巢位于髂外血管的外侧，比正常卵巢的解剖位置更靠近头侧，因此，无论是阴道超声还是腹部超声扫描，都很难发现无排卵卵巢（尤其是在卵泡早期）。因此，通常会对患者进行一次或多次 LH（尿液和血清）、FSH、雌二醇和孕酮的周期性评估，所有人都表现排卵周期正常，有明显的 LH 峰值。

在 LH 出现峰值后 8~9 d 开始使用 GnRH 激动剂进行治疗，此时黄体期孕酮值升高并得到证实。由于卵泡测量，特别是在一些卵巢位置偏头侧患者中偶尔不确定，因此监测主要是基于雌二醇水平和前 8~12 d 该类固醇的曲线，直到通过腹部或阴道超声扫描可以测量卵泡。根据我们的经验，最大卵泡中的成熟卵母细胞有望在血清雌二醇水平持续升高 7~9 d 后出现。

大多数患者在注射 hCG 36~37 h 后，使用常规经阴道技术抽取卵母细胞。在一些 MRKH 患者中卵巢位于盆腔外（Fedele et al.，2007），成熟的卵泡不易经阴道抽取，因此需要进行腹部经皮穿刺抽吸——基于我们最初经膀胱抽吸穿刺方法的改良（Wikland et al.，1983, 1987; Raziel et al.，2006）。所有患者均采用阿芬太尼进行中度镇静／镇痛（清醒镇静）及局部麻醉。

精子制备和孵育程序是标准化的，根据实际精子样本情况，判断是通过常规 IVF 或卵细胞质内单精子注射（ICSI）完成受精。确认正常受精后，正常培养胚胎并在第 2 天常规慢冻胚胎或在第 5 或第 6 天对囊胚进行玻璃化冷冻。将胚胎单独在液氮中低温保存不同时间，直至用于冷冻胚胎移植（FET）。对大多数患者而言，卵巢刺激—取卵—冷冻程序必须重复一次或多次才能积累一定数量的胚胎。我们后期的经验表明，同样可以在子宫移植术后进行再次的卵母细胞刺激、取卵。在我们第一批的 7 例患者中，有 3 例患者在子宫移植后经历了一次或多次取卵，其中 2 例患者成功妊娠，并顺利分娩 2 个孩子。

在子宫移植 1 年后，患者可接受单个冷冻胚胎移植。为了确定子宫内膜的最佳容受期，大多移植是在自然周期中进行的，即 LH 峰值后 3~6 d，具体时间取决于预期的移植胚胎发育阶段。移植手术可能会影响卵巢的血供，因此在胚胎移植术后，可用阴道孕酮延长黄体期 2~3 周。对于阴道重建的患者，他们阴道孕酮摄取量可能会降低，可通过注射孕酮（25~50 mg/d）2~3 周或口服地屈孕酮来延长黄体期。作为替代方案，推荐通过持续的雌激素或孕激素药物来刺激子宫内膜。但是这种方案仍有弊端，可能会导致流产次数增加，而且用药时间更长（Groenewoud et al., 2013）。所有患者在胚胎移植后 12 d 开始通过连续监测血清 hCG 来确定是否妊娠。

我们的 7 例患者均接受了全套 IVF、子宫移植及胚胎移植，其中有 2 例子宫移植受者在第一次胚胎移植后妊娠并顺利分娩，有些受者则在接受 5~7 次胚胎移植后妊娠、分娩。

基于第一批瑞典子宫移植受者的反思

卵巢储备功能测试

瑞典这项研究的所有患者均在 2010—2014 年纳入评估。最近的数据表明，与同一年龄段对照组相比，非典型（B 型）MRKH 患者（Oppelt et al., 2006）的 AHM、AFC 水平较低。以色列研究团队也报道，与 A 型 MRKH 患者相比，非典型 MRKH 患者的卵巢对促性腺激素的反应及受精率均较低（Raziel et al., 2012）。其中，MRKH 单肾患者也可能构成子痫前期的危险因素，综合考虑后，我们建议在考虑纳入子宫移植计划之前对 B 型 MRHK 患者进行谨慎评估。

取卵期间麻醉和镇痛的替代方案

考虑到无子宫女性和子宫移植术后的女性感觉不到子宫下段感觉神经触发的疼痛，根据我们之前的经验（Cerne et al., 2006）可以使用卵巢前阻滞。首先，我们认为除非特殊情况，否则没有必要使用异丙酚进行深度镇静 / 镇痛（Matsota et al., 2015）。值得注意的是，腹部经皮卵泡穿刺麻醉也可通过腹横肌平面（TAP）阻滞实现（Tsai et al., 2017）。

胚胎选择、移植和应用潜力

鉴于多胎妊娠与早产和其他产科风险密切相关，在执行子宫移植的计划中，强烈建议进行单胚胎移植（SET）。从 2003 年开始，这项策略在瑞典的所有辅助生殖项目中都得到了大力提倡，并被证明具有明确的减少多胞胎和围生期健康风险的益处（Thurin et al., 2004; Tobias et al., 2016），这也已成为全球许多生殖中心常规 IVF 的标准治疗方案（Kushnir et al., 2017）。近期的研究数据显示，与卵裂期胚胎相比，囊胚移植的效果更好，妊娠时间更短（De Vos et al., 2016）。寻找单个胚胎移植的最佳标志物仍是目前的主要挑战，最近的胚胎学技术表明可以通过延时显微镜评估胚胎的活力（Pribenszky et al., 2017），单独或联合植入前非整倍体基因检测（PGT-AS），该检测广泛应用于 IVF，可以避免非整倍体胚胎移植的选择和移植，从而改善治疗效果（Dahdouh et al., 2015）。尽管这些方法作为胚胎存活的标志物有很大的应用前景，但仍不清楚哪些方法或其组合会作为胚胎选择的最佳策略，因此在建立精确的指南之前，前瞻性随机研究具有指导意义。

如上所述，与大多数辅助生殖项目的常规管理不同，考虑到子宫移植对卵巢和子宫内膜的可能改变及对持续免疫抑制的影响，实施 FET 的时间仍有优化空间。最近的证据表明，每名女性可能都有一个个人的植入窗口期，一项测试子宫内膜容受性试验（ERA）被认为可以提高反复植入失败的移植子宫的植入率。但在撰写本书时，尚缺少明确的证据证明是否应该在首次胚胎移植前对子宫移植患者常规进行该项评估。最初子宫移植项目中的一些患者进行了 ERA，其中 2 例患者胚胎移植时间根据 ERA 结果进行了调整，这些患者在之后均成功妊娠和分娩。

在胚胎移植过程中，采用标准的膀胱和腹部超声扫描，显示移植导管尖端胚胎被注射到子宫腔的中低部子宫内膜。截至目前，虽然移植还存在一些技术上的困难，例如，由于子宫颈的外部显示不佳或子宫的位置改变，使宫颈几乎以直角进入阴道，并且阴道 – 阴道吻合口部分狭窄等，但所有的胚胎移植都很顺利。

总　结

　　根据 WHO 的定义，子宫功能的缺失会使女性绝对不育，从而导致残疾（生育功能障碍）。《残疾人权利公约》（联合国 2006 年）规定他们有获取医疗保健的权利。另外，让患者生育后代的可能性为子宫移植增加了一个额外的伦理理由，特别是在那些不能代孕的国家。

　　早期有关 MRHK 患者的报道表明，代孕妊娠的结果往往低于预期（Friedler et al., 2016）。与此相反，瑞典子宫移植项目的辅助生殖结果则非常好。在接受子宫移植 IVF-ET 的女性中，平均每个首次接受子宫移植的累计活产率为 86%，证明了这种方法的发展潜力已达到与代孕妊娠相同的结果。最近大量研究表明接受卵母细胞或胚胎捐献辅助生殖的患者（子宫移植中这种组合的患者），妊娠合并产科并发症的风险更高。因此即便是在临床研究中，在批准之前也需要更仔细的医学伦理审查。最后，大家已经认识到并解决了伦理上一些挑战性的问题，不仅涉及配子获取和胚胎冷冻保存的辅助生殖程序，还包括哪些患者可以被接受作为子宫移植的受者。因此，需要强调促进国际经验交流与合作的重要性。同时，由于这一新兴生殖医学领域不可避免地会吸引投机私有竞争性群体，因此也要强调伦理和监管领域的重要性。

参考文献

Amato P. Ovarian reserve testing//Falcone T, Hurd W, editors. Clinical reproductive medicine and surgery. Cham: Springer, 2017.

Beall SA, DeCherney A. History and challenges surrounding ovarian stimulation in the treatment of infertility. Fertil Steril, 2012, 97:795–801.

Ben-Rafael Z, Bar-Hava I, Levy T, et al. Simplifying ovulation induction for surrogacy in women with Mayer-Rokitansky-Kuster-Hauser syndrome. Hum Reprod, 1998, 13:1470–1471.

Bento F, Esteves SC, Agarwal A, editors. Quality management in ART clinics: a practical guide. New York: Springer, 2013.

Brännström M, Johannesson L, Bokström H, et al. Livebirth after uterus transplantation. Lancet, 2014, 385:607–616.

Brännström M, Bokström H, Dahm-Kähler P, et al. One uterus bridging three generations: first live birth after mother-to-daughter uterus transplantation. Fertil Steril, 2016, 106:261–266.

Cerne A, Bergh C, Borg K, et al. Pre-ovarian block versus paracervical block for oocyte retrieval. Hum Reprod, 2006, 21:2916–2921.

Dahdouh EM, Balayla J, García-Velasco JA. Impact of blastocyst biopsy and comprehensive chromosome screening technology on preimplantation genetic screening: a systematic review of randomized controlled trials. Reprod Biomed Online, 2015, 30:281–289.

De Vos A, Van Landuyt L, Santos-Ribeiro S, et al. Cumulative live birth rates after fresh and vitrified cleavage-stage versus blastocyst-stage embryo transfer in the first treatment cycle. Hum Reprod, 2016, 31:2442–2449.

Fedele L, Bianchi S, Frontino G, et al. Laparoscopic findings and pelvic anatomy in Mayer-Rokitansky-Kuster-Hauser syndrome. Obstet Gynecol, 2007, 109:1111–1115.

Friedler S, Grin L, Liberti G, et al. The reproductive potential of patients with Mayer-Rokitansky-Küster-Hauser syndrome using gestational surrogacy: a systematic review. Reprod Biomed Online, 2016, 32:54–61.

Groenewoud ER, Cantineau AEP, Kollen BJ, et al. What is the optimal means of preparing the endometrium in frozen–thawed embryo transfer cycles? A systematic review and meta-analysis. Hum Reprod Update, 2013, 19:458–470.

Karlström PO, Holte J, Hadziosmanovic N, et al. Does ovarian stimulation regimen affect IVF outcome? a two-centre, real-world retrospective study using predominantly cleavage-stage, single embryo transfer. Reprod Biomed Online, 2018, 36:59–66.

Kushnir VA, Barad DH, Albertini DF, et al. Systematic review of worldwide trends in assisted reproductive technology 2004—2013. Reprod Biol Endocrinol, 2017, 15:6.

Matsota P, Kaminioti E, Kostopanagiotou G. Anesthesia related toxic effects on in vitro fertilization outcome: burden of proof. Biomed Res Int, 2015, 2015:475362.

Olofsson JI, Banker MR, Sjoblom LP. Quality management systems for your in vitro fertilization clinic's laboratory: why bother? J Hum Reprod Sci, 2013, 6:3–8.

Oppelt P, Renner SP, Kellermann A, et al. Clinical aspects of Mayer-Rokitansky-Kuester-Hauser syndrome: recommendations for clinical diagnosis and staging. Hum Reprod, 2006, 21:792–797.

Pribenszky C, Nilselid AM, Montag M. Time-lapse culture with morphokinetic embryo selection improves pregnancy and live birth chances and reduces early pregnancy loss: a meta-analysis. Reprod Biomed Online, 2017, 35:511–520.

Raziel A, Vaknin Z, Schachter M, et al. Ultrasonographic-guided percutaneous transabdominal puncture for oocyte retrieval in a rare patient with Rokitansky syndrome in an in vitro fertilization surrogacy program. Fertil Steril, 2006, 86:1760–1763.

Raziel A, Friedler S, Gidoni Y, et al. Surrogate in vitro fertilization outcome in typical and atypical forms of Mayer-Rokitansky Küster-Hauser syndrome. Hum Reprod, 2012, 27:126–130.

Tan J, Kan A, Hitkari J, et al. The role of the endometrial receptivity array（ERA）in patients who have failed euploid embryo transfers. J Assist Reprod Genet, 2018, 35（4）:683–692. https://doi.org/10.1007/s10815–017–1112–2.

Thurin A, Hausken J, Hillensjö T, et al. Elective single-embryo transfer versus double-embryo transfer in in vitro fertilization. N Engl J Med, 2004, 351:2392–2402.

Tobias T, Sharara FI, Franasiak JM, et al. Promoting the use of elective single embryo transfer in clinical practice. Fertil Res Pract, 2016, 2:1.

Tsai HC, Yoshida T, Chuang TY, et al. Transversus abdominis plane block: an updated review of anatomy and techniques. Biomed Res Int, 2017, 2017:8284363.

United Nations. Convention on the Rights of Persons with Disabilities（CRPD）. 2006(2018–02–04). https://www.un.org/development/desa/disabilities/convention-on-the-rights-of-persons-with-disabilities. html.

Van Wely M, Kwan I, Burt AL, et al. Recombinant versus urinary gonadotrophin for ovarian stimulation in assisted reproductive technology cycles. Cochrane Database Syst Rev, 2011, 2:CD005354. https://doi.org/10.1002/14651858. CD005354.pub2.

WHO laboratory manual for the examination and processing of human semen. 5th ed. Cambridge: WHO Cambridge University Press, 2010.

Wikland M, Nilsson L, Hansson R, et al. Collection of human oocytes by the use of sonography. Fertil Steril, 1983, 39:603–608.

Wikland M, Enk L, Hammarberg K, et al. Use of a vaginal transducer for oocyte retrieval in an IVF/ET program. J Clin Ultrasound, 1987, 15:245–251.

第 15 章 子宫移植活体子宫切取术

Mats Brännström，*Pernilla Dahm-Kähler*

简 介

世界上第一例子宫移植（UTx）在 2000 年进行，是一个活体供者（LD）案例（Fageeh et al.，2002）。遗憾的是这篇文章并没有详细描述手术技术，也没有提到手术持续时间。手术切取了带有输卵管的子宫以便受者日后自然妊娠。该手术在子宫切取时仅切取了较短的血管蒂，因此在体外准备时，子宫动、静脉均不得不通过大隐静脉血管补片进行延长。除发生一侧输尿管撕裂外，供者切取手术基本顺利，输尿管损伤在围手术期被发现并予以修复。

10 余年后，我们进行了第一次 LD UTx 临床试验，研究纳入了 9 例 LD（Brännström et al.，2014）。多年来，我们的团队利用 3 种大型动物（猪、羊和狒狒）进行了大量的人体移植前准备工作（Díaz-García et al.，2012）。2013 年，Johannesson 团队对狒狒进行了同种异体活体子宫移植手术，供者切取耗时约 200 min（Johannesson et al.，2013），基于人体移植手术技术与狒狒基本相同，并且人体器官的结构更大，我们预期

M. Brännström (✉)
Department of Obstetrics and Gynecology, Sahlgrenska Academy,
University of Gothenburg, Sahlgrenska University Hospital, Gothenburg, Sweden

Stockholm IVF-EUGIN, Stockholm, Sweden
e-mail:mats.brannstrom@obgyn.gu.se

P. Dahm-Kähler
Stockholm IVF-EUGIN, Stockholm, Sweden
e-mail:pernilla.dahm-kahler@vgregion.se

© Springer Nature Switzerland AG 2020
M. Brännström (ed.), *Uterus Transplantation,*
https://doi.org/10.1007/978-3-319-94162-2_15

供者切取的手术时长最多 360 min。然而实际手术耗时比预期要长，9 例供者切取的平均手术时间约为 700 min。目前通过开腹及机器人辅助腹腔镜术式，我们已完成了 20 余例 LD 子宫切取。我们通过自己的手术经验及其他文献报道的手术经验，将关于 LD 子宫切取开腹手术和微创手术的手术方法总结如下。

开腹手术在 LD 子宫切取术中的应用

LD 子宫切取术的传统手术方法是腹部垂直正中切口，即从脐下一直延伸至耻骨联合上方。对脐耻联合距离较短的患者，可将切口延长至脐上 1~3 cm。供者子宫切取术需要较大切口，以确保充分暴露骨盆结构至髂总动、静脉水平。

牵引器的类型对于良好的手术暴露至关重要。最好用的牵引器应该是带有一个可固定在手术台上的扩张器，扩张器带有一个整体式支撑臂和一个框架，此外该框架可以将多个小型牵引器分别固定在最佳位置。此外，上腹部肠道的良好排垫对于盆腔暴露亦至关重要。我们大多数手术采用单极或双极减少术中出血，以保持术野清晰。

手术开始时，首先将子宫圆韧带自外侧起始处切开，并在韧带上标记缝合线。单极打开膀胱腹膜反折，尽量在子宫侧保留更多的膀胱腹膜（接近膀胱穹顶水平），以便在受者子宫移植术中固定子宫、覆盖膀胱子宫反折，最大限度地降低肠疝风险。之后在髂血管上方输尿管的远端识别输尿管，并将输尿管向膀胱方向推开。在输尿管分离过程中，为避免单极热损伤，我们更倾向使用双极而非单极来电凝周围血管。我们第 2 例 LD UTx 病例中，供者在术后 2 周出现输尿管阴道瘘（Brännström et al.，2014），我们认为这种损伤是由于在输尿管附近过度使用单极操作，导致输尿管壁热损伤、输尿管瘘。输尿管游离的关键是游离输尿管隧道，其位于子宫动脉下方，比邻子宫静脉。在分离输尿管隧道时，我们必须注意不要损伤其深部的子宫深静脉，在大多数情况下子宫深静脉都位于输尿管下面。我们尝试从头侧开始分离输尿管隧道，这样更容易分离出无血管穿越的隧道平面。需要注意的是，从子宫动脉常常分出两条输尿管小动脉的分支，一条在输尿管头侧，另一条在其尾侧，通常在尾侧还有另外两条动脉分支，分别到膀胱上部和外侧。这些小动脉分支必须在横断前通过结扎或适当的电凝处理，以避免受者体内器官再灌注后发生出血。当充分游离输尿管与血管和宫旁组织后，在输尿管隧道的大部分范围内，输尿管可以在子宫动脉前面被识别出来，由此游离直到输尿管入膀胱处。分离过程中，注意输尿管上方可能有静脉丛附着，须轻轻地将它们从输尿管上提起并游离。游离输尿管一定注意避免损伤子宫静脉，这些静脉的分支可能向上延伸至膀胱，向下弯曲至髂内静脉。

如本文所述，应采用非接触技术进行所有子宫血管的解剖游离，因为这些血管是子宫移植后唯一的血液流入和流出通道。因此，血管在游离时应避免受到任何损伤或组织应力的刺激，以减少移植后血管收缩和血栓形成的风险。

接下来解剖、分离子宫动脉。值得注意的是，在正常解剖情况下子宫由 6 条主要动脉供血（双侧阴道动脉、子宫动脉和卵巢动脉），但在子宫移植后，整个子宫的血流仅通过双侧子宫动脉供给。输尿管解剖中，子宫动脉位于输尿管上方，我们将其游离并推向远端。从髂内动脉的子宫动脉起始处开始游离子宫动脉，向远端游离。髂内动脉后干（臀动脉）的分叉与子宫颈之间的动脉段被保留在移植子宫中，此外，所有其他分支，包含髂腰动脉、骶外侧动脉、阴部动脉、直肠中动脉、阴道动脉、闭孔动脉和脐动脉的不同分支，均从此处结扎、切断。我们这样做的目的是通过髂内动脉的前干主干实现移植子宫的动脉供应。这些动脉分支的游离、结扎可以在最初的分离动脉时进行，也可在随后分离静脉中进行，或在钳夹、切断移植子宫动、静脉血管，摘除移植子宫的最后步骤时完成。值得注意的是，在子宫摘取术中，髂内动脉的主要后支，也称为臀动脉应注意保留在供者中，以避免术后供者的臀肌缺血。在一些患者中，由于解剖学原因，该动脉已包含在移植切取的子宫血管系统中，在这些病例中，对侧臀动脉应保持完整。我们的一例 LD 在术后最初几个月行走时出现臀肌缺血症状，但随后在身体活动或日常生活方面均无问题。究其原因，可能是由于建立了新的侧支循环。

移植子宫的静脉流出道有很多种选择，我们的建议是，最佳的移植子宫静脉流出道应该是每侧包括子宫深静脉、部分髂内静脉，以及子宫卵巢静脉的近端。这样的移植子宫静脉建立优点在于，不需要切除供者的卵巢，另外，如果术中外科医生认为某些静脉血管不适合移植术中建立血管吻合时，还可以选择其他静脉血管。子宫深静脉的游离应从骨盆侧壁开始，以便识别髂内静脉，从子宫深静脉起点开始游离，向子宫侧推进。通常这些静脉及其静脉丛在流向子宫时有很多变化，术前很难做出准确的评估。子宫供者内静脉分离的目的是在移植子宫的两侧各创造一个最佳的大管腔流出通道。此外，静脉血管的末端应包含一段髂内静脉，以便使受者的血管吻合手术更容易实施。在分离子宫深静脉时，有几个主要的静脉分支必须被游离、切断，此时最好采用缝合的结扎方式。有些患者可能在一侧有 2~3 条子宫深静脉，其静脉血管的位置和直径决定了是选择一条主静脉还是两条静脉作为移植子宫的静脉回流支。子宫深静脉的游离非常复杂，因为其与输尿管、阴道旁、宫旁组织关系密切，并且在两侧静脉之间还存在静脉交通支和静脉丛。值得注意的是，当移植子宫一侧的静脉流出道是两条中等大小的子宫静脉而非一条粗管径静脉时，如果静脉血管骑跨在输尿管上，其中一条静脉就必须在供者切取时游离、切断，然后在移植子宫的体外准备中进行两条静脉的端端吻合。

一种可能的补救方法是利用子宫 – 卵巢静脉的近端部分与髂内静脉或子宫深静脉吻合，以增加静脉回流。这些血管在供者手术的最后环节切除输卵管时被解剖和游离（见下文）。通常，当仅利用供者子宫 – 卵巢静脉的近端部分时，进出卵巢的血液不会受到影响。Testa 等报道了 LD UTx 供者手术只使用子宫 – 卵巢静脉的近端部分进行静脉回流（Testa et al.，2018），Wei 团队及 Puntambekar 团队则报道了采用整条子宫 – 卵巢静脉进行静脉回流（Wei et al.，2017;Puntambekar et al.，2018）。卵巢动脉位于这条静脉的上方，并在动脉的远端与子宫卵巢总静脉紧密相连，在进入卵巢髓质之前，位于子宫卵巢动脉的卵巢分支的上方。这一血管解剖非常重要，因为当移植的子宫 – 卵巢总静脉干的任何部分被切断时，均必须进行卵巢切除术。

其后，打开供者直肠阴道间隙，距子宫颈约 20 mm 处游离、切断子宫骶韧带，以便在受者子宫移植术中从后方将移植子宫固定。此时，我们切断卵巢和子宫之间的卵巢悬韧带，切除输卵管，此处应小心不要损伤位于输卵管下面的子宫－卵巢静脉的近端。作为补救手段，这条静脉可从卵巢分支的入口处切断，作为备用静脉。

将阴道旁组织连同阴道动、静脉一起解剖，这些动脉和静脉牢固地附着在阴道上部的外侧。在移植物侧，阴道应像"袖口"一样被移植，其长度约为 20 mm。阴道边缘手术操作最好是交替使用双极和剪刀。术中注意避免采用广泛热凝的方法，因为这种方法可能增加受者术后发生阴道狭窄的风险。

此时供者子宫切取手术已基本完成，子宫仅通过双侧子宫动、静脉与供者相连。接下来，使用血管夹夹闭血管，首先钳夹在髂内动脉上，即臀动脉分支的远端，然后在髂内静脉上保留一部分臀静脉血管。在钳夹的远端切断双侧子宫动、静脉，切取子宫迅速置于离体工作台进行冷却、灌注。

供者切取的动、静脉的断端应被牢固、彻底地缝合。卵巢通常被缝合、固定在侧盆壁、髂血管的外侧，以免在子宫直肠窝发生扭转或移位。手术结束时按常规方法，严密止血、关腹、皮下缝合和皮肤缝合。通常不放置腹腔引流管。

在瑞典首次 LD UTx 试验中，开腹手术切取子宫的时间在 600~780 min（Brännström et al.，2014 年），在随后的试验中手术时间明显缩短。在捷克的试验中，手术时间为 320~430 min（Chmel et al.，2019），而在美国 LD UTx 试验中，手术时间为 480~540 min（Testa et al.，2017）。在瑞典的试验中，失血量约在 300~2400 mL（Brännström et al.，2014），捷克的试验中失血量约在 100~1000 mL（Chmel et al.，2019）。在瑞典的试验中，所有 9 例 LD 经开腹子宫切取术，其平均住院时长为 6 d（Brännström et al.，2014）；而美国（Testa et al.，2017）和捷克（Chmel et al.，2019）的平均住院时长分别为 5~7 d 和 6~11 d。

子宫移植 LD 的一个主要问题为供者的手术风险。在已发表的子宫移植 LD 开腹切取术中，报道了一些主要的供者术中和术后并发症。术中单侧输尿管的撕裂和损伤发生在最初的子宫移植案例中（Fageeh et al.，2002 年）和捷克试验的 5 例子宫移植 LD 之一（Chmel et al.，2019 年）。瑞典的第 2 例患者在术后 2 周被诊断为子宫－阴道瘘（Brannstrom et al.，2014）。其他一些轻微、可逆的并发症还包括泌尿系感染、便秘、暂时性臀部疼痛、轻微抑郁和可逆性膀胱张力减退。

腹腔镜在 LD 子宫切取术中的应用

微创手术正慢慢进入子宫移植 LD 子宫切取手术的舞台。首次尝试在子宫移植供者切取中使用微创手术的是中国的陈必良教授团队（Wei et al.，2017），他们采用全机器人辅助腹腔镜手术。如上所述，手术遵循了与开腹手术相同的步骤。手术小组使用 2 个 8 mm 的机器人辅助穿刺孔和2 个 10 mm、5 mm 的辅助穿刺孔供助手使用。与开腹子宫切取手术不同的是，机器人辅助手术是将带有输卵管、卵巢的子宫通过阴道取出，而非通过腹部切口。移植子宫并没有在无菌袋中保护。卵巢和输卵管经阴道取出后在离体工作台切除。另一个与标准程序不同的是，为了简化程序，术者仅使用子宫 - 卵巢静脉作为移植子宫静脉支。供者子宫切取手术持续 360 min，出血量极少（100 mL）。住院时间 5 d。

还有 4 例供者手术采用部分腹腔镜手术完成（Puntambekar et al.，2018，2019）。手术的最后一步为打开腹部切口，其中 2 例为腹部正中纵切口，2 例为下腹横切口。这 4 例手术同样选用子宫 - 卵巢静脉作为移植子宫的静脉支，最后经腹部切口取出子宫。所有供者均行卵巢切除术。所有病例手术时间为 144~240 min，失血量为 100 mL，平均住院时长为 6~7 d，无手术并发症报道。

其他中心，包括我们的瑞典团队，正在开发、实施机器人辅助腹腔镜下子宫移植供者子宫切取术，关于这些病例的更多细节将在未来公布。

结　论

子宫移植 LD 手术将会不断发展。在未来，微创手术在此领域的应用将变得越来越普遍，并将对手术时间、组织创伤、平均住院时长、术后疼痛、术后康复时间及并发症发生产生积极影响。

参考文献

Brännström M, Johannesson L, Dahm-Kähler P, et al. The first clinical uterus transplantation trial: a six months report. Fertil Steril, 2014, 101:1228–1236.

Chmel R, Novackova M, Janousek L, et al. Revaluation and lessons learned from the first 9 cases of a Czech uterus transplantation trial: four deceased and five living donor uterus transplantations. Am J Transplant, 2019, 3:855–864.

Díaz-García C, Johannesson L, Enskog A, et al. Uterine transplantation research: laboratory protocols for clinical application. Mol Hum Reprod, 2012, 18:68–78.

Fageeh W, Raffa H, Jabbad H, et al. Transplantation of the human uterus. Int J Gynaecol Obstet, 2002, 76:245–251.

Johannesson L, Enskog A, Mölne J, et al. Preclinical report on allogeneic uterus transplantation in non-human primates. Hum Reprod, 2013, 28:189–198.

Puntambekar S, Telang M, Kulkarni P, et al. Laparoscopic-assisted uterus retrieval from live organ donors of uterine transplant; our experience of two patients. J Minim Invasive Gynecol, 2018, 25:622–631.

Puntambekar S, Puntambekar S, Telang M, et al. Novel anastomotic technique for uterine transplant using utero-ovarian veins for venous drainage and internal iliac arteries for perfusion in two laparoscopically harvested uteri. J Minim Invasive Gynecol, 2019, 4:628–635.

Testa G, Koon EC, Johannesson L, et al. Living donor uterus transplantation: a single center's observations and lessons learned from early setbacks to technical success. Am J Transplant, 2017, 17:2901–2910.

Testa G, McKenna GJ, Gunby RT Jr, et al. First live birth after uterus transplantation in the United States. Am J Transplant, 2018, 18:1270–1274.

Wei L, Xue T, Tao KS, et al. Modified human uterus transplantation using ovarian veins for venous drainage: the first report of surgically successful robotic-assisted uterus procurement and follow-up for 12 months. Fertil Steril, 2017, 108:346–356.

第 16 章　尸体子宫移植供者子宫切取术

Andreas Tzakis, Michael Olausson, Tommaso Falcone

简　介

　　本章的目的是介绍在尸体供者子宫移植（DD UTx）中如何进行供者子宫切取术。DD 的医学筛查和一般检测将在其他章节中介绍。如果 DD 没有进行过其他盆腔影像学检查，可通过宫腔镜检查进行子宫评估，当然更推荐术前子宫影像学检查。与活体供者子宫移植（LD UTx）比较，DD UTx 有几个优点（LD;Flyckt et al.，2016, 2017a, b）。首先，避免了 LD UTx 手术中最耗时的部分，即将子宫动、静脉从输尿管旁、宫颈旁组织中游离。其次，LD 子宫切取术中分离子宫静脉是一种非常复杂的外科手术，容易造成周围组织损伤，因此许多移植中心放弃子宫静脉，而选择易分离但直径小、长度有限的子宫 – 卵巢静脉（Flyckt et al.，2017b），这些困难在 DD 子宫切取中不存在。第三，活体手术中为保护供者利益，尽可能短地切除供者阴道，但这可能会导致移植后受者阴道狭窄，而 DD UTx 则无此问题。

A. Tzakis
Cleveland Clinic, Weston, FL, USA
e-mail:tzakisa@ccf.org

M. Olausson
Department of Transplantation, Sahlgrenska Academy at Gothenburg University,
Sahlgrenska University Hospital, Göteborg, Sweden
e-mail:michael.olausson@transplant.gu.se

T. Falcone (✉)
Cleveland Clinic, Cleveland, OH, USA
e-mail:falcont@ccf.org

© Springer Nature Switzerland AG 2020
M. Brännström (ed.), *Uterus Transplantation,*
https://doi.org/10.1007/978–3–319–94162–2_16

有几个概念应该在手术切取移植物之前与其他外科团队进行探讨。DD UTx 是多器官移植的一部分，要非常小心避免损伤同时移植的其他重要器官。首先要决定开始子宫切取的时间，以及在灌注前切取手术的完成度。在我们最初的经验中，所有其他外科团队的器官切取都是在子宫切取前进行的。术中供者胸部、腹部、盆腔都填满无菌冰块，随后心脏、肝脏、胰腺和肾脏等重要器官按照器官切取的工作流程依次进行。子宫切取在其他团队均完成手术后进行，子宫一直处于冷缺血状态。这种方法的主要问题是，当子宫移植到受者体内后，子宫静脉常常出现多点出血，从而导致受者大量出血和受者手术时间不必要的延长。

为此我们改进了手术方法，在钳夹血管、灌注子宫之前进行最大程度的游离、结扎血管。当其他团队完成器官切取后，我们将返回手术台，通过结扎血管，钳夹并切开阴道壁，完成供者子宫切取，这种方法使子宫的切取增加 2~3 h 手术前的子宫灌注。此外，由于出血可能导致血流动力学不稳定，因此术中要密切关注出血量。最后，第 3 种方法由土耳其（Ozkan et al.，2012）和达拉斯小组报道（Testa et al.，2018），即子宫切取优先于任何其他器官切取，子宫灌注在离体工作台进行，而非在供者体内进行。这种方法很吸引人，但需要更多的思考。最重要的是，由于子宫切除术是"半清洁手术"，阴道被切开后手术区域受到污染。因此，目前我们在不打开阴道的情况下进行最大程度的组织分离、血管游离，大约在灌注前需要 2 h 的手术，待其他团队均完成器官切取后，我们再返回手术台完成供者子宫切取。

子宫切取步骤

确认供者后需进行阴道准备，包括碘伏擦洗和阴道填塞咪康唑栓，并在进入手术室后重复进行。在手术室静脉注射米卡芬净，切除子宫时供者不需要取截石位。其切口为通过完整的腹部正中联合两侧腹股沟切口，并向外侧延伸至第 12 肋骨外缘，以此有助于完整暴露盆腔结构（图 16.1；Tzakis 切口）。此外，结合胸骨切开术用于切取胸部器官。这种腹部切口为切取子宫和所有其他腹部器官提供了最好的暴露方式。

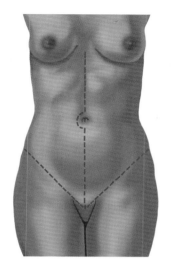

图 16.1　腹部切口

步骤 1：从骨盆分界分离输尿管（图 16.2）

　　这一步的目的是，给摘取的肾脏留出足够长度的输尿管供受者肾移植手术。输尿管的分离起始于骨盆上缘的输尿管段，此处它们穿过髂血管，通常位于卵巢血管的内侧。继续向下，朝子宫动脉方向分离，但与宫旁至少需保持 2 cm。结扎输尿管，在远端做标记，作为输尿管标记子宫动脉的位置，在近端标记并为肾脏移植外科医生留出手术空间。

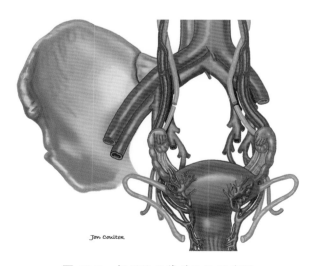

Jon Coulter

图 16.2　解剖输尿管并从远端截断

步骤2：结扎圆韧带、分离膀胱（图16.3）

结扎圆韧带，完全打开腹膜后间隙显露疏松的结缔组织。用圆韧带做定位标记。通常子宫血管穿行在宫旁组织内走向子宫，非常重要的一点是，切记不要打开宫旁组织以保持子宫血管与子宫相连，向前向下打开膀胱腹膜反折直到阴道前壁。

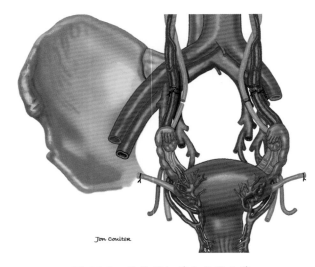

图16.3 结扎圆韧带和卵巢血管

步骤3：分离子宫－卵巢及卵巢血管（图16.3）

从结扎的圆韧带开始向DD头侧分离疏松结缔组织至盆漏斗韧带处，依次游离卵巢的全部血管袢，注意保留其与子宫相连的部分。必要时卵巢子宫静脉可以作为移植子宫的静脉回流支。从子宫卵巢血管袢游离、切取卵巢，保留在供者体内。

步骤4：识别、结扎闭锁的腹下动脉（图16.4）

移植子宫最下方可识别的结构是闭锁的脐动脉。在膀胱的远端结扎脐动脉。在近宫旁组织处解剖、游离脐动脉。闭锁的脐动脉是发出子宫动脉的髂内动脉前干分叉的终末段。值得注意的是此处仅游离闭锁的脐动脉，子宫动脉应作为宫旁组织的一部分，保留在宫旁组织中。

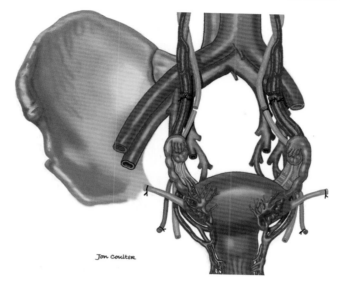

图 16.4　结扎腹下动脉

步骤 5：分离髂内血管（图 16.5）

　　髂内血管的分离从髂总血管的分叉处开始。髂内动、静脉将从髂总血管分叉的远端被切除。动脉的分离是从尾端开始的。在标本一侧结扎、缝合髂内动脉的臀支、闭孔支和直肠下支，以避免灌注后出血。辨认这些血管相对容易。外侧是髂内静脉的分支，这些血管更容易损伤，所以分离速度要慢，需细致地辨认和结扎。这些血管穿行在宫旁组织，由于分支广泛，因此保持宫旁组织的完整性非常重要。此时，髂内动、静脉的血管蒂已充分游离，等待供者子宫切取前，钳夹切断即可。

步骤 6：打开直肠阴道间隙（图 16.6）

　　直肠阴道间隙的打开从子宫后方中线开始，向下分离至宫颈下方。重要的是在子宫后侧需保留一定长度的子宫骶韧带，作为子宫后下缘的标记，此韧带还将用于受者移植子宫的固定。最后用血浆管扎紧阴道，其他移植团队继续完成其他器官的摘取。

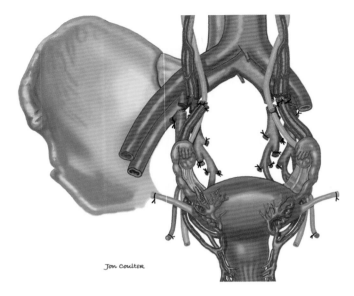

图 16.5　分离髂内动脉和静脉

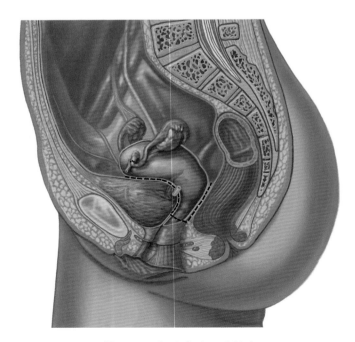

图 16.6　打开直肠阴道间隙

完成供者子宫切取

在靠近一侧腹股沟韧带的髂外动脉处置入动脉导管，供者肝素化。夹闭主动脉，促进盆腔更有效的灌注，同时钳住对侧髂动脉以最大程度冷却子宫。其他组完成手术后，子宫仍处于冷缺血状态，切除阴道，钳夹、结扎髂内血管。如果切取子宫需要运输到其他城市或医院，则用外科吻合器或连续缝合阴道。切取子宫将包括带阴道穹隆的子宫、双侧髂内动脉和髂内静脉、子宫 / 卵巢血管、标记的圆韧带、标记的子宫骶韧带和主韧带（图16.7，图 16.8），标本的血管造影提示供者具有良好的血供（图 16.9）。

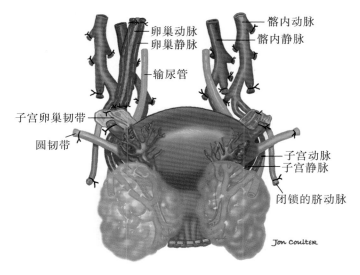

图 16.7　最终标本包括标记的圆韧带、标记的闭锁的脐动脉、髂内动脉和静脉。注意，卵巢是从最后的供者切取组织中保留的。黄色气泡区是不能切开的宫旁区域，以免损伤小静脉和动脉

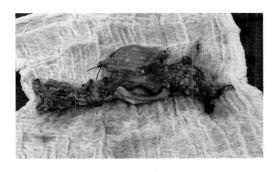

图 16.8　切除的子宫

123

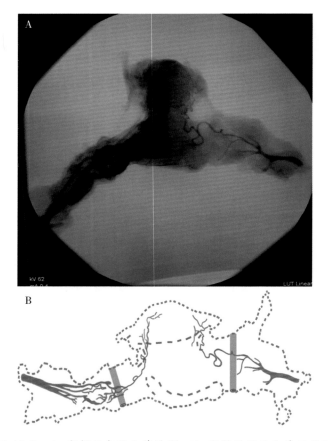

图 16.9　A. 完整标本的血管造影。B. 完整的辅助血管示意图

参考文献

Flyckt RL, Farrell RM, Perni UC, et al. Deceased donor uterine transplantation:innovation and adaptation. Obstet Gynecol, 2016, 128（4）:837–842.

Flyckt R, Kotlyar A, Arian S, et al. Deceased donor uterine transplantation. Fertil Steril, 2017a, 107（3）:e13.

Flyckt R, Davis A, Farrell R, et al. Uterine transplantation: surgical innovation in the treatment of uterine factor infertility. J Obstet Gynaecol Can, 2017b, 15:1701–2163.

Ozkan O, ErmanAkar M, Ozkan O, et al. Preliminary results of the first human uterus transplantation from a multiorgan donor. Fertil Steril, 2012, 99:470–476.

Testa G, Anthony T, McKenna GJ, et al. Deceased donor uterus retrieval: a novel technique and workflow. Am J Transplant, 2018, 18:679–683

第17章 受者子宫移植前手术处理

Janusz Marcickiewicz, Mats Brännström

手术时机和切口

在子宫移植（UTx）术中，无论采用尸体供者（DD）还是活体供者（LD），子宫移植受者都应经过精心的移植前准备，以便供者子宫被成功切取、灌注及修整后可以及时置入受者骨盆。这将最大限度地减少器官的冷缺血时间，一般情况下，LD摘取器官的冷缺血时间大约是 1 h，DD 可能最多 6~8 h。

当移植子宫被置入受者骨盆时，子宫处于低温状态，其冷却是通过冷冻的器官保护液进行子宫灌注，然后将灌注后子宫浸入含冰的器官保护液中来实现的。将子宫转入受者盆腔时，应将其用冷却保护液浸泡过的纱布包裹。这一操作将延缓在血管吻合术中移植子宫的升温，通常血管吻合术需要 1~1.5 h，这一段时间被称为"（受者）热缺血期"或"第二热缺血期"。与在供者体内子宫经历的"第一热缺血期"比较，这段时间的组织损伤危害较小，其原因为最初子宫在"第一热缺血期"时带有体温，因此会伴随较高的组织代谢率。将移植子宫置入受者腹腔后，对于先天性无子宫患者

J. Marcickiewicz
Department of Obstetrics and Gynecology, Sahlgrenska Academy, University of Gothenburg, Sahlgrenska University Hospital, Gothenburg, Sweden
e-mail:Janusz.Marcickiewicz@regionhalland.se

M. Brännström (✉)
Department of Obstetrics and Gynecology, Sahlgrenska Academy, University of Gothenburg, Sahlgrenska University Hospital, Gothenburg, Sweden

Stockholm IVF-EUGIN, Stockholm, Sweden
e-mail:mats.brannstrom@obgyn.gu.se

© Springer Nature Switzerland AG 2020
M. Brännström (ed.), *Uterus Transplantation,*
https://doi.org/10.1007/978−3−319−94162−2_17

［如先天性子宫阴道缺如（MRKH）综合征］、始基子宫患者或既往子宫切除术患者，其手术方案会有所不同。截至 2019 年年中，全球已实施约 60 例子宫移植，绝大多数受者为 MRKH 患者。

为使 LD UTx 子宫摘取与受者准备手术同步，避免移植子宫冷缺血期延长，受者应在距 LD 手术室较近的单独手术室进行。根据我们的经验，受者的准备大约需要 1 h，从皮肤切开到所有组织结构被解剖、分离，并在关键位置放置固定缝线用于子宫固定。然而，为了尽量缩短冷缺血时间，建议受者手术在供者子宫动 / 静脉血管钳夹、切断前 0.5 h 开始。在 LD 中，很难对供者子宫动脉的直径、质量、是否适于子宫移植手术做出准确的术前评估，因此建议将受者先麻醉但并不开始手术，直到切取子宫经过充分灌注、修整证实适于子宫移植，此时方开始受者手术。

在 DD UTx 中，子宫的质量及其血管的不确定性更大，受者手术的开始不仅仅取决于子宫切取后离体准备台的灌注结果，还必须等待在后台进行的排除供者宫颈、内膜病变的病理学检查结果。这些检查可能包括宫颈阴道镜检查、宫腔镜检查和组织活检的病理学检查。

受者的开腹手术最好选择脐下正中切口，术前留置尿管。皮肤切口应一直延伸至耻骨联合上缘，以便为随后的阴道吻合术提供良好的术野。在切开腹壁各层时应注意止血，因为任何出血都可能干扰后续复杂手术的术野。应仔细检查腹腔，分离粘连。此时应使用腹壁牵开器装置，包括一个柱式支架和一个可以连接多个灵活牵引器的框架，以便于在受者子宫移植关键手术（如血管吻合）中最大限度地暴露术野。

MRKH 受者的子宫移植前手术准备

即将进行子宫移植的 MRKH 患者可能在移植前几年已经接受诊断性腹腔镜检查，这一般是患者盆腔区域唯一的外科手术，患者一般没有或只有轻微的粘连。术前影像学检查显示肾脏的位置，以及是否存在单侧或双侧输尿管。由于术中所有解剖都远离输尿管，因此一般无须放置输尿管支架。如果外科医生需要确定输尿管的位置，可通过术中触诊轻松确定。

MRKH 患者典型的解剖结构是在膀胱顶的后部可见一细长的子宫雏形。盆腔侧壁上也常有子宫样结构，这些组织通常与圆韧带相连，还有管径相对粗大的子宫动脉残余分支进入供给。卵巢及与其连接的输卵管通常位于比正常解剖位置更高的位置，在大约 50% 的 MRKH 患者中，其卵巢常常位于髂外动脉的外侧。在典型的 MRKH 患者盆腔中，通过向上牵引子宫雏形很容易识别子宫骶韧带。

手术的第一步是确定阴道穹隆的位置，并将通常覆盖在阴道顶部的膀胱游离。我们使用一个由金属柄和远端硅胶球组成的阴道探头，助手位于患者两腿之间，手持阴道探头，将阴道穹隆向上顶动，以此向外科医生指示阴道顶部的位置。在许多 MRKH 患者中，阴道的纵向弹性小于非 MRKH 患者，阴道的长度也相对较短。同样重要的是，手术助手要确定阴道探头是正确放置在阴道内，而非错误地置于直肠内，这在我们的受者手术中曾经发生过。其实，在放置阴道探头后，再次直肠触诊就可以轻松地确认探头的位置。

术中用按压探头的方法可以识别阴道穹隆的解剖方向，阴道穹隆通常被膀胱完全覆盖。在打开腹膜并进行精细解剖后，通常可以清晰地发现幼稚子宫与膀胱的界限。用 100~150 mL 生理盐水充盈膀胱有助于显露膀胱，然后用单极电刀轻轻地将膀胱从阴道穹隆分离。为了使阴道穹隆完全暴露，须从中线纵切子宫，切割可以通过单极电刀进行，子宫长度约 2~4 cm，有时可见含有液体的残留宫腔。虽然我们用单极电刀纵剖子宫，但切割过程中遇到出血情况，则需使用双极电刀或缝扎止血。通常在幼稚子宫后部的解剖也需要小心谨慎，直肠可能会附着在相当高的位置，因此，必须小心以避免对直肠造成伤害。膀胱与直肠间游离开一个纵向约 50 mm、横向约 40 mm 的区域，仅保留覆盖阴道穹隆的筋膜。经过以上手术操作，受者阴道已经为稍后打开阴道及供受者的阴道端端吻合做好了充分的准备。我们倾向于延迟阴道的开放，直到血管吻合完毕，移植子宫灌注良好。这样，腹腔内无菌环境与阴道（含细菌）之间的开放时间将最短。为了便于在阴道后期开放时定位和识别阴道穹隆，也为了使吻合手术更容易，可以在阴道前、后壁筋膜交界处放置两条固定缝线作为标记。

下一步是确定并在移植子宫四周固定、缝合，以保障子宫的解剖位置，防止移植后子宫脱垂或扭转。我们用不可吸收、单股、丝线（1-0 聚丙烯）将子宫骶韧带、圆韧带和移植子宫左右侧固定于受者盆壁，注意术中圆韧带、骶韧带上的缝线应尽可能位于这些韧带结构的远端，以便在子宫占据骨盆相当大的空间时，仍可被轻松固定。在移植时，始基子宫两侧的固定缝线应与移植子宫宫颈的侧面相连，该解剖位置与宫颈主韧带相似。聚丙烯固定缝线的针应留在线上，以便后期与移植子宫的相应部位固定、缝合。阴道吻合时，骶韧带缝线被拉向腹部切口的头侧，其他缝线被拉向切口的尾侧，以便实现吻合口的充分暴露、固定。

接下来，需要为随后的血管吻合准备双侧髂外血管。髂外动脉和静脉应分别游离出约 5~7 cm。每个血管周围应放置橡胶吊带，以辅助血管吻合术中血管夹紧及吻合手术。

在许多 MRKH 患者中，双侧侧盆壁上通常附着幼稚子宫样组织，与圆韧带相连，虽然它们原本位于正确的解剖位置，但它们会干扰子宫血管从移植物到髂外血管蒂自然、轻微的弯曲状态。因此，为了避免圆韧带对血管的干扰，可以将圆韧带在骨盆外侧基底部切开，然后将其重新固定到更高、更靠外侧的位置。

非 MRKH 受者的子宫移植前手术准备

有两种非 MRKH 患者可能成为子宫移植受者的典型情况：一种是既往切除了子宫的患者；另一种是目前仍未切除子宫，但其将在子宫移植手术的同期进行子宫切除。以往子宫切除术最常见的原因是宫颈癌、产后出血和子宫肌瘤。在宫颈癌手术中需行根治性切除术，其范围包括阴道上端及盆腔淋巴结清扫，因此可能后续会引起淋巴囊肿、盆腔广泛粘连。一般在良性病因的子宫切除术，尤其是类似产后出血紧急子宫切除术，通常行保留宫颈的子宫次全切除术。

在因子宫切除行子宫移植的受者中，解剖基本上与前面提到的 MRKH 患者相似，但会有微小的差异。例如，前次手术后卵巢可能会出现粘连或位置异常，可能会带来盆腔手术区暴露困难等。移植受者如为 MRKH 患者，不需要对类似幼稚子宫进行游离，因此，这类患者更容易实现阴道穹隆的充分暴露。MRKH 患者低位、外侧的阴道穹隆顶端固定缝线通常位于劈开的幼稚子宫的内侧，而子宫切除患者的低位、外侧固定缝线应穿过阴道顶部外侧的纤维组织。在这一步中，重要的是要确保固定缝线不会靠近输尿管。此外，在此类受者阴道切开的同时，也应在离体工作台将切取子宫充分灌注，确保受者阴道切开后，切取子宫可立即置于受者腹腔内，开始子宫移植手术。

对于已行子宫次全切除术的受者，宫颈残端很可能没有任何可用的血管用于随后子宫移植的动、静脉吻合。此外，如果将移植子宫与现有宫颈残端吻合，未来很可能会出现颈管狭窄，从而为胚胎移植带来麻烦。因此，作为手术的一部分，应切除残余宫颈。我们在这方面没有经验，但建议可以像切除 MRKH 患者的幼稚子宫一样切除残留宫颈，然后再在阴道穹隆顶端固定低位、侧向固定标记线。在切除残留宫颈的过程中应注意不要进入阴道，因为阴道应在完成器官再灌注和血管吻合后方可打开。如果移植子宫的宫颈体积过大，可能加大阴道吻合难度或在吻合术后妨碍移植子宫血管祥内的血流，因此在离体工作台的受者准备期，应将宫颈做部分切除，以缩小宫颈。

对于子宫功能完全丧失的患者，例如重度宫腔粘连患者，子宫切除术将作为受者准备的一部分。我们在这方面暂无经验，但建议在子宫切除术中充分游离输尿管下方的子宫动脉、子宫深静脉，以便于后续的血管吻合。这些血管末端可用血管夹钳夹，然后先进行子宫次全切除术而不打开阴道。接下来的步骤将遵循上述子宫次全切除术后子宫移植供者的手术准备。

第18章 供者子宫的修整、灌注与保存

Niclas Kvarnström, Mats Brännström

简 介

子宫移植（UTx）的离体工作台技术是指供者子宫成功切取后，移植入受者体内前在体外准备的过程。离体工作台技术的主要重点是灌注、冷却子宫，将子宫的热缺血状态转变为冷缺血状态，为子宫的成功移植和在受者内的再灌注做好充足准备。具体包括重建用于移植子宫血管吻合的血管网、结扎开放的其余血管、修剪多余的供者组织。虽然子宫是一个能承受数小时冷缺血的器官，但在适当灌注、冷却后，应尽量缩短子宫的离体工作台准备时间。此外，为了控制离体工作台的子宫冷缺血和移植时的热缺血时间，在切取子宫时应注意细致、精准地解剖。切取冗余组织，尤其是吻合血管蒂周围组织，因其将严重妨碍、减缓子宫离体工作台准备工作及血管吻合手术进程。

N. Kvarnström
Department of Transplantation, Sahlgrenska Academy, University of Gothenburg,
Sahlgrenska University Hospital, Gothenburg, Sweden
e-mail:niclas.kvarnstrom@vgregion.se

M. Brännström (✉)
Department of Obstetrics and Gynecology, Sahlgrenska Academy,
University of Gothenburg, Sahlgrenska University Hospital, Gothenburg, Sweden

Stockholm IVF-EUGIN, Stockholm, Sweden
e-mail:mats.brannstrom@obgyn.gu.se

© Springer Nature Switzerland AG 2020
M. Brännström (ed.), *Uterus Transplantation,*
https://doi.org/10.1007/978-3-319-94162-2_18

子宫移植前的离体工作台准备

为减少子宫最初的热缺血时间，在供者切取子宫之前，做好离体工作台准备工作非常重要。为保障子宫从供者切取后可以迅速置入离体无菌工作台，此工作台应置于供者子宫切取的手术间。离体工作台应有一个盛满生理盐水碎冰的大容器、冷冻的器官灌注液、多个不同尺寸的冲洗套管、固定带、4-0~8-0 聚丙烯缝线、血管夹及小血管手术专用器械。根据我们的经验，离体工作台的准备应由两名外科医生（一名移植外科医生、一名妇科医生）和一名有经验的手术护士负责。其中，外科医生应由在供者手术中负责子宫血管切取的医生担任，这样手术医生将非常熟悉切取子宫的具体血管解剖。此外，由于子宫血管纤细，良好的照明也非常重要，如果条件允许，建议同时使用手术室灯和头灯。另外，在修整血管时建议使用放大镜，效果更佳。

子宫移植的离体工作台步骤

供者子宫切取的最后一步是血管夹钳夹、切断子宫动脉和静脉。这些血管通常为双侧髂内动脉的前段、子宫 – 卵巢静脉的近端和双侧髂内静脉。此后迅速将子宫包裹在被冷冻灌注液浸泡的纱布中，转移至盛满冷冻灌注液及冰块的肾盘中。在肾盘中，注意将有膀胱腹膜反折附着的子宫前表面朝上，以便充分暴露髂内动脉末端和子宫动脉。

准备过程中，在肾盘内应避免子宫与冰块直接接触，防止组织冻伤。在血管准备时应充分游离、暴露双侧动脉血管根部，确保血管根部无扭曲。通常，我们用 2~3 cm 绑带标记动脉，以便于子宫移植术中迅速识别定位。肾盘内子宫灌注流程为：每侧各由一名医生负责操作，医生使用 10 mL 手持式注射器连接适合血管末端的套管针，将套管针置入两侧子宫动脉内，将加入利多卡因、肝素的冷冻器官保存液自两侧子宫动脉插管同时灌注子宫。如果套管针无法置入子宫动脉，则不得不进行可能损伤血管内膜的子宫动脉插管。子宫灌注后注意观察静脉血管末端，将看到灌注液自两侧静脉流出。

此时，可将冷冻的器官保存液自连接套管针的输液器从两侧子宫动脉持续灌注，注意观察灌注速度，必要时可对输液袋施压。关于灌注液的选择，首次瑞典活体供者子宫移植（LD UTx）（Brännström et al., 2014）与巴西尸体供者子宫移植（DD UTx）（Ejzenberg et al., 2019）均使用组氨酸－色氨酸－酮戊二酸器官保护保存液。尽管由于子宫血管纤细、血流阻力较大，高黏度的溶液可能难以灌注，但原则上，任何批准用于肾脏移植的器官灌注液均可用于子宫灌注。子宫灌注时，我们通常不对输液袋直接加压，而是通过抬高输液袋高度来调整灌注压力（一般将输液袋抬高至准备台上方 1 m 左右）。子宫灌注速度在开始时可能很低，但随着灌注时间的延长会不断加速。开始时，可能需要对输液袋加压，但在一段时间后，恰当的器官灌注则无须额外施压。为了充分灌注子宫血管，每侧需灌注至少 200 mL 左右。动脉血管修整，我们建议髂内动脉主干可以修剪，但最好不要剪为袖口状，髂内动脉的其余分支全部原位结扎。如果出现子宫灌注不良，则意味着可能需要动脉血管重建，如果只是子宫动脉的吻合口处受损，或者在靠近动脉起始处血管直径不足，动脉重建可能有一定效果。但 2018 年德国团队曾报道了一个病例，虽然施加了非常高的灌注压力，但灌注后子宫静脉端血流仍然非常小（Brucker et al., 2018）。此例最终在离体工作台准备中宣布失败，未进行后续子宫移植。其子宫血管组织病理检查显示，两侧子宫动脉大量血管内膜增生、管腔狭小。

当子宫冷却下来，完全处于冷缺血状态后，需要对吻合静脉做出选择和修剪。如果可能，多保留几条待吻合静脉血管非常重要。当然，这取决于在离体工作台准备过程中静脉血管的质量、长度和灌流速度。

为了评估和判断每一侧的优势静脉，在灌注过程中，可以使用血管夹依次对不同静脉进行夹闭，评估未夹闭静脉血管的功能。建议最好每侧用 1~2 条静脉进行吻合。如果技术可行，最好在离体工作台将 2 条静脉血管重建吻合为 1 条静脉流出道，这样可减少受者体内血管吻合口的数量，减少移植手术时间及术后血栓发生。在准备工作中，由于子宫－卵巢静脉或子宫静脉常常分支多、管壁薄，因此修剪时务必小心，与之相比，相邻的髂内静脉管壁较厚，管径粗，临床使用率更高。

在巴西 DD UTx 试验中，离体工作台准备时间为 1.5 h（Ejzenberg et al., 2019）。在瑞典 LD UTx 的初始 9 例研究（Brännström et al., 2014）中，

平均冷缺血时间为 78 min（54~180 min），而在巴西 DD UTx 中，子宫冷缺血时间为 400 min（Ejzenberg et al.，2019）。其他相关研究中并没有给出其各自冷缺血和离体工作台准备时间。

参考文献

Brännström M, Johannesson L, Dahm-Kähler P, et al. The first clinical uterus transplantation trial: a six months report. Fertil Steril, 2014, 101:1228–1236.

Brucker SY, Brännström M, Taran FA, et al. Selecting living donors for uterus transplantation: lessons learned from two transplantations resulting in menstrual functionality and another attempt, aborted after organ retrieval. Arch Gynecol Obstet, 2018, 297:675–684.

Ejzenberg D, Andraus W, Baratelli Carelli Mendes LR, et al. Livebirth after uterus transplantation from a deceased donor in a recipient with uterine infertility. Lancet, 2019, 392:2697–2704.

第 19 章　子宫移植血管吻合的外科技术

Michael Olausson, Niclas Kvarnström

简　介

　　本章的目的是描述子宫移植中血管吻合的外科技术，以及可能发生的一些并发症。

　　实体器官移植在很大程度上是基于 1900 年早期所描述的血管外科技术，1907 年亚历克西·卡雷尔（Alexis Carrel）发明了许多至今仍在使用的器官移植方法，这项成就使他在 1912 年获得了诺贝尔生理学或医学奖。

　　器官移植手术包括如何为移植器官选择合适的位置，这在很大程度上决定了如何设计吻合口和选择受者血管。

子宫移植的部位

　　移植器官既可异位放置，也可原位放置。异位放置为非解剖位置移植，而原位放置则指解剖位置移植。

　　最典型的异位移植是肾移植，在大多数情况下移植肾位于盆腔腹膜后区域，而非其正常的解剖位置。与将移植肾放置在靠近主动脉、下腔静脉的解剖位置相比，异位移植使受者手术更容易，手术风险更小，且不影响移植肾和受者的存活。在某些情况下，肾移植也可以进行原位移植，例如

M. Olausson (✉) · N. Kvarnström
Department of Transplantation, Sahlgrenska Academy,
University of Gothenburg, Sahlgrenska University Hospital, Gothenburg, Sweden
e-mail:michael.olausson@transplant.gu.se;niclas.kvarnstrom@vgregion.se

© Springer Nature Switzerland AG 2020
M. Brännström (ed.),*Uterus Transplantation*,
https://doi.org/10.1007/978-3-319-94162-2_19

儿童接受来自成人供者的肾，这种情况下，移植肾必须在腹腔内移植，而不是作为标准的腹膜后位置。

原位器官移植的一个例子是标准肝移植。即使在部分肝移植的情况下，通常也选择原位移植。在同时进行肾移植的情况下，肝移植也可能选择异位移植，但这种情况很少见。另一个例子是多器官移植，有时肾脏与多个器官同时移植。

子宫移植（UTx）在既往的前期研究中既有原位移植，也有异位移植，但在非人灵长类动物的研究中选择了原位移植（Johannesson et al.，2013）。在人体中，关于移植位置的选择是基于对非人灵长类动物和人体的解剖研究（Enskog et al.，2010; Johannesson et al.，2012）。确切地说，子宫移植是原位、异位移植的结合。一方面，出于实际原因，子宫放置在盆腔内与阴道吻合，便于未来胚胎移植；另一方面，选用髂外血管进行血管吻合（图 19.1），而不是原位的髂内血管（对手术技术要求更高）。血管吻合的方法主要参照肾移植。

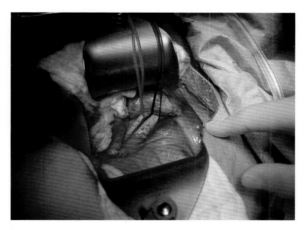

图 19.1　吻合前暴露髂外静脉、动脉（照片：Jiri Fronek, 布拉格 IKEM）

静脉吻合

子宫移植术中移植子宫静脉与两侧髂外静脉吻合。具体术式取决于切取静脉的数量、质量、直径，亦可能在血管吻合前，需要在离体准备台进行待吻合静脉血管的重建。理想状态下，将供者髂内静脉来源的子宫静脉与受者髂外静脉进行端侧吻合（图 19.2）。这是肾移植的标准技术。这种吻合通常选择 6-0 或 7-0 单股丝线，采用经典的连续缝合，然后用血管夹夹闭器官侧，开放髂静脉。

在某些情况下，有多条子宫静脉，此时必须游离出较长的血管段或一段髂内静脉用于子宫静脉血管重建。正如另一章中所指出的，这部分操作相当困难。通常情况下，重建后的静脉质量也不会太高，静脉壁较薄，因此在血管吻合时必须非常小心，谨防撕裂血管，因此需要使用 7-0 或 8-0 的优质缝线。此外，当使用整条髂内血管时，必须注意有无类似 Caggiati

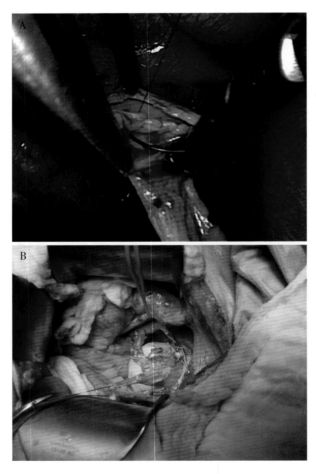

图 19.2　A. 供者子宫静脉与受者髂外静脉端侧静脉吻合（照片：Lennart Wiman，哥德堡）。B. 供者子宫静脉和卵巢－子宫静脉与受者髂外静脉端侧静脉吻合。两条静脉均实施吻合（照片：Jiri Fronek，布拉格 IKEM）

在 2013 年所描述的静脉瓣的存在，以防止静脉瓣影响移植后子宫的静脉血流。

　　另一个挑战是子宫静脉直径较小。在这种情况下，可以使用卵巢 - 子宫静脉的近端部分，既可以在离体工作台完成血管重建后静脉吻合，也可以使用两条单独静脉用于受者血管吻合（图 19.3），或者在子宫静脉不能使用的情况下，将卵巢 - 子宫静脉作为子宫静脉的替代。虽然卵巢 - 子宫静脉的近端部分在卵巢入口之前通常很短，但还是足以在没有张力的情况下完成血管吻合。供者同意摘除一侧或两侧卵巢将有助于血管游离，并获得适当的静脉长度。但必须小心操作，注意不要将该静脉从周围组织中分离出来，因为它经常分为众多侧支静脉的微分支，导致血管壁有微孔，在移植术后抗凝状态导致出血。一般，未分娩女性的卵巢 - 子宫静脉直径可能很小，不适合血管吻合。最好的方法是每边有 2 条静脉，共 4 条静脉供选择，虽然这种术式可避免分离子宫深静脉，大大降低手术难度，但此方法并不适用于所有患者。子宫移植同所有的实体器官移植一样，静脉流出对移植的成功至关重要，静脉阻塞不可避免地会导致血管血栓形成。

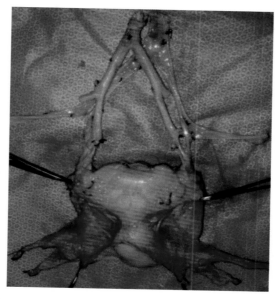

图 19.3　尸体供者的子宫，包括卵巢上静脉、下腔静脉和主动脉导管（照片：Lennart Wiman，哥德堡）

在尸体供者的子宫切取术中，可游离整条卵巢 – 子宫静脉，但理论上在其右侧入下腔静脉和左侧入肾静脉的入口处均易有静脉斑块。因此，这种分离方法也并非完美，一方面，游离血管过长，容易受到来自外部组织牵拉而导致血管扭曲或挤压；另一方面，卵巢静脉通常由多条薄壁细小血管组成，吻合困难。对于子宫深静脉切取，尸体供者相对于活体供者能够提供更好的血管，或者直接切取其髂内静脉段。

动脉吻合

子宫动脉从髂内动脉和闭锁的腹下动脉分支出来。在有关供者手术的章节中指出，这个吻合术式是供者解剖的一个重要里程碑。在移植前，必须仔细评估子宫动脉的情况，因为术前影像学检查并非能完全排除不适合移植的特殊情况，因此，曾有一些病例在子宫移植前宣布失败。通常情况下，切取子宫后在离体操作台进行器官灌注时，在初始阶段灌注缓慢，但在 10~15 min 后，流速会加快。否则，移植器官的动脉可能出现问题。手术后的血管造影可能会进一步诊断，但通常灌注后子宫的颜色应为白色，此外，凭借供者从静脉端流出的血流速度，足以评判动脉系统是否正常。

一个可能发生的问题是子宫动脉与髂内动脉交界处的血管内膜变厚，究其原因可能是动脉的部分闭塞导致这种增厚。子宫动脉梗阻的管腔可以在离体工作台重建修复，但如果是活体供者，通过高质量的术前影像学检查是可能避免的。作为备选血管，可以利用任何一侧髂内动脉的小分支，或者来自其他供者的异体血管移植物。这种异体血管移植物通常在所有大型移植中心都具备，并对移植的结果至关重要。

大多数情况下，移植的子宫动脉为选取髂内动脉的一段或一个分支。这个分支的直径与活体肾移植的肾动脉相当。吻合口通常采用 6-0 或 7-0 单丝线进行连续缝合，并在子宫侧以血管夹夹闭（图 19.4）。

再灌注

根据供、受者手术时间的不同，血管吻合通常需要 1~2 h。在手术过程中，子宫应尽可能保持低温，以避免热缺血损伤。

当两侧动、静脉的4处吻合口全部完成后，先将一侧动、静脉上的血管夹去除，随后立即取下对侧血管夹，子宫立即再灌注（图19.5）。苍白的子宫在灌注后应立即恢复正常颜色，并可观察到阴道口有少量出血。早期应使用流量计、超声多普勒、荧光摄像机（ICG）或热摄像机等设备对早期血流进行评估。

并发症

迄今为止，子宫移植最常见的并发症是动、静脉血管血栓形成

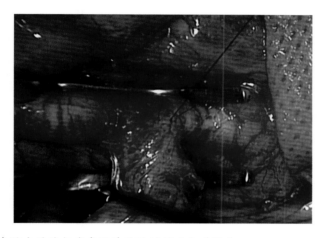

图19.4 供者髂内动脉与受者髂外动脉端端吻合（照片：Lennart Wiman，哥德堡）

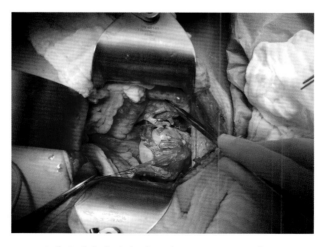

图19.5 再灌注前完成吻合（照片：Jiri Fronek, 布拉格 IKEM）

（Brännström et al.，2014；Testa et al.，2017）。到目前为止，3个大型子宫移植中心（哥德堡、布拉格和达拉斯）都报告了动脉或静脉血栓并发症的发生。

动脉血栓形成的可能原因是动脉硬化或动脉管腔狭小。为了避免使用有动脉硬化的供者器官进行子宫移植手术，术前可以使用计算机体层血管成像（CTA）、磁共振血管成像（MRA）或常规选择性血管造影（DSA）进行筛查。子宫动脉由于管径狭小，血管成像非常困难。哥德堡移植团队正在进行相关研究，以便阐明诊断移植子宫动脉硬化最佳诊断标准，以及这些检查依次执行的顺序。动脉血栓形成的另一个原因是吻合口狭窄。通过使用更细的缝线，结合放大镜或手术显微镜，可以完善、优化此操作，最大限度地减少医源性手术失败。

静脉血栓形成是早期手术失败的另一个原因。其原因常为静脉曲张导致静脉血管质量差，但也可能是由于直径狭小或血管扭转导致静脉血流梗阻。如上所述，这一部分的操作可能是非常具有挑战性的。静脉重建增加了手术复杂性和血栓形成的风险，因此更加强调了术后适当抗凝的必要性。此外，像所有的实体器官移植一样，应该特别强调静脉流出，因为像子宫移植这样的低流量灌注器官中，任何阻塞都会增加血栓形成的风险。

除了血栓，出血也是所有实体器官移植常见的并发症。在美国移植团队的一个病例中也报道了这种情况。早期出血很容易发现，通常不会出现大问题，而晚期出血则难以发现。在另一个病例中，出血是由真菌感染引起的，这是肾脏、胰腺和肝移植中严重的并发症。为了防止这种情况再次发生，现在所有的研究团队都在子宫移植的围手术期管理中加入了真菌感染的预防。

参考文献

Brännström M, Johannesson L, Dahm-Kähler P, et al. First clinical uterus transplantation trial: a six-month report. Fertil Steril, 2014, 101:1228–1236. https://doi.org/10.1016/j.fertnstert.2014.02.024. PMID: 24582522.

Caggiati A. The venous valves of the lower limbs. Phlebolymphology, 2013, 20（2）:87–95.

Carrel A. The surgery of blood vessels. Johns Hopkins Hosp Bull, 1907, 18（190）:18–28.

Enskog A, Johannesson L, Chai DC, et al.Uterus transplantation in the baboon: methodology and long-term function after auto-transplantation. Hum Reprod, 2010, 25:1980–1987. https://doi.

org/10.1093/humrep/deq109. PMID: 20519250.

Johannesson L, Diaz-Garcia C, Leonhardt H,et al.Vascular pedicle lengths after hysterectomy: toward future human uterus transplantation. Obstet Gynecol, 2012, 119:1219–1225. https://doi.org/10.1097/AOG.0b013e318255006f. PMID: 22617587.

Johannesson L, Enskog A, Mölne J, et al. Preclinical report on allogeneic uterus transplantation in non-human primates. Hum Reprod, 2013, 28:189–198. https://doi.org/10.1093/humrep/des381. PMID: 23108346.

Testa G, Koon EC, Johannesson L, et al. Living donor uterus transplantation: a single center's observations and lessons learned from early setbacks to technical success. Am J Transplant, 2017, 17（11）:2901–2910. https://doi.org/10.1111/AJT.14326.

第 20 章　子宫移植术中移植子宫的固定

Mats Brännström，Pernilla Dahm-Kähler

简　介

　　子宫位于盆腔中央，由 4 对韧带固定并保持其正常解剖位置。这 4 对韧带和盆底肌共同作用，以防止子宫脱垂进入阴道，并从阴道口脱出。在 2000 年进行的全球首例人体子宫移植（UTx）中，受者在移植术后 3 个月发生子宫脱垂，子宫动、静脉血栓，子宫部分坏死（Fageeh et al.，2002）。基于此，作者及手术医生推测，子宫脱垂导致子宫血管弯曲，继发血流改变，血管内膜受损，最终导致血栓形成。此例子宫移植手术除了血管吻合及宫颈与阴道穹隆吻合外，无任何其他固定。基于此次失败的经历，作者建议在后续子宫移植手术中必须将移植子宫与腹壁固定，以防止子宫脱垂导致移植失败（Fageeh et al.，2002）。2013 年，我们在瑞典进行了首批活体供者子宫移植（LD UTx）试验（Brännström et al.，2014），与沙特阿拉伯首例子宫移植相比，我们使用了更广泛的子宫固定方法（Fageeh et al.，2002）。因此，在此后 7 例成功子宫移植患者随访的 2~5 年中，均未发现任何子宫脱垂的迹象。这项子宫固定技术在现在的

M. Brännström (✉)
Department of Obstetrics and Gynecology, Sahlgrenska Academy,
University of Gothenburg, Sahlgrenska University Hospital, Gothenburg, Sweden

Stockholm IVF-EUGIN, Stockholm, Sweden
e-mail:mats.brannstrom@obgyn.gu.se

P. Dahm-Kähler
Stockholm IVF-EUGIN, Stockholm, Sweden
e-mail:pernilla.dahm-kahler@vgregion.se

© Springer Nature Switzerland AG 2020
M. Brännström (ed.), *Uterus Transplantation,*
https://doi.org/10.1007/978–3–319–94162–2_20

机器人辅助子宫移植试验中仍然沿用，我们将在后续做出更详细的描述。

子宫的正常结构支撑

子宫由 4 对韧带结构维持其在盆腔的正常位置。阔韧带实质是覆盖子宫前后壁的腹膜，覆盖了子宫的各个方面，但在子宫后壁最突出。阔韧带的系膜部分包裹着髂血管、子宫血管、输尿管和圆韧带。

圆韧带是胚胎引带的残余部分，起源于子宫角，通过腹股沟管，止于大阴唇上部。它是大多数剖腹手术或微创手术的重要解剖标志。在先天性子宫阴道缺如（MRKH）患者中也存在圆韧带，这些患者正是子宫移植的主要群体。即使是子宫切除术后的患者，仍然可以在腹壁外侧、近腹股沟韧带处寻找圆韧带的痕迹。

主韧带也被称为宫颈横韧带，它并非像明显的韧带那样突出，而是位于宫颈外侧和盆腔侧壁之间，由致密的富含胶原的细胞外基质组成。

骶韧带也称为宫颈骶韧带，它们是两种不同的韧带，分别位于直肠的两侧，连接着宫颈的侧面和骶骨的侧面。宫颈骶韧带在 MRKH 患者中也存在，但在子宫切除术后的患者中很难辨认。

移植子宫固定术

在供者切取手术时，就必须设计如何将切取子宫固定在受者体内，这一点非常重要。因此，切取供者子宫时，应尽可能保留、切取更多的膀胱腹膜反折。此外，还应保留长约 3~4 cm 的圆韧带、骶韧带，这些韧带的末端应用缝线标出，以便在移植时容易识别。受者的盆腔也应在子宫移植前做好术前准备，在圆韧带、骶韧带、主韧带、始基子宫处放置不可吸收的固定缝线。当将移植子宫置于受者盆腔内准备血管吻合手术时，受者骶韧带固定缝线应放置在腹部切口头侧，其余 4 条韧带固定缝线置于腹部切口耻骨尾侧上方。

移植的第一步是血管吻合，通常在髂外血管上至少有 4 处端侧吻合。当完成血流重建、子宫再灌注后，再吻合供者子宫阴道穹隆与受者阴道吻合口，以便尽早缝合阴道，以减少细菌污染。在这一阶段，注意尽量避免子宫的移动和扭转，防止对已完成的精细的移植子宫血流重建产生不良影响。

固定程序首先可以从韧带固定开始。使用之前放置在受者韧带上的不可吸收缝线，将受者骶韧带与移植子宫骶韧带固定、连接在一起。注意，在这个过程中，子宫必须轻微向前倾斜，以充分显露直肠阴道窝。

其次，缝合、固定主韧带。供者主韧带的不可吸收缝线可固定于有子宫切除史患者的宫颈旁组织，或 MRKH 患者始基子宫处。我们将这些不可吸收缝线固定到子宫的阴道边缘、受者阴道吻合线的上方，而不是子宫颈，以避免干扰血液流向子宫颈。

第三，固定圆韧带。这个手术很简单，无须移动子宫。

最后，我们将移植子宫的膀胱腹膜反折缝合在受者膀胱的顶部。当拉伸时，游离供者膀胱腹膜大约有 4~5 cm 宽，从一侧圆韧带缝合到对侧圆韧带。在靠近子宫颈处对膀胱腹膜反折固定缝合 3~4 针，注意缝线只穿过受者的浅层膀胱腹膜。将膀胱腹膜边缘缝合于膀胱顶上部，使膀胱腹膜瓣覆盖于膀胱顶部。这种腹膜缝合方式不仅对固定子宫很重要，而且可以防止肠疝进入移植子宫与膀胱之间的空隙。

目前这种移植子宫固定的方法仍相当烦琐，在未来有望会被进一步修改、简化。

参考文献

Brännström M, Johannesson L, Dahm-Kahler P, et al. First clinical uterus transplantation trial: a six-month report. Fertil Steril, 2014, 101:1228–1236.

Fageeh W, Raffa H, Jabbad H, et al.Transplantation of the human uterus. Int J Gynaecol Obstet, 2002, 76:245–251.

第 21 章　子宫移植排斥反应的免疫抑制治疗：目前的实践与未来潜力

Matthew H. H. Young, Dawn Truong, Jana Ekberg, Stefan G. Tullius

简　介

目前子宫移植（UTx）免疫抑制的原则主要基于实体器官移植（SOT）的经验，但作为一种挑战和机遇，我们必须思考和建立子宫移植特有的免疫调控策略（McKay et al.，2006；Webster et al.，2017）。前期研究已通过子宫移植动物模型获得了一些经验（Castellón et al.，2017），我们将从以下 3 个方面进行回顾：①目前使用的免疫抑制药物；②子宫移植免疫调控中免疫诱导、维持和免疫排斥治疗最新的免疫抑制方案；③妊娠期间的免疫调控。

免疫抑制治疗通常是一种维持性治疗，包括围手术期二联或三联免疫

M. H. H. Young
Christiana Care Health System, Newark, DE, USA
e-mail:Matthew.H.Young@ChristianaCare.org

D. Truong
Harvard University, Cambridge, MA, USA
e-mail:dawn.truong@umassmed.edu

J. Ekberg
Department of Transplantation, Sahlgrenska Academy at the University of Gothenburg, Göteborg, Sweden
e-mail:jana.ekberg@vgregion.se

S. G. Tullius (✉)
Division of Transplant Surgery and Transplantation Surgery, Research Laboratory, Brigham and Women's Hospital, Harvard Medical School, Boston, MA, USA
e-mail:stullius@bwh.harvard.edu

© Springer Nature Switzerland AG 2020
M. Brännström (ed.), *Uterus Transplantation,*
https://doi.org/10.1007/978-3-319-94162-2_21

诱导。与之不同，免疫排斥治疗则多是一种基于临床症状或组织学证据的短期治疗。

诱导免疫抑制

在移植手术术前、术中及术后短期内均需要给予患者免疫诱导治疗，以改善同种异体移植物识别后引起的同种异体免疫反应。免疫抑制诱导通常包括单克隆或多克隆抗体和大剂量的类固醇（McKay et al.，2006）。诱导剂被用于大多数实体器官移植的免疫抑制方案中，以便后期停用糖皮质激素、降低免疫抑制剂维持剂量，从而最大限度地减少药物不良反应（McKeage et al.，2010）。

抗胸腺细胞球蛋白（ATG）由纯化的多克隆免疫球蛋白组成，这些多克隆免疫球蛋白是从人胸腺细胞或 T 细胞系免疫的兔或马的血清中分离而得（Mohty，2007）。这种 ATG 不仅靶向多种淋巴细胞表面的蛋白质（包括 CD2、CD3、CD4、CD8、CD11a、CD18、CD25、CD44、CD45、HLA-DR、HLA Ⅰ类重链和 β_2 微球蛋白等标记物），而且靶向其他细胞类型（粒细胞、血小板、骨髓细胞）。它还可以改善机体对 B 细胞、NK 细胞和树突状细胞的反应。T 细胞耗竭是由 T 细胞激活引起的补体依赖的细胞裂解或细胞凋亡。虽然 ATG 如何发挥其免疫抑制作用的基本原理已被描述，但仍需要从许多机制方面进一步研究、定义（Gaber et al.，2010）。

实体器官移植再灌注前 ATG 的常用剂量为 1.5 mg/kg 静脉滴注，1 次 / 天，连续 4~7 d，可采用高流量或外周静脉滴注。然而，目前已发表的子宫移植研究中，在 ATG 给药剂量和时间上却存在很大的差异（表21.1）。使用时，患者需要监测是否出现低血压、心动过速、肺水肿等相关临床症状的细胞因子释放综合征。此外，白细胞计数（WBC）和血小板在用药过程中可迅速下降，通常需要在治疗期间每天监测。极少情况下，患者可出现血清病，一般在最后一剂使用后 1~3 周出现症状，包括间歇性发热、多关节痛和急性肾衰竭。

表 21.1　子宫移植中使用的免疫抑制方案

参考文献	诱导方案	维持方案	免疫排斥治疗方案	实验室检测
Akar et al., 2013	ATG 2.0 mg/kg（dL·d），连续 10 d；泼尼松龙 1 mg	Tac 0.2 mg/kg，MMF 2 g/d，泼尼松龙 20 mg，用于前 12 个月。术后 12 个月停用 MMF，用 AZA 替代； 胚胎移植期间：泼尼松龙 10 mg/d，AZA 50 mg/d，Tac 3 mg/d	调整泼尼松龙和 AZA 的剂量	全血细胞计数、转氨酶、肌酐、血尿素氮
Brännström et al., 2014	ATG 2.5 mg/kg（第 0 天和第 1 天）；术前 MMF 1g；子宫灌注前甲强龙 500 mg	Tac 2 次/天（从第 0 天开始，前 6 个月平均血药浓度为 10 ng/mL，妊娠期血药浓度为 8.5 ng/mL）； MMF 2 次/天；从第 0 天起；MPA AUC［目标 40~60 mg/（L·h）］；如果出现多次排斥反应，7~9 个月停用或使用 AZA 替代［2mg/（kg·d）］； 泼尼松龙手术当天 5 mg，1 次/天；术后最初 4 d（术后 1~4 d），2 次/天； 妊娠期：Tac 平均最低血药浓度为 6 ng/mL；根据药物不良反应决定是否使用 AZA（1~2mg/kg）；泼尼松龙 5mg，1次/天	口服泼尼松龙 4 周的递减治疗； 轻度排斥反应：静脉注射甲强龙 500 mg，3 d；随后口服泼尼松龙 10 mg，2 次/天，4~5 周后逐渐减量。然后同时使用 AZA + 泼尼松龙（如无排斥反应则继续 Tac 单药治疗。如果反复出现或未完全消除排斥反应，Tac 增加 30%，泼尼松龙维持 5 mg/d； 激素抵抗性排斥反应：ATG 6 mg/kg（累积剂量）	Tac 最低血药浓度、MPA AUC、全血细胞计数、肌酐、转氨酶、血糖、C 反应蛋白、尿蛋白、蛋白/肌酐比值

参考文献	免疫抑制方案		免疫排斥治疗方案	实验室检测
	诱导方案	维持方案		
瑞典正在进行的机器人辅助子宫移植试验	再灌注前 MP 500 mg, BSX 20 mg（第 0 天）; BSX 20 mg（第 4 天）	Tac 2 次/天, 第 0 天开始, 最低血药浓度 10 ng/mL（第 1 个月）, 8 ng/mL（第 2~3 个月）, 此后 5~7 ng/mL。第 2 个月改为 1 次/天; AZA 2 mg/（kg·d）, 从第 0 天开始; 泼尼松龙第 1 天 80mg, 逐渐减量, 第 6 天停用	临界性排斥反应：不治疗; 复发临界性排斥反应/轻度排斥反应：泼尼松龙 10 mg, 2 次/天, 使用 2 周（如果 2 个月内症状减轻或消除）; 中度排斥反应：氢化可的松静脉注射 3 d, 剂量分别为 500 mg、250 mg、250 mg; 严重/激素抵抗性排斥反应：ATG 6 mg/kg（总剂量）; 复发性排斥反应：以上药物加口服泼尼松龙 5 mg	同上

续表

参考文献	免疫抑制方案		免疫排斥治疗方案	实验室检测
	诱导方案	维持方案		
Testa et al., 2017	ATC 1.5 mg/kg 静脉注射，每 2 天注射 1 次，共 3 次	Tac 口服 0.2 mg/（kg·d），初始最低血药浓度 7~12 ng/mL； MMF（720 mg，口服，2 次/天）； 类固醇在术后 49 d 后逐渐减量	轻微至中度排斥反应：类固醇和增加 Tac 剂量； 严重排斥反应：ATG 和类固醇如有必要，重复 ATG 治疗	全血细胞计数与水平鉴别，Tac 水平血液化学分析，和磷水平，转氨酶，CMV-DNA，镁
Flyckt（克利夫兰所修通讯作者）	在第 0，2 和 4 天 ATG 1.5 mg/kg 静脉注射；根据血小板减少情况调整剂量 围手术期静脉注射 MP 1000 mg	Tac 口服，起始剂量为 1~2 mg，2 次/天。将血药浓度控制在 7~11 ng/mL； 基于类固醇维持治疗的递减给药方法（3 周至 6 个月）MMF 术后口服 1000 mg/12 h； 如果 CNI 不耐受，可用 mTOR 抑制剂替代：西罗莫司（负荷剂量为 5 mg×1，维持剂量为 1~2 mg/d）或依维莫司（1~2 mg，2 次/天）； 维持最低血药浓度为 7~10		

ATG: 抗胸腺细胞球蛋白；Tac: 他克莫司；MMF: 霉酚酸酯；霉酚酸酯；AZA: 硫唑嘌呤；MPA: 霉酚酸；AUC: 曲线下面积；MP: 甲泼尼龙；BSX: 巴利昔单抗；CNI: 钙调磷酸酶抑制剂

巴利昔单抗是一种人源化嵌合的 IgG 单克隆抗体，在活化的 T 细胞表面可选择性地结合到白细胞介素 2 受者（IL-2R;CD25），从而抑制 IL-2 介导的 T 淋巴细胞的活化和增殖（Chapman et al.，2003）。巴利昔单抗用于成人的常规剂量为围手术期给药 20 mg，在移植后第 4 天再次给药（McKeage et al.，2010）。虽然在标准风险患者中，巴利昔单抗具有与 ATG 相当的免疫抑制效果（Thomusch et al.，2016），但在免疫高危患者中效果较弱。巴利昔单抗目前已用于瑞典哥德堡大学机器人辅助活体供者子宫移植（LD UTx）研究，目前在 2017—2018 年间已完成 6 例手术。

与阿仑单抗诱导相比，巴利昔单抗与更频繁的活检证实的急性排斥反应有关。研究发现，巴利昔单抗与安慰剂一样可使患者产生药物耐受，与 ATG 相比，药物不良反应更小。

阿仑单抗是一种人源化的抗 CD52 单克隆抗体，与 CD52 结合，触发抗体依赖的 T 和 B 淋巴细胞的溶解。尽管对于阿仑单抗的标准剂量方案没有共识，但移植手术当日剂量为 20~30 mg，术后第 1 天或第 4 天再次注射已被证明有效（Gabardi et al.，2011）。虽然一项 meta 分析表明，阿仑单抗与 ATG 在疗效或安全性方面没有统计学差异（Zheng et al.，2017），但个例研究发现，与 IL-2R 抗体相比，阿仑单抗降低了活检结果显示的急性排斥反应的风险，其免疫抑制效果与 ATG 治疗效果相当（Morgan et al.，2012），特别是在低风险患者中（Zhang et al.，2012）。目前，还没有阿仑单抗用于子宫移植的相关临床研究。

维持免疫抑制

钙调神经磷酸酶抑制剂

环孢素（CyA）和他克莫司（Tac）是用于移植免疫抑制的两种主要钙调磷酸酶抑制剂。近期大量临床研究表明，Tac 具有较强的免疫抑制潜能，更适用于实体器官移植（European FK506 Multicentre Liver Study Group，1994；Johnson et al.，2000；The U.S. Multicenter FK506 Liver Study Group，1994；Ahsan et al.，2001；Ekberg et al.，2007）。Tac 也是子宫移植首选的免疫抑制维持药物（表 21.1）。Tac 是一种从土壤真菌中提取的大环内酯（Kino et al.，1987），可抑制 T 淋巴细胞激活、增殖

及 T 辅助细胞依赖性 B 细胞反应。患者应在最后一次摄入药物后 12 h 测量全血最低浓度，有效治疗浓度为 8~12 ng/mL。Tac 的不良反应包括肾毒性、震颤、中枢神经系统紊乱、脱发和高血糖。目前尚不完全清楚 Tac 是否会影响宫内胎儿发育，但目前认为该药在妊娠期、哺乳期使用是安全的（Webster et al.，2017）。

最近，缓释型 Tac 和新型缓释 Tac 已被批准临床使用，给药频率是 1 次 / 天。研究表明，提高药物水平的持续性（Gerken et al.，2011；Doeschet al.，2013）和更低的受试者体内药物水平的变异性，能够提高患者和移植器官的存活率。缓释制剂 Tac 和普通 Tac 具有相似的吸收、分布、代谢和排泄特性，但缓释制剂的作用机制与降低药物最大浓度、延迟到达最大浓度作用时间密切相关。

因此，基于治疗窗窄的药物应有更严格的标准，速释制剂和缓释制剂存在生物不等效性等原因，如果将 2 次 / 天的普通方案转换为 1 次 / 天的缓释方案，患者需要适当调整 Tac 剂量（Staatz et al.，2015）。值得注意的是，基于 Tac 使用后病理活检几乎未发现免疫排斥（包括子宫移植），Tac 已经作为一种单一免疫抑制方案，被纳入子宫移植治疗方案中。

值得注意的是，哥德堡团队在胚胎移植（ET）之前，宫颈活检显示无排斥反应，改用 Tac 单药免疫维持治疗。在另外一些经常出现排斥反应的病例中，将霉酚酸酯（MMF）替换为硫唑嘌呤（AZA）（表 21.1）。同样，在中国机器人辅助 LD UTx 病例中，维持免疫抑制最初为 Tac、MMF 和类固醇，在 ET 之前缩减为 Tac 单药治疗，以避免 MMF 引起的潜在胎儿畸形（Wei et al.，2017）。

抗细胞增殖药物

霉酚酸（MPA）选择性抑制 T、B 淋巴细胞的核苷酸合成途径，常在 ET 之前用于子宫移植受者。这种抗增殖剂有两种变体：霉酚酸酯（MMF; 商品名称为 CellCept）和肠溶霉酚酸钠（EC-MPS; 商品名称为 Myfortic）。理想情况下，MPA 在移植前开始给药（表 21.1）。MMF 口服 1 g，EC-MPS 口服 720 mg，2 次 / 天。首次给药时间最好在移植前一天晚上，另外，在移植当天早晨给予 720 mg。MMF 在肝脏中被水解为 MPA

的活性代谢物，而 EC-MPS 外裹一层在 pH>5 条件下方可溶解的肠衣，支持小肠吸收。MPA 的主要不良反应包括胃肠道紊乱和骨髓抑制，剂量可改为 3 次 / 天，以减少胃肠道不良反应。美国食品药品监督管理局（FDA）已发布了关于妊娠期间服用会导致妊娠早期流产、先天性畸形风险增加的黑框警告。在 ET 前，MPA 必须在妊娠前至少 6 周改为 AZA，以避免子宫移植后受者后代可能发生的出生缺陷（Webster et al.，2017）。

AZA 是停用 MPA 后首选的抗代谢药物，其作用机制包括抑制嘌呤核苷酸的合成。由于胎儿缺乏将 AZA 转化为其活性代谢物所必需的酶，因此对其在妊娠期使用的关注较少（Le Ray et al.，2004; Webster et al.，2017）。需要注意的是，子宫移植研究领域迅猛发展。免疫抑制治疗将会受到子宫移植与 ET 之间时间间隔缩短的影响。与首次 ET 之间的常规间隔为 12 个月，目前有一些研究中心已将其缩短至 6 个月。最近，AZA 取代 MMF，联合 Tac 成为子宫移植后双重维持免疫抑制治疗的一种新选择。与 Tac 单药治疗相比，这种联合治疗可减少 Tac 肾毒性，并为更早开展子宫移植后首次 ET 创造时间窗。

mTOR 抑制剂

哺乳动物的西罗莫司（mTOR）抑制剂作用靶点，如西罗莫司和依维莫司，是具有免疫抑制和抗增殖特性的抗真菌药物。mTOR 抑制剂可用于治疗结节性硬化症、银屑病和恶性肿瘤，同时具有抗衰老特性，并对神经退行性疾病、肺和代谢性疾病均有缓解作用（Li et al.，2014）。

多项试验已经评估了 mTOR 抑制剂在器官移植受者中的应用。当钙调神经磷酸酶抑制剂被 mTOR 抑制剂替代后，移植术后 1 年内骨髓抑制、血脂异常、感染和急性排斥反应的风险增加（MacDonald，2001；Webster，et al.，2006；Lim et al.，2014）。由于西罗莫司的致畸性和妊娠禁忌，应在 ET 前至少 12 周停用，并改用 Tac（EBPG Expert Group on Renal Transplantation，2002）。

共刺激阻滞剂

贝拉西普是一种共刺激阻断剂，一些研究证明其作为一种基于 CyA 的免疫抑制剂，可以有效地预防实体器官移植后的急性排斥反应（Vincenti et al., 2017）。此外，鉴于贝拉西普是一种无钙调磷酸酶的免疫抑制剂，它有望在没有肾毒性不良反应的情况下长期维持移植器官功能（>10 年）（Vincenti et al., 2005）。但有研究显示，与 Tac、MMF 相比，贝拉西普会增加实体器官移植受者急性排斥反应、移植失败和患者死亡风险（图 21.1，图 21.2）。在妊娠期女性实体器官移植中使用贝拉西普的效果尚不清楚（Kirk et al., 2014;Vincenti et al., 2017）。

糖皮质激素

作为子宫移植免疫诱导治疗的一部分，高剂量的类固醇应用于围手术期。理想状态下，一旦钙调磷酸酶抑制剂水平达到有效治疗范围，类固醇应迅速减量。类固醇的短期和长期不良反应包括高血糖、心理障碍（焦虑、抑郁、幻觉、妄想）、高血压、高胆固醇血症和骨代谢增加，导致骨质减少、骨质疏松症。尽管有报道显示类固醇对新生儿肾上腺有抑制作用（Webster

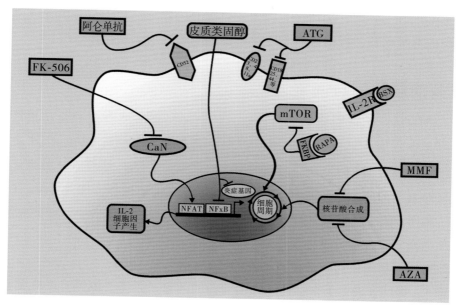

图 21.1　细胞水平的免疫抑制。FK-506：他克莫司；ATG：抗胸腺细胞球蛋白；MMF：霉酚酸酯；FKBP：FK-506 结合蛋白；RAPA：西罗莫司；mTOR：西罗莫司的作用靶点；AZA：硫唑嘌呤；BSX：巴利昔单抗；CaN：钙调磷酸酶；IL-2：白介素 -2；NFAT：激活 T 细胞的核因子；NFxB：转录调节因子（图片来源：Michelle Long，哈佛大学）

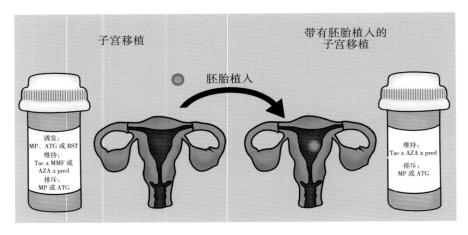

图 21.2　胚胎移植前后的免疫抑制剂——基于目前经验。ATG：抗胸腺细胞球蛋白；AZA：硫唑嘌呤；BSX：巴利昔单抗；MP：甲泼尼龙；Tac：他克莫司；pred：泼尼松（图片来源：Michelle Long，哈佛大学）

et al.，2017），但由于该药物主要由胎盘代谢，因此对胎儿的不良反应很少（Webster et al.，2017）。因此，类固醇仍然是治疗子宫移植免疫排斥反应的首选用药，根据排斥反应的严重程度选取口服或静脉给药。

用药剂量监测与调整

由于孕期体重增加和胎盘代谢，钙调神经磷酸酶抑制剂血药浓度会出现波动，因此必须密切监测，以保持有效血药浓度（Webster et al.，2017）。最近两项关于妊娠期使用 Tac 的研究建议大幅增加钙调神经磷酸酶抑制剂的剂量，以维持妊娠期的目标最低药物浓度水平（Aktürk et al.，2015；Kim et al.，2015）。然而，也有一些研究建议，无论在妊娠前，还是妊娠期间，都给予患者稳定剂量的钙调磷酸酶抑制剂，而不考虑钙调磷酸酶抑制剂的血药水平是否下降（Kainz et al.，2000；Normand et al.，2017）。因此，关于子宫移植妊娠期间药物剂量是否需要调整及怎样调整，应密切结合患者的临床表现，有待进一步临床多中心研究。

感染预防

预防性抗生素的选择应考虑移植部位的常住菌群，以及已知引起伤口感染的流行菌群和特定医疗机构的抗生素敏感性（Soave，2001）。术后，肺孢子菌肺炎（PCP）、巨细胞病毒（CMV）和真菌感染，特别是白念珠菌感染尤其值得关注，应针对这些感染进行预防。预防性使用甲氧苄磺胺甲恶唑（TMP-SMX）几乎消除了 PCP，因此，建议所有 SOT 受者在移植术后 6 个月服用（Soave，2001）。CMV 的预防可以通过阿昔洛韦、更昔洛韦或伐昔洛韦实现，与安慰剂或不治疗相比，这些药物均显著降低了 CMV 感染的风险。直接比较发现，更昔洛韦比阿昔洛韦更有效，而缬更昔洛韦和静脉注射更昔洛韦与口服更昔洛韦在 CMV 高风险群体（CMV 阳性受者、CMV 阴性受者 /CMV 阳性供者）中同样有效（Hodson et al.，2005）。在瑞典哥德堡大学的子宫移植研究中，当受者 CMV 阳性时，给予缬更昔洛韦 450 mg/d，口服 3 个月。当供者 CMV 阳性 / 受者阴性时，口服 6 个月。如果供者、受者都是 CMV 阴性，则无须预防性用药（Brannstrom et al.，2014）。

免疫抑制使某些感染很容易发生。子宫移植供者在术前应检测高危人乳头瘤病毒（HPV）。此外，瑞典哥德堡研究团队定期对子宫移植受者进行宫颈细菌涂片，并使用短期阴道抗生素治疗非阴道细菌定植（Brännström，2015）。

考虑到子宫移植后真菌感染的高发生率和相关发病率，抗真菌预防是合理的。美国第一例尸体供者子宫移植（DD UTx），受者发生了严重的念珠菌感染，累及子宫脉管系统，最终破坏了子宫动脉吻合口，并在子宫移植术后 2 周被迫切除移植子宫（Flyckt et al.，2016）。在实体器官移植患者中，米卡芬净 50 mg/d 或氟康唑 400 mg/d 被建议作为围手术期念珠菌预防的标准治疗方案（Bow et al.，2010；Silveira et al.，2013）。

胎儿相关风险

所有免疫抑制剂均可通过胎盘屏障（Webster et al.，2017），并根据药物致畸潜力进行分类。表 21.2 和表 21.3 列出了 FDA 对妊娠期免疫抑制剂安全性的分类。

表 21.2　FDA 类别定义

妊娠分级	含义
A	对孕妇进行充分严格的对照研究，未能证明在妊娠的前 3 个月对胎儿有风险（也没有证据表明在妊娠后 3 个月有风险）
B	动物繁殖研究未能证明对胎儿有危险； 没有对孕妇进行充分和良好控制的对照研究
C	动物繁殖研究表明对胎儿有不良影响； 还没有足够的、控制良好的人体研究； 尽管存在潜在风险，对孕妇使用该药的获益是可以接受的
D	根据调查或市场经验或人类研究的不良反应数据，有人类胎儿有风险的积极证据； 尽管存在潜在风险（例如，在危及生命的情况或严重疾病需要该药物，而安全药物不能使用或无效的情况下），但孕妇使用该药物的潜在获益是可以接受的
X	对动物或人类的研究表明存在胎儿畸形风险； 根据调查或市场经验的不良反应报告，有直接证据表明对胎儿有害； 孕妇使用该药物的弊大于利（例如，可使用更安全的药物或其他形式的治疗）

免疫排斥治疗面临的风险与挑战

瑞典哥德堡团队借助经阴道宫颈活检来检测早期免疫排斥反应，并基于病理组织学表现进行分级（Mölne et al.，2017）。术后 1 周、2 周和 4 周进行常规活检，之后每月进行 1 次活检，或存在其他原因时增加活检。基于此，瑞典哥德堡团队的第一批子宫移植患者，大都出现某种程度的免疫排斥反应。轻微排斥反应无须使用类固醇类药物。除 1 例患者外，所有患者均出现急性排斥反应（≥ 1 级 / 轻度），这些发作均采用短期类固醇或增加口服泼尼松龙治疗有效控制。2 例患者在妊娠期间出现急性排斥反应，这些症状在使用类固醇治疗后得到缓解。一种类固醇抵抗性排斥反应成功地通过短期 ATG 治疗。鉴于组织学排斥反应的累积发生率，大多数患者（5/7）继续接受增强维持、低剂量三联治疗（Tac+AZA+ 类固醇）。然而，通过病理组织学进行免疫排斥诊断的临床意义仍有待进一步研究。值得注意的是，截至目前，瑞典团队无患者因免疫排斥反应导致子宫移植

表 21.3　妊娠期免疫抑制剂的 FDA 安全性分类

免疫抑制药物	FDA 分级
钙调磷酸酶抑制剂（CNI）	
他克莫司（Prograf）	C
环孢菌素（Neoral, Sandimmune, Gengraf）	C
抗增殖剂	
霉酚酸酯（CellCept, Myfortic）	D
咪唑嘌呤（Imuran）	D
西罗莫司（Rapamune）	C
来氟米特（Arava）	X
类固醇	
泼尼松	D
抗排斥药物	
甲泼尼龙	C
莫罗单抗 –CD3（Orthoclone OKT3）	C
抗胸腺细胞球蛋白（Thymoglobulin, ATGAM）	C
抗胸腺细胞球蛋白，抗淋巴细胞球蛋白（ATGAM, ATG）	C
阿仑单抗（Campath–1H）	C
巴利昔单抗（Simulect）	B

FDA 之前提供了妊娠期药物使用的风险评估（https://www.gpo.gov/fdsys/pkg/CFR–2004–title21–vol4/pdf/CFR–2004–title21–vol4–sec201–57.pdf）（从 2015 年 6 月起，FDA 不再使用字母类别，并要求将其从所有产品标签中移除（https://s3.amazonaws.com/public–inspection.federalregister.gov/2014–28241.pdf）

失败，并且目前为止所有出生的婴儿健康状况良好。

　　抗体介导的免疫排斥反应（ABMR）仍然是维持同种异体移植器官长期功能的一项障碍。急性、慢性 ABMR 的特征是组织损伤，抗体、血管内皮相互作用，血清学供者 HLA 分子（＋）。这两种疾病均治疗困难，预后较差。目前尚无关于 ABMR 治疗的共识指南。对于急性 ABMR 病例，单克隆抗体、血浆置换、MMF、Tac 和类固醇的联合应用已被证实可以改善治疗效果。ATG 诱导治疗已被证明可以减少新生供者特异性抗体的产生，抑制 B 细胞激活，并提高 1 年异体移植存活率。理想情况下，ABMR 疗法可以去除现有的抗体并抑制它们的再形成。一些非对照或对照的非随机研究支持利妥昔单抗、硼替佐米、血浆置换和丙种球蛋白（IVIG）治疗。依库珠单抗也被用于治疗 ABMR，但暂无随机对照研究证明该药物的疗效。如果没有强有力的证据支持特定的疗法，肾脏疾病工作组下改善全球移植预后工作组建议使用皮质类固醇、血浆置换、IVIG、抗 CD20 抗体和淋巴细胞清除性抗体，单独或联合使用治疗 ABMR（Djamali et al.，2014）。值得注意的是，由于利妥昔单抗导致胎儿 B 细胞衰竭，使用利妥昔单抗可能存在禁忌证，特别是在妊娠中期和晚期（Østensen et al.，2008）。但也有学者认为妊娠期间使用利妥昔单抗和埃库利珠单抗是安全的，即便这两种药物都可以通过胎盘屏障（Ton et al.，2011）。尽管可能与子宫移植无关，但慢性 ABMR 是晚期同种异体移植失败的主要原因，而标准免疫抑制治疗方案（CNI、MMF 和泼尼松）联合利妥昔单抗已被证明可以提高移植物存活率。然而，鉴于 ABMR 诊断时组织损伤的严重程度和疾病进展，免疫抑制治疗往往失败。

停止免疫抑制治疗

与实体器官移植和其他复合组织移植相比，子宫移植是第一个也是唯一一个暂时性器官移植，因此，免疫抑制剂暴露时间仅为几年，因此，可有效降低免疫抑制剂长期使用的不良反应风险，如肾毒性、糖尿病、高血压、恶性肿瘤（Brännström，2017）。

从理论上讲，免疫抑制疗法的不良反应与机体免疫抑制负荷有关。鉴于器官移植后受者预期寿命增加，必须考虑长期免疫抑制的不良反应和停药的可能性。对于实体器官移植术后的长期免疫抑制治疗，曾尝试替代、减少免疫抑制药物，以减少抑制代谢性疾病、心血管疾病、肾损伤和其他长期并发症。在实体器官移植中，低剂量 CNI 联合 MMF 方案可以减少 MMF 和 CNI 诱导的肾毒性相关的不良反应。也有证据表明，在实体器官移植后至少 6 个月 CNI 逐渐减少，同时引入 MMF，可以有效降低移植排斥的风险。至少在理论上，可以选择无 CNI 免疫抑制方案，或在移植后 1 个月内停用 CNI。然而，由于急性和慢性排斥反应的风险增加，不建议完全停止 CNI。目前在减少子宫移植后免疫抑制剂使用方面尚没有足够的临床经验。

联合治疗虽然有效，但需要监测药物间的相互作用，特别是 CNI 和氨基糖苷类、非甾体抗炎药物、血管紧张素转换酶抑制剂、血管紧张素受者拮抗剂和（或）两性霉素之间的相互作用。目前的临床研究表明，同时给予 CNI 和 mTOR 抑制剂可加重肾毒性；Tac 和西罗莫司的联合使用可允许减少 CNI（Undre，2003；Shipkova et al.，2005；Wilkinson et al.，2005；Creput et al.，2007；Karie-Guigues et al.，2009；Beckebaum et al.，2011）。

未来发展方向

目前有许多关于有关胎儿滋养细胞、母体蜕膜免疫细胞和大量免疫细胞 [从 T 细胞到子宫树突状细胞、子宫自然杀伤（uNK）细胞、巨噬细胞等] 之间复杂相互作用的研究（PrabhuDas et al.，2015）。例如，已有研究证明，母体蜕膜巨噬细胞能够防止 uNK 细胞攻击细胞滋养层细胞，这些细胞滋养层细胞有助于将受精卵植入子宫内膜（Co et al.，2013）。对"生殖免疫耐受"机制的理解区分了"局部"因素，包括抗原提呈细胞的子宫隔离，由蜕膜基质细胞介导的趋化因子介导的基因沉默，由孕激素驱动的免疫调节增强的系统性因素，以及释放"耐受性胎盘碎片"进入母体循环（PrabhuDas et al.，2015）。相关的组织工程也已构建了修补子宫缺损的子宫补片，并成功移植到小鼠体内，甚至支持妊娠（Hellstrom et al.，2016）。其临床意义有待进一步研究。

参考文献

Ahsan N, Johnson C, Gonwa T, et al. Randomized trial of tacrolimus plus mycophenolate mofetil or azathioprine versus cyclosporine oral solution （modified） plus mycophenolate mofetil after cadaveric kidney transplantation: results at 2 years. Transplantation, 2001, 72 （2）:245–250.

Akar M, Ozkan O, Aydinuraz B, et al. Clinical pregnancy after uterus transplantation. Fertil Steril, 2013, 100 （5）:1358–1363.

Aktürk S, Çelebi ZK, Erdogmus S, et al. Pregnancy after kidney transplantation: outcomes, tacrolimus doses, and trough levels. Transplant Proc, 2015, 47:1442–1444.

Beckebaum S, Cicinnati VR. Conversion to combined mycophenolate mofetil and low-dose calcineurin inhibitor therapy for renal dysfunction in liver transplant patients: never too late? Dig Dis Sci, 2011, 56 （1）:4–6.

Bow EJ, et al. Canadian clinical practice guidelines for invasive candidiasis in adults. Can J Infect Dis Med Microbiol, 2010, 21（4）:e122–150.

Brännström M. Uterus transplantation. Curr Opin Organ Transplant, 2015, 20:621–628.

Brännström M.Womb transplants with live births: an update and the future. Expert Opin Biol Ther, 2017, 17（9）:1105–1112.

Brännström M,Johannesson L, Dahm-Kähler P,et al. First clinical uterus transplantation trial: a six-month report. Fertil Steril, 2014, 101（5）:1228–1236.

Brännström M, Johannesson L, Bokström H, et al. Livebirth after uterus transplantation. Lancet, 2015, 385（9968）:607–616.

Castellón L, Amador A, González R, et al. The history behind successful uterin transplantation in humans. JBRA Assist Reprod, 2017, 21（2）:126–134.

Chapman T, Keating G. Basiliximab: a review of its use as induction therapy in renal transplantation. Drugs, 2003, 63（24）:2803–2835.

Co EC, et al. Maternal decidual macrophages inhibit NK cell killing of invasive cytotrophoblasts during human pregnancy. Biol Reprod, 2013, 88:155.

Creput C, et al. Long-term effects of calcineurin inhibitor conversion to mycophenolate mofetil on renal function after liver transplantation. Liver Transpl, 2007, 13（7）:1004–1010.

Djamali A, Kaufman DB, Ellis TM, et al. Diagnosis and management of antibody-mediated rejection: current status and novel approaches. Am J Transplant, 2014, 14（2）:255–271.

Doesch A, Mueller S, Katus H, et al. Increased adherence eight months after switch from twice daily calcineurin inhibitor based treatment to once daily modified released tacrolimus in heart transplantation. Drug Des Devel Ther, 2013, 7:1253–1258.

EBPG Expert Group on Renal Transplantation. Section IV: long-term management of the transplant recipient. IV.10. Pregnancy in renal transplant recipients. Nephrol Dial Transplant, 2002, 17（Suppl 4）:50–55.

Ekberg H, Tedesco-Silva H, Demirbas A, et al. Reduced exposure to calcineurin inhibitors in renal transplantation. N Engl J Med, 2007, 357（25）:2562–2575.

European FK506 Multicentre Liver Study Group. Randomised trial comparing tacrolimus（FK506）and cyclosporin in prevention of liver allograft rejection. Lancet, 1994, 344（8920）:423–428.

Flyckt RL, Farrell RM, Perni UC, et al. Deceased donor uterine transplantation: innovation and adaptation. Obstet Gynecol, 2016，128（4）:837–842.

Gabardi S, Grafals M. Induction immunosuppressive therapies in renal transplantation. Am J Health Syst Pharm, 2011, 68（3）:211–218.

Gaber AO, Monaco AP, Russell JA, et al. Rabbit antithymocyte globulin（thymoglobulin）: 25 years and new Frontiers in solid organ transplantation and haematology. Drugs, 2010, 70（6）:691.

Gerken G, Beckebaum S, de Geest S, et al. Efficacy, safety, and immunosuppressant adherence in stable liver transplant patients converted from a twice-daily tacrolimus-based regimen to onceSdaily tacrolimus extended-release formulation.Transpl Int, 2011, 24（7）:666–675.

Hellstrom M, et al. Bioengineered uterine tissue supports pregnancy in a rat model. Fertil Steril, 2016, 106（2）:487–496.e1. Print.

Hodson E, Jones C, Craig J, et al. Antiviral medications to prevent cytomegalovirus disease and early death in recipients of solid-organ transplants: a systematic review of randomized controlled trials. Lancet, 2005, 365（9477）:2105–2115.

Johnson C, Ahsan N, Gonwa T, et al. Randomized trial of tacrolimus（Prograf）in combination with azathioprine or mycophenolate mofetil versus cyclosporine（Neoral）with mycophenolate mofetil after cadaveric kidney transplantation. Transplantation, 2000, 69（5）:834–841.

Kainz A, et al. Analysis of 100 pregnancy outcomes in women treated systemically with tacrolimus. Transpl Int, 2000, 13（Suppl 1）:S299–300. Print.

Karie-Guigues S, et al. Long-term renal function in liver transplant recipients and impact of immunosuppressive regimens（calcineurin inhibitors alone or in combination with mycophenolate mofetil）: the try study. Liver Transpl, 2009, 15（9）:1083–1091. Print.

Kim H, Jeong JC, Yang J, et al. The optimal therapy of calcineurin inhibitors for pregnancy in kidney transplantation. Clin Transpl, 2015, 29:142–148.

Kino T, Hatanaka H, Hashimoto M, et al. FK-506, a novel immunosuppressant isolated from a Streptomyces. I. Fermentation, isolation, and physico-chemical and biological characteristics. J Antibiot, 1987, 40:1249–1255.

Kirk AD, et al. Renal transplantation using belatacept without maintenance steroids or calcineurin inhibitors. Am J Transplant, 2014, 14（5）:1142–1151.

Le Ray C, et al. Mycophenolate mofetil in pregnancy after renal transplantation: a case of major fetal malformations. Obstet Gynecol, 2004, 103（5 Pt 2）:1091–1094.

Li J, Kim SG, Blenis J. Rapamycin: one drug, many effects. Cell Metab, 2014, 19（3）:373–379.

Lim WH, Eris J, Kanellis J, et al. A systematic review of conversion from calcineurin inhibitor to mammalian target of rapamycin inhibitors for maintenance immunosuppression in kidney transplant recipients. Am J Transplant, 2014, 14（9）:2106–2119. https://doi.org/10.1111/ajt.12795.

MacDonald AS.A worldwide, phase III, randomized, controlled, safety and efficacy study of a sirolimus/cyclosporine regimen for prevention of acute rejection in recipients of primary mismatched renal allografts. Transplantation, 2001, 71（2）:271–280.

McKay D, Josephson M. Pregnancy in recipients of solid organs—effects on mother and child. NEJM, 2006, 354:1281–1293.

McKeage K, McCormack P. Basiliximab: a review of its use as induction therapy in renal transplantation. BioDrugs, 2010, 24（1）:55–76.

Mohty M. Mechanisms of action of antithymocyte globulin: T-cell depletion and beyond. Leukemia, 2007, 21（7）:1387–1394.

Mölne J, Broecker V, Ekberg J, et al. Monitoring of human uterus transplantation with cervical biopsies: a provisional scoring system for rejection. Am J Transplant, 2017, 17:1628–1636.

Morgan R, O'Callaghan J, Knight S, et al. Alemtuzumab induction therapy in kidney transplantation: a systematic review and meta-analysis. Transplantation, 2012, 94（10）:972.

Normand G, et al. Pregnancy outcomes in simultaneous pancreas and kidney transplant recipients: a National French Survey Study. Transpl Int, 2017, 30（9）:893–902. Print.

Østensen M, et al. Update on safety during pregnancy of biological agents and some immunosuppressive anti-rheumatic drugs. Rheumatology, 2008, 47（Suppl_3）:iii28–31. Print.

PrabhuDas M, Bonney E, Caron K, et al. Immune mechanisms at the maternal-fetal interface:

perspectives and challenges. Nat Immunol, 2015, 16（4）:328–334.

Shipkova M, et al. Mycophenolate mofetil in organ transplantation: focus on metabolism, safety and tolerability. Expert Opin Drug Metab Toxicol, 2005, 1（3）:505–526. Print.

Silveira F, Kusne S. Candida infections in solid organ transplantation. Am J Transpl, 2013, 13（4）:220–227.

Soave R. Prophylaxis strategies for solid-organ transplantation. Clin Infect Dis, 2001, 33（1）:S26–31.

Staatz CE, Tett SE. Clinical pharmacokinetics of once-daily tacrolimus in solid-organ transplant patients. Clin Pharmacokinet, 2015, 54（10）:993–1025.

Testa G, Koon EC, Johannesson L, et al. Living donor uterus transplantation: a single center's observations and lessons learned from early setback to technical success. Am J Transplant, 2017, 17:2901–2910.

The U.S. Multicenter FK506 Liver Study Group. A comparison of tacrolimus（FK 506）and cyclosporine for immunosuppression in liver transplantation. N Engl J Med, 1994, 331（17）:1110–1115.

Thomusch O, et al. Rabbit-ATG or basiliximab induction for rapid steroid withdrawal after renal transplantation（harmony trial）. Lancet, 2016, 388（10063）:3006–3016.

Ton E, et al. Safety of rituximab therapy during twins' pregnancy. Rheumatology（Oxford）, 2011, 50（4）:806–808. Print.

Undre NA. Pharmacokinetics of tacrolimus-based combination therapies. Nephrol Dial Transplant, 2003, 18（Suppl 1）:i12–15. Print.

Vincenti F, et al. Costimulation blockade with belatacept in renal transplantation. N Engl J Med, 2005, 353（8）:770–781. Print.

Vincenti F, et al. Ten-year outcomes in a randomized phase Ii study of kidney transplant recipients administered belatacept 4-weekly or 8-weekly. Am J Transplant, 2017, 17（12）:3219–3227. Print.

Webster AC, Lee VW, Chapman JR,et al. Target of rapamycin inhibitors（TOR-I; sirolimus and everolimus）for primary immunosuppression in kidney transplant recipients. Cochrane Database Syst Rev, 2006, 2:CD004290. https://doi.org/10.1002/14651858.CD004290.pub2.

Webster P, Lightstone L, McKay D, et al. Pregnancy in chronic kidney disease and kidney transplantation. Kidney Int, 2017, 91:1047–1056.

Wei L, et al. Modified human uterus transplantation using ovarian veins for venous drainage: the first report of surgically successful robotic-assisted uterus procurement and follow-up for 12 months. Fertil Steril, 2017, 108（2）:346–356.e1. Print.

Wilkinson A, Pham PT. Kidney dysfunction in the recipients of liver transplants. Liver Transpl, 2005, 11（Suppl 2）:S47–51. Print.

Zhang X, Han S, Fu S, et al. Alemtuzumab induction in renal transplantation: a metaanalysis and systemic review. Transpl Immunol, 2012, 27（2/3）:63–68.

Zheng J, Song W. Alemtuzumab versus antithymocyte globulin induction therapies in kidney transplantation patients a systematic review and meta-analysis of randomized controlled trials. Medicine, 2017, 96（28）:1–8.

第 22 章 子宫移植后移植子宫功能的评价

Milan Milenkovic，*Mats Brännström*

住院期间监测移植子宫

子宫移植术后密切监测移植子宫的目的，是对于可以通过手术或药物治疗的免疫排斥病理状况实现早发现、早治疗。通常，子宫移植受者在子宫移植术后，会住院观察 1 周左右。住院期间，应每天进行包括实验室检查在内的标准、系统的子宫移植术后监测。从术后第一天起，及早活动对降低血栓形成风险至关重要。每天监测钙调磷酸酶抑制剂的血药浓度，并相应地调整剂量。每天监测髂内 / 子宫动脉吻合口远端血流，方法为通过腹部探头从颅侧到腹股沟韧带进行多普勒扫描。我们在术后第 2 天进行第 1 次妇科检查，包括观察移植子宫宫颈颜色、状态、阴道拭子细菌培养，以及宫颈活检以进行免疫排斥的组织学分级。阴道检查每隔 1 天重复 1 次，如果初始活检正常，术后 1 周内不需再做宫颈活检。在术后 1 周内，经阴道超声检查不具有临床意义，因此不建议检查。

门诊子宫移植患者的监测

子宫移植受者出院后，我们按照门诊程序对其进行血液检测和妇科检

M. Milenkovic
CLINTEC, Karolinska Institute, Stockholm, Sweden

BeoGyn, Belgrade, Serbia

M. Brännström (✉)
Department of Obstetrics and Gynecology, Sahlgrenska Academy,
University of Gothenburg, Sahlgrenska University Hospital, Gothenburg, Sweden

Stockholm IVF-EUGIN, Stockholm, Sweden
e-mail:mats.brannstrom@obgyn.gu.se

© Springer Nature Switzerland AG 2020
M. Brännström (ed.), *Uterus Transplantation,*
https://doi.org/10.1007/978–3–319–94162–2_22

查。术后第 2 周，我们建议进行妇科检查，包括超声测量子宫动脉血流指数和 2 次血液检测。在术后第 2 周进行第 2 次经阴道宫颈活检，以监测免疫排斥反应。在术后第 3~4 周，进行宫颈活检和血液检测，每周 1 次。此后，血液检测将比妇科检查和超声检查更频繁。此外，我们通常会排除超声血流参数的监测，因为子宫移植后血栓形成的高风险时间段已经结束，即使出现低血流量，也不会导致任何急诊手术干预。

术后第 2~3 个月，我们建议进行妇科检查、经阴道超声和宫颈活检，每月 1 次，直到第 6 个月。此后直到妊娠，我们每 2 个月对患者进行 1 次妇科检查，包括宫颈活检和阴道拭子细菌培养。如果在术后初期反复出现病理反应，如排斥、感染，我们将视情况对患者进行更频繁的个体化监测。

自我评估

如果患者发现阴道分泌物性状改变或阴道不规则出血，必须告知医生。月经是由患者自我评估术后恢复情况的一个重要指标。在瑞典子宫移植试验中，7 例移植成功的患者在术后 2 个月内出现了第一次自发性月经（Brännström et al.，2014）。在第一年，月经基本规律，月经周期为 27~32 d（Johannesson et al.，2015）。

宫颈与阴道的妇科检查

妇科检查首先用阴道拭子取样进行细菌培养。一般情况下，我们只进行普通的细菌培养，但在某些情况下，检查范围扩大到 B 组链球菌、放线菌和真菌。如果分泌物异常或阴道黏膜炎症，还要进行衣原体筛查和淋病的 PCR 检测。

每次阴道检查均应检查患者阴道吻合口情况。目前，尚未出现阴道吻合口渗漏或愈合不良的报道，但已有关于阴道端端吻合后，吻合口进行性狭窄的报道（Chmel et al.，2019）。在瑞典的首次试验中，移植成功的 7 例患者均未出现这种情况（Brännström et al.，2014）。在我们正在进行的机器人辅助子宫移植试验中，我们将最初的双极电凝、剪刀横断阴道切取技术（Brännström et al.，2014）更新为使用 LigaSure® 设备（未发表数据）。在使用 LigaSure® 设备的前 3 例病例中，均出现阴道狭窄。3 例患者术后均在吻合口上方出现阴道管腔逐渐缩小，所有病例在子宫移植术后的前 6 个月内均进行了阴道扩张手术，其手术方法是阴道的强制扩张及几个垂直切开阴道缩窄环的小切口相结合。在最后 2 例机器人辅助子宫移植切取中，我们使用了传统的阴道切取法（双极电凝＋剪刀），患者在此后 6 个多月的观察期内没有再次出现阴道狭窄。因此，我们推测，广泛使用 LigaSure® 设备将永久性地损伤切取子宫阴道壁的微循环，且损伤距离相对较大，这将导致成纤维细胞的侵袭和富含胶原的细胞外基质的产生，最终引起局部组织缺血并形成瘢痕。

妇科检查还包括宫颈的肉眼检查，通常宫颈直径约 3 cm，颜色苍白。宫颈变色或溃疡则可能预示出现了严重的免疫排斥反应、严重感染或移植子宫血流受损。出现以上任何一种迹象均应进行阴道镜检查、宫颈多点活检。即使妇科检查肉眼宫颈外观正常的情况下，也建议进行宫颈活检，以进行组织学免疫排斥的诊断和分级（Mölne et al., 2017）。

超声检查

移植子宫的超声检查包括经阴道超声和腹部超声多普勒测量。经阴道超声检查将通过子宫肌层厚度、回声和子宫内膜厚度的评估，粗略地了解移植子宫的状况。此外，彩色多普勒可以看到肌层外部的血流，但肌壁内的血流难以定量。

在子宫移植受者第一次月经后，可以增加经阴道超声的检查次数，确保子宫内膜的生长符合预期模式，即在卵泡期晚期子宫内膜形成厚的三线征，随后黄体期形成高回声。如果超声检查显示子宫内膜处于正常模式，则无须每次进行经阴道超声检查，但也可以根据临床需要进行。子宫内膜厚度因激素状态而异，在瑞典早期的子宫移植临床试验中，我们发现增殖期子宫厚度的中位数为 7.3 mm（3.2~10.4 mm），黄体期的中位数为 14.4 mm（11.2~18.7 mm）（Johannesson et al., 2015）。

腹部多普勒超声用于评估子宫动脉的血流情况，探头应垂直于腹股沟韧带，从头侧打入腹股沟韧带中点部位。我们评估了瑞典哥德堡团队首批子宫移植研究中 7 例患者的血流指标（Johannesson et al., 2015）。反复多次的多普勒血流测量显示，子宫移植术后 1 年的变化很小，搏动指数（PI）、阻力指数（RI）和峰值收缩期速度（PSV）的中位数（范围）分别为 1.9 cm/s（0.5~5.4 cm/s）、0.8 cm/s（0.3~1.4 cm/s）和 25.4 cm/s

（9.2~59.4 cm/s）。在另一项来自捷克的子宫移植研究中，包括 4 例活体供者、3 例尸体供者的 7 例子宫移植成功病例中，PI 和 PSV 中位数分别为 1.2 cm/s 和 25.4 cm/s（Chmel et al.，2019）。综上所述，这些血流指数的监测数据表明，在子宫移植最初的 1 年，其血流指数一般比较稳定，几乎不随时间变化。

胚胎移植前的评估

我们建议子宫移植后第一次尝试妊娠的时间为移植后 10~12 个月，尽管一些子宫移植团队建议从移植后 6 个月后开始。在第一次胚胎移植（ET）之前，必须确定患者在自然周期排卵后或在激素替代治疗（HRT）周期中连续使用雌二醇 – 孕酮后的那一时段，才能够获得 ET 成功。

我们建议在移植前的一个周期内监测子宫内膜、模拟 ET。在自然周期的卵泡期或 HRT 周期的单纯雌激素刺激期，经阴道超声检查子宫内膜是否生长至 7 mm 以上。在正确的 ET 时间点，推荐使用空的 ET 管来模拟移植流程。术前应确保患者膀胱充盈，这样经腹超声可以观察到移植导管和其内少量的空气，通过盐水冲洗可以获得更好的影像。一些患者宫颈的外口位置异常，在正式 ET 前需要进行仔细寻找和鉴别。此外，一些子宫移植患者子宫颈外口和内口之间的距离被拉长到 7~8 cm。这一点对于 ET 也至关重要。此外，阴道狭窄也可能会增加 ET 的难度，而尝试模拟移植流程将对正式的 ET 大有帮助。

参考文献

Brännström M, Johannesson L, Dahm-Kähler P, et al. The first clinical uterus transplantation trial: a six months report. Fertil Steril, 2014,101:1228–1236.

Chmel R, Novackova M, Janousek L, et al. Revaluation and lessons learned from the first 9 cases of a Czech uterus transplantation trial: four deceased and five living donor uterus transplantations. Am J Transplant, 2019, 19（3）:855–864.

Johannesson L, Kvarnström N, Mölne J, et al. Uterus transplantation trial: 1-year outcome. Fertil Steril, 2015, 103:199–204.

Mölne J, Broecker V, Ekberg J, et al. Monitoring of human uterus transplantation with cervical biopsies: a provisional scoring system for rejection. Am J Transplant, 2017, 17:1628–1636.

第 23 章　子宫移植排斥反应的诊断和处理

Johan Mölne, Verena Bröcker

引　言

　　鉴于瑞典哥德堡大学子宫移植（UTx）团队可靠的动物及人体研究，全球首例人体子宫移植得以成功。如今，世界各地的多个移植中心都已经开展了各自的子宫移植研究。迫切需要一个权威的、标准化的组织病理学分级方案，来监测移植子宫的免疫排斥反应，指导免疫调控治疗。因此，我们总结了对子宫移植患者经阴道行宫颈组织学活检获得的组织学经验。

免疫机制

　　同种异体实体器官移植排斥反应是针对外来抗原（主要是 HLA- 或 ABO- 抗原）的炎症反应。移植器官细胞的外来抗原通过淋巴结中的抗原提呈直接或间接激活受者的免疫系统。抗原提呈细胞激活 CD4⁺ T 辅助细胞，进而激活 CD8⁺ 抑制性 T 细胞、巨噬细胞和 B 细胞。这导致了以 CD8⁺ 细胞为主攻击受者移植物的 T 细胞反应，以及 B 细胞成为浆细胞产生抗体介导的反应。大多数组织病理学排斥反应方案将免疫反应分为细胞免疫和体液免疫（抗体介导）。这两种机制很可能同时发生，但也可能其一占主导地位。免疫细胞和抗体都攻击血管内皮细胞，而 T 细胞也攻击器官实质。由抗体启动的补体反应可以在组织活检中通过免疫组化法观察到补体

J. Mölne (✉) · V. Bröcker
Department of Pathology, Sahlgrenska Academy, University of Gothenburg,
Gothenburg, Sweden
e-mail:johan.molne@vgregion.se;verena.brocker@vgregion.se

© Springer Nature Switzerland AG 2020
M. Brännström (ed.), *Uterus Transplantation,*
https://doi.org/10.1007/978-3-319-94162-2_23

裂解产物 C4d，因为后者与内皮细胞共价结合。此外，还可以使用 ELISA（Luminex®）检测外周血液中供者特异性抗 HLA 抗体（DSA）诊断体液排斥反应。

动物模型

为了准备人体子宫移植，Mats Bränström 在 1999 年成立了一个研究小组，其中一位作者（JM）在早期被招募为研究小组的核心成员。我们开始研究小鼠（Racho El-Akouri et al.，2003）和大鼠（Wranning et al.，2008）子宫移植的解决方案，并研究了冷保存（Wranning et al.，2005）、常温保存（Diaz-Garcia et al.，2013）对子宫缺血性的影响。随着外科技术的不断发展，进一步推进了子宫移植研究的开展。起初，由于小鼠血管非常纤细，早期实验技术并不成熟，导致大量的移植手术失败，但除此之外，这些方法是有效的。这项研究还扩展到了大型家养物种（Dahm-Kahler et al.，2008; Wranning et al.，2006）。重要的是，我们还研究了啮齿动物模型中的排斥形态学（El-Akouri et al.，2006; Groth et al.，2009），这为我们后期非人灵长类动物研究打下了基础（Johannesson et al.，2012, 2013）。我们制定了免疫抑制方案，在同种异体子宫移植方面实现了啮齿动物移植子宫的功能正常化，并成功妊娠。通过对其后代追踪监测，发现这些后代均发育正常，并成功交配、孕育后代。目前，人体子宫移植排斥反应分级方案的基础（Mölne et al.，2017）是我们对非人灵长类动物同种异体子宫移植研究的结果。

人类经验

瑞典最初的人体子宫移植临床试验开始于 2013 年，目标是开展活体供者子宫移植（LD UTx）10 例，最终有 9 例患者被纳入这项研究。到目前为止，7 例移植手术成功，已有 6 例子宫移植受者共分娩 8 名健康的婴儿；第 7 例子宫移植受者移植后多次早期流产，至今尚未成功分娩；其余 2 例受者的移植子宫在移植早期分别因血栓和感染而被迫切除。

2017 年有学者发表了以鳞状上皮覆盖为主的宫颈外口组织活检结果（Mölne et al.，2017），描述了详细的病理结果和子宫移植排斥反应的初步分级方案（图 23.1）。在研究开始时，根据移植第 1 个月每周活检和妊

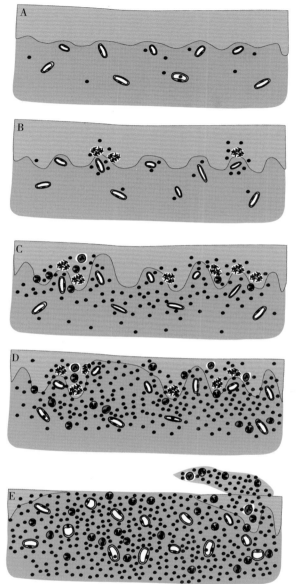

图 23.1 宫颈活检免疫排斥类型和分级示意图。A. 正常宫颈活检伴有少量炎性细胞。B. 交界性改变。间质 – 上皮交界处可见以淋巴细胞为主的炎性细胞小巢。C. Ⅰ级排斥反应。间质 – 上皮交界面混合性炎性浸润以淋巴细胞为主，有轻度间质炎症和水肿。D. Ⅱ级排斥反应。交界面中度炎性浸润，表皮内炎性细胞浸润，以淋巴细胞为主，有部分中性粒细胞。通常表面上皮厚度减少，并伴有明显的混合间质炎症和水肿。E. Ⅲ级排斥反应。以淋巴细胞为主的弥漫性、混合性炎细胞浸润，伴随中性粒细胞和嗜酸性粒细胞。可见凋亡小体、上皮糜烂 / 溃疡和局灶性坏死。基质浸润（混合）强烈且持续

娠前的每月活检制定了活检计划时间表。作为一种安全措施，妊娠期间只计划在妊娠 20 周和 30 周左右进行 2 次活检。根据组织学经验，以及试验 3 年后对所有活检进行随访再评估，我们制定了子宫移植免疫排斥的组织学诊断方案。我们将宫颈外口组织活检分为正常、交界性改变或 1~3 级排斥反应 5 个等级（表 23.1）。其中，交界性指活检疑似但不能确定的排斥反应，是为了避免在轻微炎症的组织活检中过度诊断。在其他实体器官移植，特别是肾移植的排斥分级方案中也有类似的类别，以便考虑到在低倍镜下可发现的意义不明的炎症反应（图 23.2）。进一步的研究可能有助于阐明这些不确定的炎症变化。

表 23.1　子宫移植宫颈活检免疫排斥分级方案

等级	形态学
交界性改变	在基底细胞层至少有 2 个小的巢状间期炎症灶，以淋巴细胞为主。局灶性细胞间质水肿，轻度间质炎症，尤其是乳头状间质
Ⅰ级排斥	基底层轻度混合性炎症细胞浸润，以淋巴细胞为主。单个上皮凋亡小体、轻度间质炎症和水肿
Ⅱ级排斥	中度炎症细胞浸润，伴有表皮内流（胞吐），以淋巴细胞、中性粒细胞为主。可表现为表面上皮细胞厚度减少，部分上皮细胞出现凋亡小体。明显的混合性间质炎症和水肿
Ⅲ级排斥	明显弥漫性、混合性炎症细胞浸润，以淋巴细胞为主，可见中性粒细胞和嗜酸性粒细胞。凋亡小体、上皮糜烂 / 溃疡、局灶性至完全性。灶性坏死可见致密、持续的间质浸润（混合性）

摘自 Mölne，et al. AJT，2017.

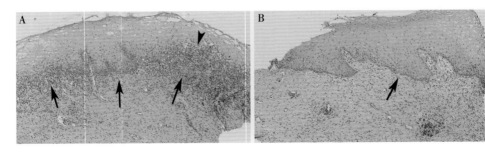

图 23.2　宫颈外活检的Ⅰ级排斥反应（A）和经类固醇治疗后（B）。A. 上部间质和基底表皮层有以淋巴细胞为主的炎性细胞密集浸润（箭头）及一些细胞内水肿（箭头）。B. 治疗后，间质与鳞状上皮交界处残留少量浸润性炎症细胞（箭头）

在研究的前 36 个月，对 7 例成功的子宫移植受者共进行了 163 次组织活检（Mölne et al.，2017），由此获得了相应方案和后续的随访活检。因为无临床迹象表明发生免疫排斥反应，故无临床因素行组织活检。在 163 次组织活检中，13 例活检（8%）显示排斥反应，15 例（9%）为交界性改变，其余 135 例（83%）均正常。除 1 例患者外，所有免疫排斥治疗后的随访活检均显示初步治疗后组织恢复正常。这例患者有 3 个月的反复、持续性免疫排斥阶段，最后出现Ⅲ级排斥反应，并接受抗胸腺细胞球蛋白（ATG）治疗。在所有的活检中都没有体液排斥的证据，同时 C4d 阴性，并且没有微血管炎症。在研究期间，DSA 均为阴性，仅有 1 例患者在移植术后 8 个月出现 DSA。

我们的研究结果表明，使用基于肾脏的免疫抑制方案是可行的，在子宫移植中排斥反应相对较少。然而，研究结果也表明，子宫移植的排斥反应在临床上常常是隐性的，这更突显了组织活检的必要性。

目前，宫颈炎症对排斥反应的特异性尚不确定，还有待进一步研究。轻度和非特异性炎症甚至可以在非移植宫颈活检中发现，特别是在宫颈鳞柱交界处和宫颈内膜。因此需要强调的是，我们建议的子宫移植分级方案是基于宫颈外口的组织活检，宫颈外口多被鳞状上皮覆盖，通常显示的炎症要少得多。对其他类型的组织，我们还没有足够的经验，无法就宫颈内膜如何确定或分级免疫排斥反应提供任何建议。然而，8 例子宫移植后健康婴儿的出生证明，我们目前的组织病理免疫排斥分级方案在监测子宫移植和指导免疫调控治疗方面是可行的，后续随着研究数据进一步积累，在未来这一初步方案是否会发生实质性变化有待于进一步的研究。值得注意的是，在目前分娩后切除的 5 个子宫中，没有一个显示出任何严重的急性或慢性免疫排斥反应的迹象（文章待发表）。

参考文献

Dahm-Kahler P, et al. Transplantation of the uterus in sheep: methodology and early reperfusion events. J Obstet Gynaecol Res, 2008, 34:784–793. https://doi.org/10.1111/j.1447-0756.2008.00854.x.

Diaz-Garcia C, Akhi SN, Martinez-Varea A, et al. The effect of warm ischemia at uterus transplantation in a rat model. Acta Obstet Gynecol Scand,2013,92:152–159. https://doi.

org/10.1111/aogs.12027.

El-Akouri RR, Molne J, Groth K, et al. Rejection patterns in allogeneic uterus transplantation in the mouse. Hum Reprod, 2006, 21:436–442.https://doi.org/10.1093/humrep/dei349.

Groth K, Akouri R, Wranning CA, et al. Rejection of allogenic uterus transplant in the mouse: time-dependent and site-specific infiltration of leukocyte subtypes. Hum Reprod, 2009, 24:2746–2754. https://doi.org/10.1093/humrep/dep248.

Johannesson L, et al. Uterus transplantation in a non-human primate: long-term follow-up after autologous transplantation. Hum Reprod, 2012, 27:1640–1648. https://doi.org/10.1093/humrep/des093.

Johannesson L, et al. Preclinical report on allogeneic uterus transplantation in non-human primates. Hum Reprod, 2013, 28:189–198. https://doi.org/10.1093/humrep/des381.

Mölne J, Broecker V, Ekberg J, et al. Monitoring of human uterus transplantation with cervical biopsies: a provisional scoring system for rejection. Am J Transplant, 2017, 17(6):1628–1636.

Racho El-Akouri R, Wranning CA, Molne J, et al. Pregnancy in transplanted mouse uterus after long-term cold ischaemic preservation. Hum Reprod, 2003a, 18:2024–2030.

Racho El-Akouri R, Kurlberg G, Brannstrom M. Successful uterine transplantation in the mouse: pregnancy and post-natal development of offspring. Hum Reprod, 2003b, 18:2018–2023.

Wranning CA, Molne J, El-Akouri RR, et al. Short-term ischaemic storage of human uterine myometrium—basic studies towards uterine transplantation. Hum Reprod, 2005, 20:2736–2744. https://doi.org/10.1093/humrep/dei125.

Wranning CA, et al. Auto-transplantation of the uterus in the domestic pig（Sus scrofa）: surgical technique and early reperfusion events. J Obstet Gynaecol Res, 2006, 32:358–367. https://doi.org/10.1111/j.1447-0756.2006.00426.x.

Wranning CA, Akhi SN, Kurlberg G, et al. Uterus transplantation in the rat: model development, surgical learning and morphological evaluation of healing. Acta Obstet Gynecol Scand, 2008, 87:1239–1247. https://doi.org/10.1080/00016340802484966.

第 24 章　子宫移植受者的社会和心理问题

Stina Järvholm

为了能够在长期随访期间提供心理支持，从子宫移植（UTx）受者纳入、人工授精、子宫移植、尝试妊娠、妊娠，到妊娠后子宫切除，心理学家需要成为处理子宫移植多学科团队的一员，参与子宫移植的所有过程。不同的国家、地区提供心理支持的方案不同，但在子宫移植开展的早期转向全面临床过渡阶段时，建议每年至少为子宫移植受者、其配偶和子宫移植供者提供一次心理随访。参考 20 世纪 80 年代体外受精（IVF）开始初期，对子宫移植后出生的孩子进行严密的心理随访至关重要，但这一点在本章不讨论。

子宫移植术后康复

子宫移植后的第一个时期由于多方面因素，患者都会出现心理紧张，即使移植结果成功时也会如此。子宫移植受者及其伴侣在术后需要逐渐康复，需要居住在医院附近以便接受药物治疗，还需要接受每天生活中的不断改变。子宫移植受者必须面对从"健康"变为"生病"的事实。研究发现"从健康到生病"的概念在移植前、后讨论都是非常有用的，可以使受者为这种实际的和心理的变化做好准备（Järvholm et al.，2015a，b）。无论对受者还是供者而言，移植手术后的前 3 个月是社会支持、医疗支持、心理支持最有益的时期（Järvholm et al.，2015a，b; Kvarnström et al.，2017）。

S. Järvholm (✉)
Department of Obstetrics and Gynecology, Sahlgrenska University Hospital, Sahlgrenska Academy, University of Gothenburg, Institute of Clinical Sciences, Gothenburg, Sweden
e-mail:stina.jarvholm@vgregion.se

© Springer Nature Switzerland AG 2020
M. Brännström (ed.), *Uterus Transplantation*,
https://doi.org/10.1007/978–3–319–94162–2_24

子宫移植后受者身体的改变

子宫移植后，受者的身体需要比以往更多的医疗照护。仅仅在20~30岁经历人生的第一次月经，或者闭经几年后再次恢复月经，这一事实本身就值得关注。很明显的是，在经历了一段时间的月经后，大多数子宫移植受者认为每月月经来潮是不想要的必需品。当子宫切除术后不再来月经时，她们表达出如释重负的感觉。子宫移植后，供、受者都表示很难接受手术后的疤痕，疤痕限制了她们更好地展现自己，例如在海滩上。此外，术后供、受者的性生活问题也应该受到关注。患者由于疼痛、缺乏性兴奋及心理因素，进一步影响了她们的性行为及对身体的认知，例如受者对移植后的身体状况缺乏信心。

排斥反应和移植失败

子宫移植受者在经历器官无功能、免疫排斥反应及可能的移植失败时，将会受到一系列心理问题的影响。当患者面临排斥反应时所产生的焦虑是预料之中的，这在其他类型的器官移植中也很常见（Dabbs et al., 2004; Nilsson et al., 2011）。关于子宫移植后受者及其伴侣的排斥反应，与其他移植患者有相似之处，也有不同之处。子宫移植的目的是提高生活质量，而不是拯救生命，因此可以在没有严重损伤或死亡风险的情况下随时摘除移植子宫。但从心理上来说，排斥反应的威胁与其他器官相似，因为子宫代表了移植后她们想要的生活。因此，有些患者在发生排斥反应、早期移植物摘除后的悲痛期需要心理支持。心理咨询也可以用于重新定位其他为人父母的方式，如收养或代孕，或适应没有孩子的生活。

活体供者子宫移植（LD UTx）中供、受者一般为亲缘或朋友关系，因此移植失败也会对供者产生负面影响（Lentine et al., 2012）。如果供者是受者的母亲，供者就存在不能成为祖父母的问题。因此，如果移植失败，也应该为供者提供心理支持。

努力实现妊娠和分娩

开始尝试妊娠时，子宫移植受者将与其他在 IVF 后接受胚胎移植的患者分享共同经历——焦虑。这一时期患者的焦虑水平明显增加，而且女性的表现比配偶更明显（Chachamovich et al., 2010; El Kissi et al., 2013）。

如果供者是受者的母亲或其他近亲，如姐妹或婆婆，她们的心理也会受到尝试妊娠的影响，因为孩子和成为父母是移植的真正目标，也是功能子宫的最终证明。共同处于"艰难的境地"既可能是相互支持，也可能会互相增加压力（如果同时存在重大的其他负担）。

子宫移植后妊娠的女性同样面临着与妊娠和分娩相关的、众所周知且普遍的心理压力。在 IVF 后焦虑 / 抑郁的风险、关系满意度下降的风险（McKenzie et al, 2013; Philpott et al., 2017）以及 IVF 后压力增大的风险都会增加（Gourounti, 2016）。此外，子宫移植受者及其配偶也会感觉到被严格管理的妊娠并不完全属于他们夫妻，同样也是属于整个医疗保健系统和移植团队。为了在子宫移植后成功地分娩，需要在医疗监测的需要、心理上即将成为准父母的骄傲感及对未来孩子的依恋的三者之间取得平衡。

父母对婚姻质量的满意度受到保护因素和风险因素的影响。例如，育儿前的长期关系、良好的经济水平、高学历和良好的健康状况都是保护因素；而在子女养育或家务分工方面缺乏共识则会增加夫妻关系终止的风险（Loft，2011）。Lawrence 等（2008 年）发现为人父母会加速婚姻状况的恶化，即使对于那些选择了移植的夫妻来说也是如此，但有计划的妊娠似乎可以保护婚姻免受这些恶化的影响。在接受子宫移植治疗的夫妻过渡到为人父母的过程中，长期良好的夫妻关系及非常好的计划妊娠等保护性因素，将有利于婚姻满意度的增加。

心理挑战

移植受者、其配偶和供者将在未来几年受到子宫移植的长期影响。在随访期间的日常生活中必然会发生危急、有压力的医疗情况。为了支持和实现对子宫移植全面护理的依从性，患者需要与团队建立一种支持的、不评判的关系，以便在任何时候都能讨论和解决具有挑战性的事件。

在子宫移植期间，以及在移植后分娩和子宫切除后的几年也会出现一系列医学问题需要持续关注：如果子宫移植后受者无法成功妊娠，什么时候应该建议放弃？如果子宫移植受者不同意医生关于子宫切除时间的建议，谁拥有最终决定权？

同时，也存在由于日常生活引发的问题。例如，如果这对夫妻离婚怎么办，法律是否接受女性作为单亲母亲继续接受子宫移植手术，她是否可以获得足够的支持来独自完成子宫移植？

作为子宫移植程序的一部分，团队有责任处理、关注任何参与者的决定，这类似于为人父母，可能显示他们在心理方面异常强大的一面。但这也可能会主动避免与团队分担预期的或者共同的困难。这种观点是错误的，因为这涉及成员对于团队的服从和团队对于成员提供必要心理支持的职责。

与供者的关系

如果供者是定向活体供者，这种关系可能会受到捐献关系的影响。根据我们的经验，与其他移植手术类似，供者和受者之间的关系恢复到捐献之前的状态，或者对子宫移植参与者来说供、受者之间的关系可能会得到加强（Benzing et al., 2015; Gross et al., 2013）。然而，对于一些人来说，受者及其配偶可能会对供者因感激而产生愧疚感；但在某些情况下，如果移植子宫无功能，这可能会有相反的作用。在这种情况下，心理咨询非常有价值，可以让供、受者将主观感受表达出来，使他们之间的关系正常化，防止关系紧张。

子宫切除

对于子宫移植后成为父母的受者及其伴侣，随后的子宫切除术在受者心理上是逐渐"恢复正常"的过程。这些受者将自己定义为回到子宫移植之前的样子，感觉她们的身体又重新回归自我。如果子宫移植后由于医疗安全、法律或经济的原因，部分受者没有得到他们计划想要的数量的孩子，这部分患者可能出现第二次继发不孕的感受。

对于子宫移植后没有成功成为父母的受者及其伴侣来说，退出项目的时间更加矛盾，心理也更加复杂。然而，这部分患者在伤心过后，其身体再次"恢复正常"，这让她们松了一口气。

迄今为止，无论结果如何，所有受者目前只是将子宫移植描述为获取父母身份的临时手段，而不是作为她们身体、自尊的重要组成部分，或对子宫迫切渴望。当然，未来接受子宫移植的其他群体可能会对这一方面有不同的看法，例如变性人可能会将子宫视为他们自我形象的重要组成部分。

长期心理方面

子宫移植手术是一种新颖的手术，从第一次成功尝试到现在只有几年的时间，对于参与子宫移植的受者及其配偶、供者和生育子女的长期心理影响，目前还没有足够的数据积累。在未来的几十年里，我们可能都不能完全了解这一点。我们今天已经知道的是，由于子宫移植之前各自的性格、经历不同，不同的人会有不同的心理问题。不同的文化背景、不同的子宫移植经历也会产生不同的心理影响。到目前为止，子宫移植后的心理紧张被认为是可控的，而且已从多个方面证实对心理健康有利。

对于与绝对子宫因素不孕患者来说，显然子宫移植的发展领域是充满希望的，但它永远不会成为所有人的选择。为了给子宫移植所有利益相关者带来长期、有益的心理影响，招募适合的子宫移植受者非常重要，在这个过程中为子宫移植供、受者提供心理支持，并帮助那些子宫移植不成功的受者以可接受的方式退出。

参考文献

Benzing C, Hau H-M, Kurtz G, et al. Long-term health-related quality of life of living kidney donors: a single-center experience. Qual Life Res, 2015, 24（12）:2833–2842.

Chachamovich JR, Chachamovich E, Ezer H, et al. Investigating quality of life and health-related quality of life in infertility: a systematic review. J Psychosom Obstet Gynecol, 2010, 31（2）:101–110. https://doi.org/10.3109/0167482X.2010.481337.

Dabbs ADV, Hoffman LA, Swigart V, , et al. Striving for normalcy: symptoms and the threat of rejection after lung transplantation. Soc Sci Med, 2004, 59（7）:1473–1484.

El Kissi Y, Romdhane AB, Hidar S, et al. General psychopathology, anxiety, depression and self-esteem in couples undergoing infertility treatment: a comparative study between men and women. Eur J Obstet Gynecol Reprod Biol, 2013, 167（2）:185–189.

Gourounti K. Psychological stress and adjustment in pregnancy following assisted reproductive technology and spontaneous conception: a systematic review. Women Health, 2016, 56（1）:98–118.

Gross C, Messersmith EE, Hong BA, et al. Health-related quality of life in kidney donors from the last five decades: results from the RELIVE study. Am J Transplant, 2013, 13（11）:2924–2934.

Järvholm S, Johannesson L, Brännström M. Psychological aspects in pre-transplantation assessments of patients prior to entering the first uterus transplantation trial. Acta Obstet Gynecol Scand, 2015a, 94（10）:1035–1038. https://doi.org/10.1111/aogs.12696.

Järvholm S, Johannesson L, Clarke A, et al. Uterus transplantation trial: psychological evaluation of recipients and partners during the post-transplantation year. Fertil Steril, 2015b, 104（4）:1010. https://doi.org/10.1016/j.fertnstert.2015.06.038.

Kvarnström N, Järvholm S, Johannesson L, et al. Live donors of the initial observational study of uterus transplantation—psychological and medical follow-up until 1 year after surgery in the 9 cases. Transplantation, 2017, 101（3）:664–670.

Lawrence E, Rothman AD, Cobb RJ, et al. Marital satisfaction across the transition to parenthood. J Fam Psychol, 2008, 22（1）:41.

Lentine KL, Schnitzler MA, Xiao H, et al. Depression diagnoses after living kidney donation: linking United States registry data and administrative claims. Transplantation, 2012, 94（1）:77.

Loft LTG. Child health and parental relationships. Int J Sociol, 2011, 41（1）:27–47. https://doi.org/10.2753/IJS0020–7659410102.

McKenzie SK, Carter K. Does transition into parenthood lead to changes in mental health? Findings from three waves of a population based panel study. J Epidemiol Community Health, 2013, 67（4）:339–345. https://doi.org/10.1136/jech–2012–201765.

Nilsson M, Forsberg A, Bäckman L, et al. The perceived threat of the risk for graft rejection and health-related quality of life among organ transplant recipients. J Clin Nurs, 2011, 20（1/2）:274–282.

Philpott LF, Fitzgerald S, Leahy-Warren P, et al. Stress in fathers in the perinatal period: a systematic review. Midwifery, 2017, 55:113–127.

第 25 章　子宫移植受者的产科和儿科随访

Hans Bokström, Mats Brännström, Henrik Hagberg

产前护理

从最初的瑞典子宫移植（UTx）研究（Brännström et al.，2014）到目前（2019 年年中），有 8 例分娩了活产婴儿和 1 例正在妊娠，所有患者在整个妊娠期间密切随访。从妊娠第 8 周开始，所有移植受者都接受定期的临床检查和实验室检查。检查的频率最初是每 2 周 1 次，妊娠 34 周之后，每周 1 次。这些患者的随访由一名产科医生（母婴医学专家）和一名助产士负责，并与一名免疫抑制治疗方面的泌尿外科专家密切合作。

临床检查包括移植子宫宫颈和阴道壁的妇科肉眼检查，以及宫颈普通细菌培养，包括 B 族链球菌。在两个预定的时间点（妊娠 12~16 周和 28~30 周）进行宫颈活检。这些检查由负责子宫移植和胚胎移植患者随访的专职妇科医生组织。在宫颈活检证实存在免疫排斥时，暂时加量免疫抑制剂，每隔 1 周宫颈活检 1 次，直到活检证实无排斥反应。

患者每次产检时，经阴道超声测量宫颈长度，腹部超声测量胎儿双顶径、腹径和股骨长度。应用多普勒超声评估患者的子宫动脉血流速度，获

H. Bokström · H. Hagberg
Department of Obstetrics and Gynecology, Sahlgrenska Academy,
University of Gothenburg, Gothenburg, Sweden
e-mail:hans.i.bokstrom@vgregion.se;henrik.hagberg@obgyn.gu.se

M. Brännström (✉)
Department of Obstetrics and Gynecology, Sahlgrenska Academy,
University of Gothenburg, Gothenburg, Sweden

Stockholm IVF-EUGIN, Stockholm, Sweden
e-mail:mats.brannstrom@obgyn.gu.se

© Springer Nature Switzerland AG 2020
M. Brännström (ed.), *Uterus Transplantation,*
https://doi.org/10.1007/978-3-319-94162-2_25

得收缩期和舒张期峰值血流速度的波形特征和测量值，计算搏动指数；进行常规血液检测以评估血液状况、肝功能和肾功能，并监测感染情况；测定他克莫司血药浓度。

在接受免疫抑制剂治疗的基础上，患者从胚胎移植前 2 周开始口服叶酸（250 μg，2 次 / 天）。在冷冻胚胎移植的情况下，患者接受口服雌二醇（2 mg，3 次 / 天）和阴道孕酮（100 mg，3 次 / 天），直到妊娠第 8 周。从子宫移植时起，受者口服阿司匹林（75 mg/d），我们最初的建议是在妊娠期继续服用此剂量。然而，在后期妊娠中，为降低子痫前期的风险（Rolnik et al.，2017），阿司匹林剂量增加到 160 mg/d。此外，他克莫司的剂量在妊娠期间被提高，以保持其必需的血药浓度，这一点与其他器官移植患者在妊娠期的处理一致。妊娠期间，根据团队心理学家的要求，助产士和产科医生将为孕妇及其伴侣提供心理支持。

分　娩

子宫移植推荐的分娩方式是选择性剖宫产，这主要取决于移植子宫的特殊解剖状态——非生理性的固定和易损伤的血管吻合。此外，在阴道分娩期间，阴道可能不太容易正常扩张，其原因在于在阴道吻合处始终存在一个纤维缩窄环，甚至在一些报道的病例中，纤维环发展为真正的阴道狭窄，需要手术纠正（Chmel et al.，2019）。因此在阴道试产期间，这种阴道缩窄环难以扩张。此外，在开展的子宫移植临床试验中，绝大多数受者为先天性子宫阴道缺如（MRKH）综合征患者。她们在移植前已经接受了阴道扩张或阴道成形术，为移植创造了一个符合功能长度的阴道，但这种非生理性阴道不具有正常阴道的组织弹性。

子宫移植后的最佳分娩时间仍有待进一步确定。最初，我们的目标是在妊娠 35 周通过剖宫产分娩。后来，在获得更多的经验后，如果没有并发症的迹象，这个建议被修改为妊娠 37 周。从妊娠 35 周推迟到妊娠 37 周是为了达到最佳的胎肺成熟。根据瑞典的治疗原则，如果分娩发生在妊娠 34 周前，则需进行皮质类固醇治疗以促进肺成熟。

择期剖宫产最好在腰麻下进行，如果预计术中情况比较困难，可以联合硬膜外麻醉。如果条件允许，剖宫产可由一名产科医生和两名参与过患者子宫移植手术的妇科医生进行，以便应对子宫移植解剖结构的变化。最好有一名移植外科医生随时待命，以防剖宫产术中子宫动脉或静脉受到损伤。沿着子宫移植的腹部瘢痕，我们通过正中皮肤切口进入。通常情况下，膀胱腹膜附着的位置会比正常略高，子宫与大网膜之间可能会出现粘连。在分离所有干扰术野的粘连后，应从较高的位置分离膀胱腹膜，以便将膀胱顶部从子宫前方掀起，暴露子宫切口部位。在子宫下段横切口之前，外科医生应确定子宫动脉或静脉没有在计划子宫横切口的两侧。在我们完成的 9 次子宫移植后剖宫产中，有 1 次发现子宫动脉在子宫前侧卷起，其中 1 条子宫动脉被错误地切断。因此，术中紧急血管夹夹闭双侧血管端，在剖宫产结束后移植外科医生重新进行血管的端端吻合。我们建议子宫移植患者在剖宫产中选用子宫低位横切口，然后再用标准术式进行剖宫产。取出婴儿和胎盘后，我们将子宫切口分两层缝合，不缝合膀胱腹膜。我们已完成的 9 例子宫移植后剖宫产术后均未出现宫缩乏力的问题。在剖宫产手术中有一些需要特别考虑的问题：若术前胎心监测显示异常，可以将探头置于无菌袋中，贴附子宫表面进行胎心监测。如果计划在剖宫产的同时切除子宫，可在胎儿娩出后改用全身麻醉。

剖宫产后，大多数情况下将在分娩后 1~3 个月延迟行子宫切除术，或尝试第二次妊娠。产后推迟数月切除子宫而非在剖宫产同期进行，是为了观察一段时间，从而确保新生儿的健康。

术后护理可以按当地常规护理进行。免疫抑制他克莫司的剂量通常可以在分娩后减少到分娩前的一半。在术后第 1 周，应该每天测量他克莫司的血药浓度，直到达到预计水平，然后改为每周测量。如果是早产儿，应将孩子放入新生儿病房。足月分娩的婴儿应母乳喂养；早产儿应在控制新生儿免疫状态后，再行母乳喂养。母亲和足月新生儿的常规出院时间为产后 3~5 d。术后随访建议在 6 周后进行，包括临床检查和超声检查。

产后随访

瑞典最初子宫移植分娩的儿童（Brännström et al.，2014）按照瑞典常规儿科医学项目定期测量身高、体重和头围，并进行身体、神经健康发育评估，这项检查将一直持续到 18 岁。我们还增加了一系列其他测试和问卷，以检查其神经精神发育和免疫功能。目前，没有迹象表明接受免疫抑制药物治疗的器官移植患者生育子女的以上参数不正常。但在子宫移植后，我们需要进行更全面的随访监测，因为这些儿童的胎儿期在移植子宫中发育，并受到免疫抑制治疗的影响。孩子 3 岁时，我们使用的神经心理学和神经精神病学测试是贝利婴儿发展量表（Bailey）、婴幼儿孤独症量表（M-CHAT）、Essence-Q-rev 和自我描述问卷（SDQ）；6 岁时，我们使用的测试是韦氏儿童智力量表（WPPSI-IW/WISC）、SDQ、5-15、斯诺佩评估量表（SNAP IV）和社交沟通量表（SCQ）。所有测试都由神经心理学家和儿科精神病学家共同执行和评估。在儿童 5 岁时检查免疫状态，通过流式细胞仪（FACS）对全血进行免疫细胞亚群的分析，当发现任何关于免疫细胞分布的异常时，都将增加额外的其他功能测试。

公布的子宫移植后分娩结果

到目前为止，子宫移植后 4 次妊娠的详细结果已经公布。下面将回顾这 4 次妊娠的过程。

子宫移植后的第 1 例活产是在 2014 年 9 月，来自瑞典早期研究的第 5 号患者（Brännström et al., 2014），文献对其妊娠和分娩都有详细记载（Brännström et al., 2015）。这名 35 岁的受者患有 MRKH 综合征，在妊娠前 1 年进行了子宫移植，第 1 次胚胎移植就成功妊娠。供者是一名 61 岁的女性，有 2 次正常的阴道分娩史，已绝经 7 年。子宫移植后受者接受他克莫司、硫唑嘌呤和糖皮质激素的三重免疫抑制治疗。尽管口服补铁，患者仍出现妊娠合并贫血，在妊娠 8 周时血红蛋白为 8.4 g/dL。然后给予该患者 500 mg 羧麦芽糖铁静脉注射一次，每周皮下注射一次阿法达贝泊 60 μg。此后妊娠期间，血红蛋白值保持在 10.0~10.7 g/dL（Brännström et al., 2015）。妊娠 18^{+2} 周时宫颈活检发现 1 次无症状轻度排斥反应，予甲泼尼龙静脉注射治疗 3 d（第 1 天 250 mg，第 2~3 天 125 mg），2 周后对照活检和妊娠 30 周常规宫颈活检均正常。妊娠后进行超声检查，胎儿生长参数在分娩前均正常。妊娠期脐血流速度指数正常，子宫血流搏动指数处于正常范围低值。宫颈长度在 43~50 mm。在妊娠 31^{+5} 周，患者因重度先兆子痫入院，并由于胎心监护出现变异减速行剖宫产术。分娩的男婴体重 1775 g（-9%），阿普加（Apgar）评分正常，血气 / 酸碱状态正常（Brännström et al.，2015）。母亲孕期增重 8 kg。婴儿因呼吸窘迫综合征接受治疗，新生儿黄疸接受光疗。先兆子痫的发病原因尚不清楚，但潜在的因素可能是患者一侧肾脏缺如及免疫抑制效应的综合影响。男婴出生后 16 d 出院，2 周后开始母乳喂养并持续 6 周。婴儿在 6 个月时接受了单侧腹股沟疝的择期手术。截至目前（2019 年年中），全球子宫移植后首例分娩儿童已将近 5 岁，生长发育一切正常。

瑞典试验中的第 2 例妊娠（Brännström et al.，2016）是一名 28 岁MRKH 综合征女性，供者是其 50 岁的母亲，供者有 3 次正常阴道分娩史。子宫移植后 12 个月，进行第一次胚胎移植，在自然周期实施囊胚移植，成功妊娠。受者接受他克莫司、硫唑嘌呤和泼尼松龙三联免疫抑制。妊娠期间无组织学或临床的免疫排斥现象。妊娠 18 周时肌酐升高至 137 mol/L，并伴随中度肾积水，持续至妊娠终止。在妊娠 18 周，血红蛋白下降到7.9 g/dL，采用与第 1 例子宫移植妊娠相同的治疗方法（见上文）。随后，血红蛋白水平稳定在 9.5 g/dL。患者血压、血糖水平和宫颈长度在妊娠期间均处于正常区间。腹部超声显示胎儿生长指标正常，多普勒显示脐动脉、子宫动脉血流指数正常。妊娠常规持续到妊娠 33 周，此时孕妇出现瘙痒症状。在妊娠 34 周瘙痒症状加重，伴胆汁酸升高，诊断妊娠期肝内胆汁淤积综合征。因此，将原计划择期妊娠 35 周剖宫产提前于妊娠 34^{+4} 周实施，分娩一男婴，体重 2335g（-7%），阿普加评分正常，脐动脉血气 / 酸碱平衡正常。婴儿出现轻度呼吸窘迫的体征，用持续气道正压通气和表面活性物质治疗 2 d。产后 8 d，母亲和孩子出院。2 周后开始母乳喂养，持续3 个月。男孩发育完全正常，至 2019 年年中 4.5 岁。

瑞典子宫移植团队中顺利诞生 2 名新生儿之后（Brännström et al.，2014），该团队的子宫移植受者又先后成功分娩了 6 名新生儿（Mölne et al.，2017），但这些妊娠的细节尚未公布。总之，瑞典子宫移植团队诞生了全球子宫移植之后的第一组活产儿，他们均来自活体供者子宫移植（LD UTx）。

2017 年 11 月下旬，世界上第 9 名子宫移植后婴儿出生在美国达拉斯，这也是瑞典以外的首例（Testa et al.，2018），发生在全球首例子宫移植生育的 3 年之后（Brännström et al.，2015）。此例子宫移植受者是一名

29 岁的 MRKH 女性，她接受了一名 32 岁无私捐献供者的子宫，供者曾分娩 2 次。子宫移植后第一次胚胎移植就成功妊娠。妊娠 13 周发生阴道出血，绒毛膜下血肿形成，妊娠 22 周完全消失。妊娠 33^{+1} 周进行了择期剖宫产手术。其早产的原因是婴儿达到风险 / 收益比最佳孕龄、平安分娩概率最高及保护母亲肾脏功能。男婴出生体重 1995 g，阿普加评分 8/9。剖宫产手术的最后一步进行了子宫切除术。母亲在术后 4 d 后出院，婴儿出生后 4 周出院。文章没有提到任何有关婴儿产后护理的细节或者是否尝试过母乳喂养。

世界上第 10 例子宫移植婴儿诞生在巴西圣保罗，这是全球第 1 例尸体供者子宫移植（DD UTx）后的成功分娩（Ejzenberg et al.，2019）。这次妊娠实际上与美国子宫移植患者妊娠几乎同步（见上文），但巴西子宫移植患者分娩于 2017 年 12 月（妊娠 35^{+3} 周），而美国子宫移植患者妊娠 33^{+1} 周的择期剖宫产发生在 2017 年 11 月下旬。巴西的子宫移植受者是一名 32 岁的 MRKH 女性，供者是一名 45 岁因蛛网膜下腔出血引起的脑死亡患者，供者曾经分娩 3 次。子宫移植受者在第一次胚胎移植时成功妊娠，妊娠进展正常，患者血压正常，体重增加 15 kg。在妊娠 32 周，这名女性因肾盂肾炎接受治疗。择期剖宫产是根据最初瑞典方案的建议进行的，在妊娠 35^{+3} 周剖宫产分娩一名女婴。女婴体重 2550 g，阿普加评分良好（9/9/10）。移植子宫在剖宫产术中被切除，组织病理学检查显示子宫动脉内膜增生。

参考文献

Brännström M, Johannesson L, Dahm-Kähler P, et al. First clinical uterus transplantation trial: a six-month report . Fertil Steril, 2014, 101（5）: 1228–1236.

Rolnik D L, Wright D, Poon L C, et al. Aspirin versus Placebo in Pregnancies at High Risk for Preterm Preeclampsia . N Engl J Med, 2017, 377（7）: 613–622.

Chmel R, Novackova M, Janousek L, et al. Revaluation and lessons learned from the first 9 cases of a Czech uterus transplantation trial: Four deceased donor and 5 living donor uterus transplantations . Am J Transplantation, 2019, 19（3）: 855–864.

Brännström M, Johannesson L, Bokström H, et al. Livebirth after uterus transplantation. Lancet, 2015, 385（9968）: 607–616.

Brännström M, Bokström H, Dahm-Kähler P, et al. One uterus bridging three generations: first live birth after mother-to-daughter uterus transplantation . Fertil Steril, 2016, 106（2）:

261–266.

Mölne J, Broecker V, Ekberg J, et al. Monitoring of human uterus transplantation with cervical biopsies: a provisional scoring system for rejection. Am J Transplantation, 2017, 17（6）: 1628–1636.

Testa G, Mckenna GJ, Gunby RT, Jr., et al. First live birth after uterus transplantation in the United States. Am J Transplantation, 2018, 18（5）: 1270–1274.

Ejzenberg D, Andraus W, Baratelli Carelli Mendes LR, et al. Livebirth after uterus transplantation from a deceased donor in a recipient with uterine infertility. Lancet, 2019, 392（10165）: 2697–2704.

第 26 章　子宫移植术后感染

Steven Van Laecke，*Steven Weyers*

简　介

　　子宫移植（UTx）极大地扩展了女性不孕的诊疗范围。这项创新技术的伦理限制是基于暂时性接触免疫抑制药物。在子宫移植中，移植的子宫将在 1~2 次成功妊娠后被切除，因此这种免疫抑制剂的暴露被限制在有限的时间内。理论上，没有遗留效应的情况下，在摘除移植物后不久停用免疫抑制药物后，感染和癌症的额外风险应该会消除。在使用免疫抑制药物期间，感染风险持续增加必须引起高度重视。接受免疫抑制药物的患者应该不断优化受益 / 伤害比，因为这些年轻的子宫移植患者原本并不存在对身体有威胁的疾病，只是接受了非挽救生命的子宫移植。目前已开展的子宫移植数量相当有限，随访时间也很短，有关移植后并发症，特别是感染的数据十分有限（Brannstrom，2018; Brannstrom et al.，2018; FavreInhofer et al.，2018; Kisu et al.，2018）。与伦理、社会心理和外科手术技术等经常被讨论的焦点比较，子宫移植后感染在已发表的报告和综述论文中应该算是被略微忽视了（American Society for Reproductive Medicine position statement on uterus transplantation: a committee opinion，2018; Brannstrom，2018; Brannstrom et al.，2015; Favre-Inhofer et al.，2018; Flyckt

S. Van Laecke (✉)
Renal Division, Ghent University Hospital, Ghent, Belgium
e-mail:Steven.vanlaecke@ugent.be

S. Weyers
Women's Clinic, Ghent University Hospital, Ghent, Belgium
e-mail:Steven.weyers@ugent.be

© Springer Nature Switzerland AG 2020
M. Brännström (ed.), *Uterus Transplantation*,
https://doi.org/10.1007/978-3-319-94162-2_26

et al.，2016b；Testa et al.，2018b）。移植术后第 1 年移植物存活率稳步升高，但仍然受到移植后较高风险血栓并发症的影响，特别是接受尸体供者子宫移植（DD UTx）的受者（Chmel et al.，2019；Fageeh et al.，2002；Johannesson et al.，2015；Kisu et al.，2018；Testa et al.，2017）。但这些并不应该阻止对免疫抑制策略的不断优化，尽可能降低免疫排斥率和感染率才是子宫移植成功的关键。

在这一章中，我们描述了移植后感染的流行病学，特别是在子宫移植的背景下，技术程序、器官的特殊性质（包括共生菌群的存在）及未来妊娠的前景，将人们的注意力转移到真菌感染、适当的预防策略及微生物［特别是巨细胞病毒（CMV）］感染上。我们讨论了影响实体器官移植受者和其他免疫受损患者感染率的条件，并将分别考虑细菌、病毒和真菌感染的应对措施，特别是对子宫移植受者。最后，我们将阐述包括最新发表的关于移植前供者和受者筛查、移植后预防，以及迄今为止在全球开展的子宫移植项目中的感染数据。

一般概念

免疫抑制与感染

免疫抑制的最终状态是器官移植最关键的因素，仅次于环境因素，它决定了实体器官移植受者的感染风险（Fishman，2017）。这种环境暴露不仅包括与寄居或共生微生物的相互作用，还包括手术、出国旅行、接触家畜或居住在谷仓和阁楼等有暴露于霉菌或真菌的高风险区域（图26.1）。免疫抑制的最终状态由免疫抑制的程度或水平决定，并无法量化（Fishman，2017）。它还随接触免疫抑制药物的时间而异，并转化为对体液免疫和细胞免疫的抑制作用（Fishman，2017）（图 26.1）。低丙种球蛋白血症和淋巴细胞（尤其是 CD4$^+$ T 细胞）减少是各自的指数和潜在的预后生物标志物（Fernandez-Ruiz et al.，2014；Florescu，2014）。低丙种球蛋白血症尤其与真菌和病毒感染的发生有关，包括 CMV（Florescu，2014）。其他因素包括类似 CMV 的免疫调节病毒的存在，如 HIV、寨卡病毒（ZIKV）和丙型肝炎（HCV）；以及导管、引流管或包括伤口、体液引流在内的医源性并发症导致的黏膜皮肤屏障破坏（Fishman，2017；

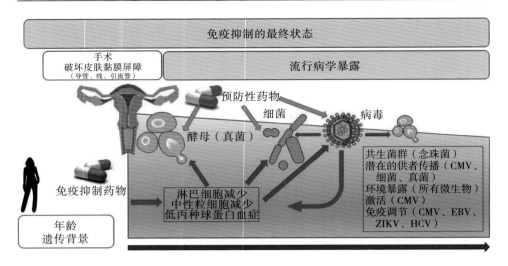

图 26.1　子宫移植受者感染风险增加的病因。免疫抑制的最终状态是由手术本身、预先特征，尤其是由免疫抑制药物决定的，这些药物在移植后暴露逐渐减少，易导致免疫紊乱，如淋巴细胞减少。环境暴露包括从移植当天开始接触共生微生物和医院微生物。绿色箭头表示对这些微生物的抑制作用，红色箭头表示刺激增强作用

Foo et al.，2017）。其他的移植前因素，如自身免疫性疾病、尿毒症、糖尿病、肝硬化和营养不良等，对子宫移植受者来说是无关的，因为这些因素在子宫移植的排除列表中。因此，理论上而言，子宫移植受者的感染风险低于其他实体器官移植者，其原因在于后者通常年龄较大，且通常有复杂的病史和严重的合并症。需要引起重视的是，如果免疫抑制药物方案中包含多克隆诱导，尤其在移植后的头几个月提高他克莫司药物浓度，包括对交界性或轻度排斥反应进行积极的抗排斥治疗，这种原本子宫移植受者感染风险低的理论上的优势很容易被抵消。一般，免疫能力较强的人接触免疫抑制药物通常会增加感染风险，特别是严重感染的风险。根据文献数据和随机对照试验（RCT）的 meta 分析，这种情况在银屑病或类风湿性关节炎患者中出现了一致的现象（Ai et al.，2015；Downey，2016；Mabille et al.，2017；Minozzi et al.，2016）。根据安慰剂对照 RCT 的系统综述，在使用生物制剂治疗的炎症性肠病患者中，感染风险增加 [OR=1.19；95%CI（1.10，1.29）]，尤其是机会性感染的风险 [OR=1.90；95%CI（1.21，3.01）]（Bonovas et al.，2016）。根据 6273 例克罗恩病患者的数据，泼尼松治疗 [HR=1.57；95%CI（1.17，2.10）] 和英夫利西单抗治疗 [HR=1.43，

95%CI（1.11，1.84）]都与严重感染的风险增加相关（Lichtenstein et al.，2012）。最近对 262 例平均年龄 39 岁、肾功能轻度受损的 IgA 肾病患者进行的 RCT 中，与安慰剂相比使用大剂量皮质类固醇方案可以保护肾脏，但以 8% 的严重感染为代价，导致干预组 2 名受试者死亡（Lv et al.，2017），尽管对肾脏有保护的效果，该研究仍然提前终止（Lv et al.，2017）。在研究组中发生的 3 例耶氏肺孢子虫肺炎（PJP）病例表明，即使在具有免疫功能的受试者中，也需要在使用免疫抑制药物的同时进行微生物感染的预防。

在免疫抑制诱导治疗后不久，免疫抑制药物浓度达到最高水平，同时在移植后的最初几周，暴露于皮质类固醇和相对高水平的钙调磷酸酶抑制剂环孢素，特别是他克莫司。这种典型的给药时机解释了感染风险的增加，尤其是在移植后的最初几周和几个月。呼吸道和尿路感染（UTI）的高峰期出现在移植后的第 1 个月，主要原因是院内感染和手术相关感染，如渗漏、术后伤口、留置（膀胱）导尿和机械通气，而不是更为罕见的供者来源感染（Fishman，2017; Karuthu et al.，2012; Kutinova et al.，2006）。根据移植相关感染的经典时间线，机会性感染通常不会在这段时间内发生，更多的是从移植术后第 2 个月开始出现（Fishman，2017）。它们更难诊断和治疗，有时甚至需要长达 12 个月的疗程,如诺卡菌和隐球菌感染（Clark et al.，2013; Henao-Martinez et al.，2015）。机会性感染在实体器官移植受者中比在正常人群中更常见，而在免疫正常人群中几乎不存在机会性感染。根据肾移植受者的数据，机会致病菌导致感染相关死亡原因在所有病例中占 5%（Kinnunen et al.，2018）。移植 1 年后，虽然机会性感染可能在移植多年后出现，但大多数感染是与普通人群平行获得的，尽管感染的频率和严重性更高（Fishman，2017; Karuthu et al.，2012）。鉴于此，只要子宫移植受者接受免疫抑制药物治疗，他们就可能面临机会性感染。

妊娠期感染

无论是否服用免疫抑制剂，孕妇本身就更容易受到感染，特别是一些特定病毒，如流感和单纯疱疹病毒（HSV），后者甚至有可能在免疫能力强的女性中传播（Kourtis et al.，2014）。此外,侵袭性李斯特菌感染的风险，特别是在妊娠晚期，比普通人群要高得多（Kourtis et al.，2014）。根据相关报道，这种感染风险的增加是由于激素和免疫学的变化，包括妊娠期 T 细胞、NK 细胞活性的逐渐降低（Kourtis et al.，2014）。然而，考虑到妊娠最后几个月固有免疫和调节性 T 细胞的增加，将妊娠视为全身免疫抑制状态的概念似乎已经过时了（Pazos et al.，2012）。相反，妊娠应该被认为是一种机体调整免疫的状态（Kourtis et al.，2014）。因此，与妊娠相关的感染尤其令人担忧。除了一些病毒感染（如 CMV 和弓形虫）导致的潜在胎儿感染外，败血症情况下的血流动力学改变也可能对未出生的胎儿有害。妊娠期尿路感染很常见，部分原因是子宫增大导致尿潴留，并可能引发早产（Grio et al.，1994）。根据相应的研究结果，女性在妊娠期间暴露于自身免疫抑制药物 [糖皮质激素、抗肿瘤坏死因子或用于包括系统性红斑狼疮（SLE）在内的多种自身免疫性疾病的生物制剂] 严重感染的风险为 0.2%，粗略发病率为每 100 患者年 1~4 例（Desai et al.，2017）。值得注意的是，在这项分析中大剂量皮质类固醇是严重感染的独立危险因素（Desai et al.，2017）。这就解释了为什么子宫移植后不久，尤其是在移植排斥反应复杂的情况下，避免早期胚胎移植不仅仅是出于免疫学原因（表 26.1）。

抗菌药物预防

包括子宫移植在内的实体器官移植受者都需要行抗菌预防（表26.1）。因此，通常建议移植后 6 个月内使用甲氧苄啶－磺胺甲恶唑（TMP-SMX）预防耶氏肺孢子虫病（PJP），并提供额外保护。TMP-SMX可以预防弓形虫、诺卡菌和李斯特菌的感染，还可以预防其他感染，如泌尿系感染（Giullian et al.，2010; Singh et al.，2015）。尽管已证实诺卡菌对 TMP-SMX 的敏感性，但仍有报道称在使用 TMP-SMX 预防时出现了诺卡菌感染，这可能会引起人们对不坚持使用或剂量不达标使用的担忧（Coussement et al.，2016）。妊娠期禁止使用 TMP-SMX。

表 26.1　降低子宫移植受者感染风险的策略

策略	非常早（移植前至第 1 个月）	早（1~6 个月）	晚（6 个月后）
一般措施			
避免早期胚胎移植（移植后 12 个月前）	NA	X	X
避免 CMV 阴性受者接受 CMV 阳性 DD 子宫	X	NA	NA
避免 LD 在捐献前 6 个月居住在 ZIKV 流行区	X	NA	NA
在移植前考虑泌尿系统评估（等待列表）	X	NA	NA
培养保存液评估检测，尤其注重真菌感染	X	NA	NA
避免死因不明的脑膜炎 DD	X	NA	NA
尽快移除导管（如膀胱导尿管）	X	X	X
微生物预防			
将咪康唑软膏用于 DD 子宫阴道准备	X	NA	NA
PJP 预防（TMP-SMX 6 个月）	X	X	NA
单纯疱疹预防，阿昔洛韦 3 次，800 mg/d，持续 30 d（CMV 供者和受者均阴性）	X	NA	NA
预防 CMV：缬更昔洛韦 900 mg/d，持续 100 d（CMV 受者阳性）	X	X	NA
预防 CMV：更昔洛韦 900 mg/d，持续 200 d（CMV 供者阳性，受者阴性）	X	X	X
静脉注射哌拉西林－他唑巴坦 4 g，4 次/天（3~5 d），从移植时开始抗菌预防	X	NA	NA
氟康唑 200 mg，口服，1~2 次/天（5~10d），从移植时开始抗真菌预防	X	NA	NA

续表

策略	非常早（移植前至第 1 个月）	早（1~6 个月）	晚（6 个月后）
免疫抑制			
避免他克莫司浓度 > 15 ng/mL	X	X	X
避免他克莫司浓度 > 10 ng/mL	NA	X	X
避免使用多克隆抗体诱导，除非出于免疫学原因（免疫受者）	X	NA	NA
尽量避免多克隆抗体的抗排斥治疗	X	X	X
避免使用大剂量糖皮质激素治疗交界性排斥反应	X	X	X
在白细胞减少或严重淋巴细胞减少的情况下，考虑减少 MMF/ 硫唑嘌呤的剂量	X	X	X

NA：不适用；X：未知；CMV：巨细胞病毒；ZIKV：寨卡病毒；PJP：耶氏肺孢子虫病；TMP-SMX：甲氧苄啶 – 磺胺甲恶唑；MMF：霉酚酸酯；LD：活体供者；DD：尸体供者

在实体器官移植受者中，对于那些 CMV 供者阳性、受者阴性，提倡定期测量 CMV 血症的预先策略是否优于普遍的 CMV 预防，尚不确定（Caskurlu et al., 2019; Mumtaz et al., 2015）。在实施预先策略后，与早期感染相比，肾移植后 6 个月以上发生的 CMV 感染与更具侵袭性的病程相关（Ono et al., 2019）。子宫移植受者的情况似乎相对简单。考虑到移植后早期妊娠具有病毒转染的固有风险和随后婴儿的出生缺陷，应绝对避免无临床症状的 CMV 血症。因此，大多数子宫移植中心将在中等风险组（受者 CMV 阳性伴或不伴供者阳性）中提倡使用缬更昔洛韦预防 CMV 100 d。在高危组中，缬更昔洛韦 200 d 的预防性治疗，使肾移植后 2 年内 CMV 感染风险显著降低（Humar et al., 2010）。这段时间在子宫移植受者可以尝试受孕的时间范围内。在实体器官移植受者，CMV 预防不仅可以降低其他疱疹的风险，还可以降低细菌和原虫感染的风险（Hodson et al., 2013）。一些子宫移植中心（克利夫兰医学中心，根特）已经调整了他们的供 / 受者匹配政策，以避免出现供者 CMV 阳性、受者阴性的组合

（Flyckt et al.，2016a）。在 CMV 血清阴性的实体器官移植受者中，考虑到 HSV 在宫颈炎发生中的致病作用，许多移植中心主张在移植后前 4 周使用阿昔洛韦预防，这对于子宫移植受者是一种有效的保护策略。

与之对比，目前最佳的短期抗菌预防措施仍不确定。预防性抗生素降低了阴式和开腹子宫切除术后包括盆腔感染在内的术后感染风险 [RR=0.28；95%CI（0.20，0.39）]（Ayeleke et al.，2017）。关于子宫切除术前应使用哪种抗生素，一直存在争议。目前的证据大多基于几十年前的低质量或中等质量的临床研究，不能妥当地解决这一问题（Ayeleke et al.，2017）。由于理论上没有采取预防措施的免疫功能正常的女性，经阴道子宫切除术后感染率约为 20%~50%（Ayeleke et al.，2017；Mittendorf et al.，1993），因此子宫移植受者的预防措施应是有效的，有良好的针对性。由于下生殖道是一个富含正常居住菌群的区域，包括厌氧微生物（Larsen et al.，2001），因此预防措施不应只针对革兰氏阳性需氧细菌。在简单的经宫颈宫内手术中使用抗生素预防的临床获益至今未经证实，因为至今尚无 RCT 评估抗生素预防对宫腔内感染风险的影响（Minas et al.，2014；Thinkhamrop et al.，2013）。对于免疫功能抑制的子宫移植患者，考虑到手术持续时间长，相关创伤可能暴露于需氧菌、厌氧菌共生菌群，以及与宫腔相通的阴道、宫颈菌群的污染，因此使用包括广谱抗生素预防的策略应是有必要的。大多数子宫移植中心建议短期（1~5 d）的广谱抗生素、厌氧菌覆盖，主要使用哌拉西林 - 他唑巴坦（Brannstrom et al.，2014；Chmel et al.，2019；Ejzenberg et al.，2019；Ozkan et al.，2013）或头孢曲松联合奥硝唑（Wei et al.，2017）。

侵入性真菌感染是实体器官移植受者发病甚至死亡的重要原因，尤其是肺移植、小肠移植受者，但在肝脏、心脏，尤其是肾移植受者中发生率较低（Giannella et al.，2018；Pappas et al.，2010）。这种差异很大程度上可以解释为真菌或霉菌作为共生病原体的潜在环境暴露，在取消宿主防御后可成为直接病原体。对于子宫移植受者，抗真菌预防，特别是针对共生病原体白念珠菌，理论上可以降低早发性子宫及全身感染的风险。美国首例子宫移植早期切除原因即为移植子宫的念珠菌感染（Flyckt et al.，2016b）。侵袭性念珠菌病比其他侵袭性真菌病发生得更早，大多发生在最初的 3 个月内，并且被归类为院内感染（Giannella et al.，2018）。动脉炎是由真菌感染引起的潜在威胁，它可以发展为有可能破裂并危及生命的真菌性动脉瘤（Tang et al.，2017）。在子宫移植受者中，理论上对移植子宫通过供者传播或器官保存液污染的担忧似乎也是真实的。根据目前的指南，在肝移植受者中，预防性治疗 3~4 周不仅可以减少定植，还可以降低真菌感染及其相关死亡率（Pappas et al.，2009）。考虑到曲霉菌定殖的作用，几乎所有的肺移植中心都采用了一种抗真菌预防策略，根据一项观察性研究的 meta 分析，该策略有效降低了侵袭性曲霉病的发生率，尽管预防的时间仍有争议，通常会延长（3~6 个月）（Pilarczyk et al.，2016）。在小肠移植受者中，抗真菌预防是常规操作，氟康唑是首选药物，持续至少 4 周，直到吻合口完全愈合，并且没有排斥反应（Giannella et al.，2018; Silveira et al.，2013）。目前，对于非中性粒细胞减少的肾移植和胰腺移植受者，不推荐抗真菌预防。

对于子宫移植受者而言，一些关于抗菌预防的难题仍未解决。目前尚不清楚免疫抑制如何影响正常的阴道菌群，尤其是乳酸菌或其他共生病原体的潜在调节作用。从不同移植中心的不同预防持续时间来看，子宫移植受者的预防持续时间仍然难以确定（表 26.1）。此外，根据 RCT，考虑到棘球白素在预防中的有效性，应该进一步探索其作用机制（Giannella et al.，2018）。棘球白素在临床上缺乏显著的药物相互作用并对内源性肾上腺产生不利影响，这两者都与唑类药物的使用有关（Giannella et al.，2018）。氟康唑的广泛使用可能导致耐唑类药物的非白念珠菌菌株的出现，但这些菌株仍对棘球白素敏感（Giannella et al.，2018；Singh，2000）。目前子宫移植受者应用的抗真菌预防多为 5~10 d 氟康唑，远低于肺或小肠移植受者考虑的循证治疗持续时间（3~4 个月）。而在其他实体器官移植受者中，预防的持续时间也并不明确（Patterson et al.，2016）。

细菌感染

典型呼吸道感染和泌尿系感染（UTI）是器官移植后所有细菌感染的主要来源（Kutinova et al.，2006）。在初步公布的数据中，子宫移植受者中 UTI 的报告相当频繁（暂无进一步疾病严重程度的分级），由于没有健康对照，因此暂无明确评估子宫移植受者的归因风险（Chmel et al.，2019; Ozkan et al.，2013; Testa et al.，2018b）。我们之前观察到，在我们中心列出 14 例筛查潜在子宫移植受者的先天性子宫阴道缺如（MRKH）综合征患者中，有很高比例（29%）的膀胱残余容量 >100 mL（未发表的观察结果）。这与从普通人群（N=308）中选择的同龄健康无症状女性的预期不一致，对照组平均排尿后残留量为 2.92 ± 3.69 mL（Barapatre et al.，2009）。膀胱功能障碍并不是 MRKH 患者的共同特征，它与泌尿生殖道的各种发育异常有关，包括肾发育不全和肾发育不良（Ledig et al.，2018）。我们的观察需要进一步的临床研究证实。

其他更罕见的感染可能也会在移植后更频繁发生，其中一个重要的考虑因素是慢性子宫内膜炎，这是一种由革兰氏阳性和革兰氏阴性细菌引起的子宫内膜黏膜的持续性炎症，对生育、着床和频发流产具有潜在的负面影响（Moreno et al.，2018）。与此一致，在腹痛情况下被诊断为 CMV 子宫内膜炎在肝移植受者中也有描述（Sayage et al.，1990）。总体而言，实体器官移植受者中子宫内膜炎的发病率没有明确的结论。分子微生物学可能有助于检测非培养微生物，这些亦应用于子宫移植受者感染的相关检测（Moreno et al.，2018）。组织学异常包括存在淋巴细胞、浆细胞的浸润，可能模拟子宫移植对移植子宫的排斥反应，后者可通过对宫颈的一系列连续活检证实（Molne et al.，2017）。在动物模型中，淋巴细胞浸润子宫内膜是免疫排斥反应的早期迹象（El-Akouri et al.，2006）。在子宫移植之后，如果不能区分这两个问题，可能会引起免疫排斥反应的误诊、误治，使感染问题恶化，最终导致子宫移植失败。此外，细菌性宫颈炎也可能会使子宫移植复杂化。瑞典子宫移植研究小组描述了一例子宫移植受者在移植后 1 个月因粪肠球菌引起的宫颈炎 / 子宫感染，尽管经过了长时间的抗生素治疗和反复的手术引流，仍然发生了子宫脓肿，最终在 3 个月时不得不切除移植子宫（Johannesson et al.，2015）。与其他实体器官移植受者相比，子宫移植受者的感染更可能直接导致移植物切除。

移植后的机会性感染在所有的细菌感染中占少数，这在子宫移植受者中同样存在，但诊断可能具有挑战性，而且往往需要在确诊后进行长期治疗。对器官移植受者的潜在威胁还包括分枝杆菌感染。根据一项随机对照试验的 meta 分析，接受生物治疗的类风湿性关节炎患者中分枝杆菌感染更为常见，与安慰剂相比，其 OR 值为 3.73[95%CI（1.7，8.13）]（Kourbeti et al.，2014）。在移植受者中，特别是流行率较低的国家，感染分枝杆菌的绝对风险仍然相当低，但相对风险有相应的增加（Lopez de Castilla et al.，2010）。

病毒感染

在器官移植受者中，细胞免疫能力下降，因此病毒感染发生率升高。对于以 CMV 最为著名的疱疹病毒来说，尤其如此。在免疫功能低下的子宫移植受者中，CMV 感染可引起全身性疾病，不仅有乏力，还会导致发热和组织侵袭性疾病，包括肝炎、中枢神经受累、视网膜疾病、食管炎、结肠炎、心肌炎，以及更罕见的血管炎或肾脏受累（Fishman，2017）。此外，CMV 子宫内膜炎和宫颈炎已经在免疫缺陷的患者中被描述，甚至在免疫功能正常的受者中也有报道（Abou et al.，2013；Frank et al.，1992；Giraldo-Isaza et al.，2011；Lusk et al.，2008）。除了直接影响之外，还应考虑 CMV 感染的间接影响，这些影响在很大程度上是由这种病毒的免疫调节特性驱动的，这也是器官移植受者机会性感染（包括侵袭性真菌病）发病率增加的原因（De Keyzer et al.，2011；Fishman，2017；Yong et al.，2018）。由 T 细胞吞噬功能降低及细胞因子失调介导的免疫调节作用，还会导致器官排斥反应风险增加，免疫衰老加速，甚至可能带来更高的心血管疾病风险（Haidar et al.，2017；La Rosa et al.，2012；Meijers et al.，2015）。考虑到转染的风险和更昔洛韦的致畸性不能治疗 CMV 感染，子宫移植受者妊娠期重新激活或初次感染 CMV 的治疗都是具有挑战性的。一般应静脉给药至少 2 周或更长，直到患者两次 CMV 定量核酸检测呈阴性。目前正在测试新型抗病毒药物，如马立巴韦和布林昔多福韦作为替代抗病毒药物，特别是针对更昔洛韦耐药株（Haidar et al.，2017）。然而，这些致畸药物并不是未来治疗妊娠期 CMV 感染的选择。另一种目前可用但疗效较差的替代疗法是静脉注射 CMV 超免疫免疫球蛋白，但目前支持其使用的证据并不可靠（Hodson et al.，2008）。在器官移植受者中使用多克隆抗体诱导可以降低排斥反应，但代价是增加 CMV 感染率（Hill et al., 2017; Webster et al., 2010）。多克隆诱导会在移植后的头 2 年导致 T 细胞增殖受损，并与移植后至少 5 年内持续的 CD4[+] T 淋巴细胞减少有关（Weimer et al., 2014）。在子宫移植中这些发现更为重要。在子宫移植受者中，CMV 感染是一个结局相关并以患者为中心的因素。按照这一思路，理想情况下应该避免 CMV 供者阳性、受者阴性的子宫移植的供受者组合，并应尽可能限制多克隆抗体的使用。

其他疱疹病毒也与子宫移植受者相关。EB 病毒（EBV），90%~95% 的成人具有保护性免疫，可在免疫抑制时逃脱免疫监视并重新激活。免疫监测降低而不受控制的 EBV 复制可以改变淋巴细胞的分化和增殖，促进移植后淋巴增生性疾病（PTLD）的发展，其范围从淋巴样增生到临床淋巴瘤，其中单形性淋巴瘤预后最差（Dierickx et al., 2018; Green et al., 2013）。发生 PTLD 风险最高的是供者阳性和受者阴性组合的子宫移植受者，这是一种相当罕见但可以避免的并发症（Dierickx et al., 2018）。在 EBV 血症的情况下，同时考虑到阿昔洛韦、更昔洛韦对潜伏的 EBV 没有活性，应采取降低整体免疫抑制这种优先的方案（Haidar et al., 2017）。HSV 与子宫移植受者相关，这种病毒极少在器官移植受者中引起播散性疾病，包括肝炎或食管炎（Basse et al., 2008）。此外，这种性传播病毒可以引起移植子宫的宫颈炎和局部炎症，正如在一名子宫移植受者报告的那样，由于 HSV-2 感染最终导致移植子宫被切除（Chmel et al., 2019）。值得注意的是，使用缬更昔洛韦预防 CMV 也可以在子宫移植后的头几个月预防 HSV 感染（Wilck et al., 2013）。

器官移植受者的一个理论担忧是人乳头瘤病毒（HPV）感染的发生率增加，且通常为高危型（Hinten et al., 2017; Meeuwis et al., 2015）。在瑞典子宫移植试验中，一名受者在移植后 8 个月的宫颈活检中出现 CIN Ⅱ 级病变，且存在高危 HPV-31 感染（Johannesson et al., 2015）。与此密切相关的是，根据登记数据，肾移植受者生殖器疣的发病率几乎是普通人群的 5 倍（Larsen et al., 2019）。很显然，在供者和受者中 HPV 感染诱导的宫颈病变都应该排除在移植之外（FavreInhofer et al., 2018）。包括子宫移植受者在内的器官移植受者需要严密监测 HPV 感染相关的病理变化，因为理论上免疫抑制患者病变可以更快地发展为（癌前）恶性疾病。

子宫移植前都应该让受者接种 HPV 疫苗（Johannesson et al.，2014）。关于这种疫苗的免疫原性及移植后获得性免疫保护是否会减弱，目前仍存在疑问。在肾移植受者中，四价重组 HPV 疫苗的血清阳性率根据基因型的不同在 50%~75%，而在患有慢性肾脏疾病的对照组中是 100%（Nelson et al.，2016）。在肾移植受者中，血清学反应最好的是他克莫司水平最低的患者，这表明了免疫抑制对免疫接种的体液反应的负反馈作用（Nelson et al.，2016）。

蚊媒 ZIKV 是孕妇的另一个潜在威胁，一般感染 ZIKV 的孕妇有前往流行地区的旅游史，ZIKV 与新生儿小头症密切相关（Nogueira et al.，2017）。它还可通过血液和性接触传播（特别是从男性传播给女性），公共领域应提高对这一问题的认识（Mead et al.，2018）。在免疫功能正常的患者中，除了神经系统症状外，临床表现大多无症状（80%）或轻度、非特异性症状，伴有轻度发热、皮疹、关节痛和结膜炎，类似于登革热和基孔肯亚热等其他虫媒病毒感染的症状（Levi，2017）。免疫缺陷人群感染这种免疫调节病毒的过程尚不清楚。在最近发表的一系列病例中，肝、肾移植受者中的 ZIKV 感染与脑膜脑炎和吉兰－巴雷综合征等神经系统症状无关，而与肝肾功能恶化、血小板减少和细菌重复感染有关（Nogueira et al.，2017）。ZIKV 感染的治疗是对症治疗，并可能存在伴随细菌感染的潜在威胁。到目前为止，还没有通过器官移植传播的报告（Haidar et al.，2017）。对于是否接受曾去过疫区的实体器官捐献者存在一些争议。通过实时聚合酶链式反应（RT-PCR）筛查献血者的方法尚未得到美国食品药品监督管理局（FDA）的批准，献血者中大规模 ZIKV 筛查的效率很低，而成本非常高（Haidar et al.，2017; Saa et al.，2018）。达拉斯小组主张避免子宫移植供者在子宫捐献前 6 个月居住在病毒流行地区（Testa et al.，2018a）。考虑到在没有病毒血症的情况下病毒在器官中持久存在的可能性，有必要制定对子宫移植受者中进行死亡和活体供者的筛查指南（Levi，2017）。

真菌感染

器官移植受者发生真菌感染的风险明显高于免疫正常者（Pappas

et al.，2010）。器官特异性风险与免疫抑制的程度有关，包括累积使用激素后发生的 CMV 感染，但也与身体或物质环境中暴露于共生动物的特定接触密切相关（Fishman，2017; Lionakis et al.，2003; Yong et al.，2018）。与此相一致，尤其是肺移植、小肠移植受者，以及程度较轻的肝移植受者，比不提倡抗真菌预防的肾抑制、胰腺移植受者更容易发生真菌感染（Pappas et al.，2010）。此外，在子宫移植受者中，尤其是酵母中的白念珠菌是一种潜在威胁，因此需要预防性治疗。在包括瑞典和黎巴嫩在内的大多数子宫移植团队，移植后均使用氟康唑进行预防治疗，其治疗时间为 5~10 d（Chmel et al.，2019; Ejzenberg et al.，2019; Erman Akar et al.，2013）。1 例白念珠菌感染导致移植子宫早期切除的病例，足以证明酵母菌感染造成的潜在严重后果（Flyckt et al.，2016b）。黎巴嫩团队一例子宫移植受者在术后第 3 周出现真菌性宫颈炎，伴有小范围坏死（未发表的数据），侵袭性念珠菌病仍然是器官移植后最常见的侵袭性真菌感染，而新出现的对抗真菌治疗敏感性不同的非白念珠菌菌株有可能改变目前的预防和治疗指南。实体器官移植受者的另一个担忧是真菌性动脉炎这一罕见但潜在危险性极高的并发症，该并发症已在一系列受影响的肾移植受者中进行了描述（Tang et al.，2017）。真菌污染似乎是主要原因，在器官切取、保存及移植过程中均可能发生（Tang et al.，2017）。在子宫移植中，应注意这种并发症，并考虑到阴道共生菌群中酵母菌的存在。这不仅为子宫移植受者的抗真菌预防提供了依据，也为子宫移植受者的保存液系统培养提供了依据。最后，与定植菌的鉴别诊断往往很难实现，尤其在肺移植受者中（Herrera et al.，2018）。在这方面，诊断和预后免疫标记物的发展可能会有助于移植后真菌感染的治疗（Herrera et al.，2018）。

PJP 预防可显著降低高危期（移植后前 6 个月）PJP 感染的风险。然而，观察数据表明，感染经常发生在移植后 6 年（平均），特别是在伴有淋巴细胞减少的老年受者（Werbel et al.，2018）。虽然年轻的子宫移植受者接触免疫抑制药物的时间相对较短，但也应该评估 PJP 感染的风险。

供者传播

供者来源的感染在实体器官移植受者中并不常见，但也不能完全排除。

它们大多发生在早期，尤其是移植后的前 6 周（Fischer，2019）。特别是生前因呼吸机相关肺炎和留置导尿而长期在重症监护病房治疗的 DD，存在真菌或多重耐药革兰氏阴性菌定植的风险（Fischer，2019）。应仔细筛查所有供者（尤其是潜在供者）最近感染传染性病毒（如艾滋病毒、乙型肝炎和丙型肝炎病毒）的风险，考虑到血清检测的滞后时间和病毒载量低于检测限值的可能性，阴性检测并不能保证完全安全的器官移植（Fishman，2017）。在使用患有不明脑膜脑炎的 DD 时，更有可能发生供者源性感染（Trotter et al.，2016）。此外，还应考虑潜在供者的流行病学暴露情况。曾在粪类圆线虫流行率高的国家居住的潜在供者，医生应敦促其进行血清学筛查，并在移植时使用依维菌素对子宫移植受者进行预防性治疗。显然，环境风险评估应纳入当地流行病学数据，这些数据可能影响全球器官移植前筛查和预防。在许多医疗中心，使用阴道咪康唑药膏治疗子宫移植的 DD，以遏制白念珠菌。

结 论

子宫移植受者在使用免疫抑制药物期间感染的风险增加。同其他实体器官移植受者比较，细菌、病毒和真菌感染的风险也会增加。后者与接触共生菌群有关，尤其是假丝酵母菌，这证明了抗真菌预防的合理性。在子宫移植受者中，尽管总体安全数据仍然有限，但似乎感染本身会导致移植物丢失，这在器官移植中是一个相当独特的表征。微生物暴露对同种异体免疫和排斥风险的作用仍未确定。考虑到转染的潜在有害作用，应特别注意 CMV。考虑到预期的风险，要求避免将 CMV 阳性的供者移植到 CMV 阴性的受者中，尽管移植后前 2 年的预防措施延长了 200 d，与胚胎移植相吻合。国际子宫移植学会（ISUTx）应该努力制定建议和指南，指导当前子宫移植领域的移植后传染病的预防、治疗，以及全球子宫移植团队相关研究数据的收集、共享，从而生成的一个通用、强制注册的子宫移植感染相关数据库，以指导后续子宫移植研究的感染预防。

参考文献

Abou M, Dallenbach P. Acute cervicitis and vulvovaginitis may be associated with cytomegalovirus. BMJ Case Rep, 2013, 2013. https://doi.org/10.1136/bcr–2013–008884.

Ai JW, Zhang S, Ruan QL, et al. The risk of tuberculosis in patients with rheumatoid arthritis treated with tumor necrosis factor-alpha antagonist: a metaanalysis of both randomized controlled trials and registry/cohort studies. J Rheumatol,2015,42:2229–2237. https://doi.org/10.3899/jrheum.150057.

American Society for Reproductive Medicine position statement on uterus transplantation: a committee opinion. Fertil Steril, 2018, 110:605–610. https://doi.org/10.1016/j.fertnstert.2018.06.017.

Ayeleke RO, Mourad S, Marjoribanks J, et al. Antibiotic prophylaxis for elective hysterectomy. Cochrane Database Syst Rev, 2017, 6:CD004637. https://doi.org/10.1002/14651858.CD004637.pub2.

Barapatre Y, et al. Uroflowmetry in healthy women: development and validation of flow-volume and corrected flow-age nomograms. Neurourol Urodyn, 2009, 28:1003–1009. https://doi.org/10.1002/nau.20718.

Basse G, et al. Disseminated herpes simplex type–2（HSV–2）infection after solid-organ transplantation. Infection, 2008, 36:62–64. https://doi.org/10.1007/s15010–007–6366–7.

Bonovas S, Fiorino G, Allocca M, et al. Biologic therapies and risk of infection and malignancy in patients with inflammatory bowel disease: a systematic review and network meta-analysis. Clin Gastroenterol Hepatol, 2016, 14:1385–1397.e10. https://doi.org/10.1016/j.cgh.2016.04.039.

Brannstrom M. Current status and future direction of uterus transplantation. Curr Opin Organ Transplant, 2018, 23:592–597. https://doi.org/10.1097/mot.0000000000000568.

Brannstrom M, et al. First clinical uterus transplantation trial: a six-month report. Fertil Steril, 2014, 101:1228–1236. https://doi.org/10.1016/j.fertnstert.2014.02.024.

Brannstrom M, et al. Livebirth after uterus transplantation. Lancet, 2015, 385:607–616. https://doi.org/10.1016/s0140–6736（14）61728–1.

Brannstrom M, Dahm Kahler P, Greite R, et al. Uterus transplantation: a rapidly expanding field. Transplantation, 2018, 102:569–577. https://doi.org/10.1097/tp.0000000000002035.

Caskurlu H, Karadag FY, Arslan F, et al. Comparison of universal prophylaxis and preemptive approach for cytomegalovirus associated outcome measures in renal transplant patients: a meta-analysis of available data. Transpl Infect Dis, 2019, 21:e13016. https://doi.org/10.1111/tid.13016.

Chmel R, et al. Revaluation and lessons learned from the first 9 cases of a Czech uterus transplantation trial: four deceased donor and 5 living donor uterus transplantations. Am J Transplant, 2019, 19（3）:855–864. https://doi.org/10.1111/ajt.15096.

Clark NM, Reid GE. Nocardia infections in solid organ transplantation. Am J Transplant, 2013, 13（Suppl 4）:83–92. https://doi.org/10.1111/ajt.12102.

Coussement J, et al. Nocardia infection in solid organ transplant recipients: a multicenter european case-control study. Clin Infect Dis, 2016, 63:338–345. https://doi.org/10.1093/cid/ciw241.

De Keyzer K, Van Laecke S, Peeters P, et al. Human cytomegalovirus and kidney transplantation: a clinician's update. Am J Kidney Dis, 2011, 58:118–126. https://doi.org/10.1053/j.ajkd.2011.04.010.

Desai RJ, et al. Risk of serious infections associated with use of immunosuppressive agents in pregnant women with autoimmune inflammatory conditions: cohort study. Bmj, 2017, 356:j895. https://doi.org/10.1136/bmj.j895.

Dierickx D, Habermann TM. Post-transplantation lymphoproliferative disorders in adults. N Engl J Med, 2018, 378:549–562. https://doi.org/10.1056/NEJMra1702693.

Downey C. Serious infection during etanercept, infliximab and adalimumab therapy for rheumatoid arthritis: a literature review. Int J Rheum Dis, 2016, 19:536–550. https://doi.org/10.1111/1756–185x.12659.

Ejzenberg D, et al. Livebirth after uterus transplantation from a deceased donor in a recipient with uterine infertility. Lancet, 2019, 392（10165）:2697–2704. https://doi.org/10.1016/s0140–6736（18）31766–5.

El-Akouri RR, Molne J, Groth K, et al. Rejection patterns in allogeneic uterus transplantation in the mouse. Hum Reprod, 2006, 21:436–442. https://doi.org/10.1093/humrep/dei349.

Erman Akar M, et al. Clinical pregnancy after uterus transplantation. Fertil Steril, 2013, 100:1358–1363. https://doi.org/10.1016/j.fertnstert.2013.06.027.

Fageeh W, Raffa H, Jabbad H, et al. Transplantation of the human uterus. Int J Gynaecol Obstet, 2002, 76:245–251.

Favre-Inhofer A, Rafii A, Carbonnel M, et al. Uterine transplantation: review in human research. J Gynecol Obstet Hum Reprod, 2018, 47:213–221. https://doi.org/10.1016/j.jogoh.2018.03.006.

Fernandez-Ruiz M, Kumar D, Humar A. Clinical immune-monitoring strategies for predicting infection risk in solid organ transplantation. Clin Transl Immunology, 2014, 3:e12. https://doi.org/10.1038/cti.2014.3.

Fischer SA. Is this organ donor safe?donor-derived infections in solid organ transplantation. Surg Clin North Am, 2019, 99:117–128. https://doi.org/10.1016/j.suc.2018.09.009.

Fishman JA. Infection in organ transplantation. Am J Transplant, 2017, 17:856–879. https://doi.org/10.1111/ajt.14208.

Florescu DF. Solid organ transplantation: hypogammaglobulinaemia and infectious complications after solid organ transplantation. Clin Exp Immunol, 2014, 178（Suppl 1）:54–56. https://doi.org/10.1111/cei.12510.

Flyckt R, Falcone T, Eghtesad B, et al. Uterus transplantation: medical considerations. Curr Transplant Rep, 2016a, 3:380–384. https://doi.org/10.1007/s40472-016-0122-9.

Flyckt RL, Farrell RM, Perni UC, et al. Deceased donor uterine transplantation: innovation and adaptation. Obstet Gynecol, 2016b, 128:837–842. https://doi.org/10.1097/aog.0000000000001617.

Foo SS, et al. Asian Zika virus strains target CD14（＋）blood monocytes and induce M2-skewed immunosuppression during pregnancy. Nat Microbiol, 2017, 2:1558–1570. https://doi.org/10.1038/s41564–017–0016–3.

Frank TS, Himebaugh KS, Wilson MD. Granulomatous endometritis associated with histologically occult cytomegalovirus in a healthy patient. Am J Surg Pathol, 1992, 16:716–720.

Giannella M, Husain S, Saliba F, et al. Use of echinocandin prophylaxis in solid organ transplantation. J Antimicrob Chemother, 2018, 73:i51–59. https://doi.org/10.1093/jac/dkx449.

Giraldo-Isaza MA, Jaspan D, Cohen AW. Postpartum endometritis caused by herpes and cytomegaloviruses. Obstet Gynecol, 2011, 117:466–467. https://doi.org/10.1097/

AOG.0b013e3181f73805.

Giullian JA, Cavanaugh K, Schaefer H. Lower risk of urinary tract infection with low-dose trimethoprim/sulfamethoxazole compared to dapsone prophylaxis in older renal transplant patients on a rapid steroid-withdrawal immunosuppression regimen. Clin Transplant, 2010, 24:636–642.https://doi.org/10.1111/j.1399–0012.2009.01129.x.

Green M, Michaels MG. Epstein-Barr virus infection and posttransplant lymphoproliferative disorder. Am J Transplant, 2013, 13（Suppl 3）:41–54; quiz 54. https://doi.org/10.1111/ ajt.12004.

Grio R, Porpiglia M, Vetro E, et al. Asymptomatic bacteriuria in pregnancy: maternal and fetal complications. Panminerva Med, 1994, 36:198–200.

Haidar G, Singh N. Viral infections in solid organ transplant recipients: novel updates and a review of the classics. Curr Opin Infect Dis, 2017, 30:579–588. https://doi.org/10.1097/ qco.0000000000000409.

Henao-Martinez AF, Beckham JD. Cryptococcosis in solid organ transplant recipients. Curr Opin Infect Dis, 2015, 28:300–307. https://doi.org/10.1097/qco.0000000000000171.

Herrera S, Husain S. Early diagnosis of fungal infections in lung transplant recipients, colonization versus invasive disease? Curr Opin Organ Transplant, 2018, 23:381–387. https:// doi.org/10.1097/mot.0000000000000543.

Hill P, Cross NB, Barnett AN, et al. Polyclonal and monoclonal antibodies for induction therapy in kidney transplant recipients. Cochrane Database Syst Rev, 2017, 1:CD004759. https://doi. org/10.1002/14651858.CD004759.pub2.

Hinten F, et al. Reactivation of latent HPV infections after renal transplantation. Am J Transplant, 2017, 17:1563–1573. https://doi.org/10.1111/ajt.14181.

Hodson EM, Craig JC, Strippoli GF, et al. Antiviral medications for preventing cytomegalovirus disease in solid organ transplant recipients. Cochrane Database Syst Rev, 2008（2）:CD003774. https://doi.org/10.1002/14651858.CD003774.pub3.

Hodson EM, Ladhani M, Webster AC, et al. Antiviral medications for preventing cytomegalovirus disease in solid organ transplant recipients. Cochrane Database Syst Rev, 2013（2）:CD003774. https://doi.org/10.1002/14651858.CD003774.pub4.

Humar A, et al. The efficacy and safety of 200 days valganciclovir cytomegalovirus prophylaxis in high-risk kidney transplant recipients. Am J Transplant, 2010, 10:1228–1237. https://doi. org/10.1111/j.1600–6143.2010.03074.x.

Johannesson L, Dahm-Kahler P, Eklind S, et al. The future of human uterus transplantation. Womens Health（Lond）, 2014, 10:455–467. https://doi.org/10.2217/whe.14.22.

Johannesson L, et al. Uterus transplantation trial: 1-year outcome. Fertil Steril, 2015, 103:199–204. https://doi.org/10.1016/j.fertnstert.2014.09.024.

Karuthu S, Blumberg EA. Common infections in kidney transplant recipients. Clin J Am Soc Nephrol, 2012, 7:2058–2070. https://doi.org/10.2215/cjn.04410512.

Kinnunen S, Karhapaa P, Juutilainen A, et al. Secular trends in infection-related mortality after kidney transplantation. Clin J Am Soc Nephrol, 2018, 13:755–762. https://doi.org/10.2215/ cjn.11511017.

Kisu I, Kato Y, Obara H, et al. Emerging problems in uterus transplantation. BJOG, 2018, 125:1352–1356. https://doi.org/10.1111/1471–0528.15230.

Kourbeti IS, Ziakas PD, Mylonakis E. Biologic therapies in rheumatoid arthritis and the risk of opportunistic infections: a meta-analysis. Clin Infect Dis, 2014, 58:1649–1657. https://doi.org/10.1093/cid/ciu185.

Kourtis AP, Read JS, Jamieson DJ. Pregnancy and infection. N Engl J Med, 2014, 370:2211–2218. https://doi.org/10.1056/NEJMra1213566.

Kutinova A, Woodward RS, Ricci JF, et al. The incidence and costs of sepsis and pneumonia before and after renal transplantation in the United States. Am J Transplant, 2006, 6:129–139. https://doi.org/10.1111/j.1600–6143.2005.01156.x.

La Rosa C, Diamond DJ. The immune response to human CMV. Future Virol, 2012, 7:279–293. https://doi.org/10.2217/fvl.12.8.

Larsen B, Monif GR. Understanding the bacterial flora of the female genital tract. Clin Infect Dis, 2001, 32:e69–77. https://doi.org/10.1086/318710.

Larsen HK, Thomsen LT, Haedersdal M, et al. Risk of genital warts in renal transplant recipients-a registry-based, prospective cohort study. Am J Transplant, 2019, 19（1）:156–165. https://doi.org/10.1111/ajt.15056.

Ledig S, Wieacker P. Clinical and genetic aspects of Mayer-Rokitansky-Kuster-Hauser syndrome. Med Genet, 2018，30:3–11. https://doi.org/10.1007/s11825-018-0173-7.

Levi ME. Zika virus: a cause of concern in transplantation? Curr Opin Infect Dis, 2017, 30:340–345. https://doi.org/10.1097/qco.0000000000000384.

Lichtenstein GR, et al. Serious infection and mortality in patients with Crohn's disease: more than 5 years of follow-up in the TREAT registry. Am J Gastroenterol, 2012, 107:1409–22. https://doi.org/10.1038/ajg.2012.218.

Lionakis MS, Kontoyiannis DP. Glucocorticoids and invasive fungal infections. Lancet, 2003, 362:1828–1838. https://doi.org/10.1016/s0140-6736（03）14904–5.

Lopez de Castilla D, Schluger NW. Tuberculosis following solid organ transplantation. Transpl Infect Dis, 2010, 12:106–112. https://doi.org/10.1111/j.1399–3062.2009.00475.x.

Lusk MJ, Konecny P. Cervicitis: a review. Curr Opin Infect Dis, 2008, 21:49–55. https://doi.org/10.1097/QCO.0b013e3282f3d988.

Lv J, et al. Effect of oral methylprednisolone on clinical outcomes in patients with IgA nephropathy: the TESTING randomized clinical trial. JAMA, 2017, 318:432–442. https://doi.org/10.1001/jama.2017.9362.

Mabille C, Degboe Y, Constantin A, et al. Infectious risk associated to orthopaedic surgery for rheumatoid arthritis patients treated by anti-TNFalpha. Joint Bone Spine, 2017, 84:441–445. https://doi.org/10.1016/j.jbspin.2016.06.011.

Mead PS, Hills SL, Brooks JT. Zika virus as a sexually transmitted pathogen. Curr Opin Infect Dis, 2018, 31:39–44. https://doi.org/10.1097/qco.0000000000000414.

Meeuwis KA, et al. Cervicovaginal HPV infection in female renal transplant recipients: an observational, self-sampling based, cohort study. Am J Transplant, 2015, 15:723–733. https://doi.org/10.1111/ajt.13053.

Meijers RW, Litjens NH, Hesselink DA, et al. Primary cytomegalovirus infection significantly impacts circulating T cells in kidney transplant recipients. Am J Transplant, 2015, 15:3143–3156. https://doi.org/10.1111/ajt.13396.

Minas V, Gul N, Rowlands DJGS. Role of prophylactic antibiotics in endoscopic gynaecological surgery; a consensus proposal. Gynecol Surg, 2014, 11:153–156. https://doi.org/10.1007/s10397-014-0841-9.

Minozzi S, et al. Risk of infections using anti-TNF agents in rheumatoid arthritis, psoriatic arthritis, and ankylosing spondylitis: a systematic review and meta-analysis. Expert Opin Drug Saf, 2016, 15:11–34. https://doi.org/10.1080/14740338.2016.1240783.

Mittendorf R, et al. Avoiding serious infections associated with abdominal hysterectomy: a meta-analysis of antibiotic prophylaxis. Am J Obstet Gynecol, 1993, 169:1119–1124.

Molne J, Broecker V, Ekberg J, et al. Monitoring of human uterus transplantation with cervical biopsies: a provisional scoring system for rejection. Am J Transplant, 2017, 17:1628–1636. https://doi.org/10.1111/ajt.14135.

Moreno I, et al. The diagnosis of chronic endometritis in infertile asymptomatic women: a comparative study of histology, microbial cultures, hysteroscopy, and molecular microbiology. Am J Obstet Gynecol, 2018, 218:602.e1–602.e16. https://doi.org/10.1016/j.ajog.2018.02.012.

Mumtaz K, Faisal N, Husain S, et al. Universal prophylaxis or preemptive strategy for cytomegalovirus disease after liver transplantation: a systematic review and meta-analysis. Am J Transplant, 2015, 15:472–481. https://doi.org/10.1111/ajt.13044.

Nelson DR, Neu AM, Abraham A, et al. Immunogenicity of human papillomavirus recombinant vaccine in children with CKD. Clin J Am Soc Nephrol, 2016, 11:776–784. https://doi.org/10.2215/cjn.09690915.

Nogueira ML, et al. Zika virus infection and solid organ transplantation: a new challenge. Am J Transplant, 2017, 17:791–795. https://doi.org/10.1111/ajt.14047.

Ono G, Medina Pestana JO, Camargo LFA. Late CMV infections after kidney transplantation under the preemptive strategy: risk factors and clinical aspects. Transpl Infect Dis, 2019, 21:e13035. https://doi.org/10.1111/tid.13035.

Ozkan O, et al. Preliminary results of the first human uterus transplantation from a multiorgan donor. Fertil Steril, 2013, 99:470–476. https://doi.org/10.1016/j.fertnstert.2012.09.035.

Pappas PG, et al. Clinical practice guidelines for the management of candidiasis: 2009 update by the Infectious Diseases Society of America. Clin Infect Dis, 2009, 48:503–535. https://doi.org/10.1086/596757.

Pappas PG, et al. Invasive fungal infections among organ transplant recipients: results of the Transplant-Associated Infection Surveillance Network（TRANSNET）. Clin Infect Dis, 2010, 50:1101–1111. https://doi.org/10.1086/651262.

Patterson TF, et al. Executive summary: practice guidelines for the diagnosis and management of aspergillosis: 2016 update by the Infectious Diseases Society of America. Clin Infect Dis, 2016, 63:433–442. https://doi.org/10.1093/cid/ciw444.

Pazos M, Sperling RS, Moran TM, et al. The influence of pregnancy on systemic immunity. Immunol Res, 2012, 54:254–261. https://doi.org/10.1007/s12026–012–8303–9.

Pilarczyk K, et al. Is universal antifungal prophylaxis mandatory in adults after lung transplantation? A review and meta-analysis of observational studies. Clin Transplant, 2016, 30:1522–1531. https://doi.org/10.1111/ctr.12854.

Saa P, et al. Investigational testing for zika virus among U.S. blood donors. N Engl J Med, 2018, 378:1778–1788. https://doi.org/10.1056/NEJMoa1714977.

Sayage L, Gunby R, Gonwa T, et al. Cytomegalovirus endometritis after liver transplantation.

Transplantation, 1990, 49:815–817.

Silveira FP, Kusne S. Candida infections in solid organ transplantation. Am J Transplant, 2013, 13（Suppl 4）:220–227. https://doi.org/10.1111/ajt.12114.

Singh N. Antifungal prophylaxis for solid organ transplant recipients: seeking clarity amidst controversy. Clin Infect Dis，2000, 31:545–553. https://doi.org/10.1086/313943.

Singh R, Geerlings SE, Bemelman FJ. Asymptomatic bacteriuria and urinary tract infections among renal allograft recipients. Curr Opin Infect Dis, 2015, 28:112–116. https://doi.org/10.1097/qco.0000000000000120.

Tang M, et al. Fifty-one cases of fungal arteritis after kidney transplantation: a case report and review of the literature. Transpl Infect Dis, 2017, 19. https://doi.org/10.1111/tid.12781.

Testa G, et al. Living donor uterus transplantation: a single center's observations and lessons learned from early setbacks to technical success. Am J Transplant, 2017, 17:2901–2910. https://doi.org/10.1111/ajt.14326.

Testa G, et al. Deceased donor uterus retrieval: a novel technique and workflow. Am J Transplant, 2018a, 18:679–683. https://doi.org/10.1111/ajt.14476.

Testa G, et al. First live birth after uterus transplantation in the United States. Am J Transplant, 2018b, 18:1270–1274. https://doi.org/10.1111/ajt.14737.

Thinkhamrop J, Laopaiboon M, Lumbiganon P. Prophylactic antibiotics for transcervical intrauterine procedures. Cochrane Database Syst Rev, 2013, （5）:CD005637. https://doi.org/10.1002/14651858.CD005637.pub3.

Trotter PB, Robb M, Hulme W, et al. Transplantation of organs from deceased donors with meningitis and encephalitis: a UK registry analysis. Transpl Infect Dis, 2016, 18:862–871. https://doi.org/10.1111/tid.12621.

Webster AC, et al. Interleukin 2 receptor antagonists for kidney transplant recipients. Cochrane Database Syst Rev, 2010（1）:CD003897. https://doi.org/10.1002/14651858.CD003897.pub3.

Wei L, et al. Modified human uterus transplantation using ovarian veins for venous drainage: the first report of surgically successful robotic-assisted uterus procurement and follow-up for 12 months. Fertil Steril, 2017, 108:346–356.e341. https://doi.org/10.1016/j.fertnstert.2017.05.039.

Weimer R, et al. ATG induction in renal transplant recipients: long-term hazard of severe infection is associated with long-term functional T cell impairment but not the ATG-induced CD4 cell decline. Hum Immunol, 2014, 75:561–569. https://doi.org/10.1016/j.humimm.2014.02.015.

Werbel WA, Ison MG, Angarone MP, et al. Lymphopenia is associated with late onset Pneumocystis jirovecii pneumonia in solid organ transplantation. Transpl Infect Dis, 2018, 20:e12876. https://doi.org/10.1111/tid.12876.

Wilck MB, Zuckerman RA. Herpes simplex virus in solid organ transplantation. Am J Transplant, 2013, 13（Suppl 4）:121–127. https://doi.org/10.1111/ajt.12105.

Yong MK, Slavin MA, Kontoyiannis DP. Invasive fungal disease and cytomegalovirus infection: is there an association? Curr Opin Infect Dis, 2018, 31:481–489. https://doi.org/10.1097/qco.0000000000000502.

第 27 章　移植子宫切除术

Pernilla Dahm-Kähler, Mats Brännström, Niclas Kvarnström

前　言

　　子宫移植（UTx）是一种新型的不孕症治疗方法和器官移植技术，已在世界范围内多个国家成功实施，包括活体供者子宫移植（LD UTx）和尸体供者子宫移植（DD UTx）。与传统的器官移植相比，子宫移植具有许多不同点，目前已开展的多种器官移植的目的多是挽救患者的生命，而子宫移植的目的是在患者体内创造新生命；此外，传统实体器官移植旨在终身使用，而子宫移植是一种暂时性的器官移植，受者分娩一个或多个孩子后，移植子宫将通过子宫切除术切除。这种子宫切除术原则上是在受者接受子宫移植手术前就已经规划好的，但临床上还存在其他几种情况，同样需要行子宫切除术（Brannstrom et al., 2014; Testa et al., 2017），我们将在本章对此进行讨论。总之，对子宫移植患者而言，每一种需要行子

P. Dahm-Kähler
Department of Obstetrics and Gynecology, University of Gothenburg, Gothenburg, Sweden
e-mail:pernilla.dahm-kahler@vgregion.se

M. Brännström (✉)
Department of Obstetrics and Gynecology, Sahlgrenska Academy,
University of Gothenburg, Sahlgrenska University Hospital, Gothenburg, Sweden

Stockholm IVF-EUGIN, Stockholm, Sweden
e-mail:mats.brannstrom@obgyn.gu.se

N. Kvarnström
Department of Transplantation, Sahlgrenska Academy,
University of Gothenburg, Sahlgrenska University Hospital, Gothenburg, Sweden
e-mail:niclas.kvarnstrom@vgregion.se

© Springer Nature Switzerland AG 2020
M. Brännström (ed.), *Uterus Transplantation,*
https://doi.org/10.1007/978-3-319-94162-2_27

宫切除术的特殊情况，都会给其带来医疗和心理问题。

子宫切除术是全球最常见的妇科手术（Committee on Gynecologic Practice，2017 年），美国每年大约实施 400 000 例子宫切除术（Topsoee et al.，2016; Wright et al.，2013）。然而，由于一系列原因，子宫移植术后患者的子宫切除术与普通子宫切除术不尽相同，如子宫移植后子宫动、静脉的解剖位置不同；为减少子宫移植患者未来的免疫排斥反应，需要完全切除移植的子宫血管。此外，在有些病例中会出现致密的盆腔粘连，输尿管也可能会移位到其他解剖位置。

子宫切除术的一般原则和指征

对于子宫移植患者而言，在移植物切除方面有许多独特的特点。首先，移植子宫仅在有限的时间内使用，而移植子宫的功能通常在移植后几个月才能显示出来。虽然规律月经来潮和经超声证实子宫内膜在卵巢激素作用下周期性生长是有功能子宫的指征，但移植子宫真正的功能是使患者妊娠、分娩。以往为避免急性排斥反应期增加的妊娠风险，我们将子宫移植术后胚胎移植时间推迟至术后 12 个月。目前，已有其他团队在子宫移植术后6 个月开始胚胎移植并成功活产的报道，因此我们也改变了保守的方法（子宫移植术后 10 个月进行胚胎移植）。移植子宫的全部功能只有在足月妊娠、分娩婴儿时才能得到充分证实。但我们必须平衡子宫移植患者妊娠、分娩一个或多个婴儿所需的时间，这样才能最大限度地减少其接受免疫抑制治疗的时间。

针对子宫移植术后行子宫切除术的手术指征包括：

子宫移植术后最常见的子宫切除原因是移植后早期并发症，其中最典型的是血管并发症，尤其是移植血管的血栓形成。这种情况下，可尝试进行取栓术或调整吻合部位再次血管吻合术。如果仅仅是单侧血管血栓可立即接受及时、有效的取栓术，移植子宫仍可能存活；但若为双侧血管持续血栓，移植子宫则会在后期妇科检查中出现宫颈坏死。通常，这种移植后早期并发症发生在移植术后最初的 2 周内。此时由于移植子宫和受者之间还未形成致密组织粘连或组织再生，因此子宫切除术往往容易实施。

另一个在尝试妊娠前切除移植子宫的原因，是有明确证据表明移植子宫无功能。其早期迹象可能是流向子宫的血流减少，表明子宫灌注不足。子宫血流量下降将最终影响子宫的核心功能，因为子宫血管以螺旋动脉从浆膜面穿过子宫肌层，在子宫内膜间质层形成广泛的小动脉和毛细血管网。因此，在大多数情况下，这种低血流灌注将伤及子宫内膜，患者表现为无月经来潮，经阴道超声也检测不到子宫内膜生长的迹象。此时，对于未监测到自发性子宫内膜生长的患者，临床应尝试使用外源性雌激素诱导子宫内膜生长。同时，临床也可考虑进行宫腔镜检查，术中切除小面积的子宫内膜。如果切除组织没有可见的存活子宫内膜的迹象，并且活检的组织病理学结果显示没有子宫内膜，则可做出最终和明确的决定，进行择期子宫切除术。

子宫移植后严重的子宫内膜炎也是行子宫切除术的原因之一。瑞典子宫移植团队最初的子宫移植研究中的第 2 例受者，在移植后短期出现子宫内膜炎迹象（Brannstrom et al., 2014）。尽管经静脉给予大剂量抗生素，并反复尝试对不断发展的脓腔行手术引流，子宫内膜炎仍未控制。经培养其感染源是一种粪便细菌。最终，在子宫移植后 3.5 个月，患者出现败血症，被迫切除移植子宫。回顾病史，该患者自子宫移植后未出现任何自发性月经。

子宫移植患者需进行子宫切除的原因还包括移植后患者出现急性或慢性免疫排斥反应。免疫排斥反应使患者对治疗抵抗，最终导致子宫的不可逆损伤。移植后排斥反应最常发生在子宫移植后的最初 8 个月，但也可能发生在晚期或妊娠期。瑞典子宫移植团队目前所有出现免疫排斥反应（>30 次）的患者在经过治疗后均获得有效缓解，其治疗方法包括间隔类固醇冲击、增加钙调神经磷酸酶抑制剂水平（他克莫司剂量），还有 1 例患者在使用胸腺球蛋白治疗后缓解。通常，进行性加重的免疫排斥反应最初表现为严重的炎性反应，随后出现组织坏死。这一点可以通过经阴道宫颈活检，或经腹、经阴道超声引导下子宫肌层组织活检得到组织病理学验证。

子宫移植患者出现恶性肿瘤、严重心脏病、严重呼吸系统疾病等，无法耐受未来妊娠或无法耐受免疫抑制治疗时，需切除子宫。

子宫移植后免疫抑制剂的使用也会引起一定的不良反应，在特殊情况下这些不良反应可能会导致移植后早期的子宫切除。严重的不良反应包括肾功能损害、严重感染的易感性、糖尿病进展和恶性肿瘤。

子宫移植术后未能正常妊娠的原因可能是多次的胚胎移植失败。根据瑞典子宫移植团队的经验，一些患者可能需要近10次胚胎移植才能最终成功妊娠。从常规体外受精（IVF）的经验来看，在远远超过20次以上的胚胎移植尝试中，妊娠率随着胚胎移植次数的增加而增加。因此，最少应进行20次以上的高质量胚胎移植尝试，若仍不成功可认为移植子宫具有固有的着床失败。同样，子宫移植患者也可能经历反复流产，对于这些患者，首先我们应鼓励尝试继续妊娠。但如果患者反复流产，且已经进行宫腔镜及其他与流产相关检查均未见异常，从生理和医学角度，在经历多次反复流产后（>8~10次），我们建议切除移植子宫。

此外，为排除胚胎因素导致的多次植入失败或反复流产，可考虑对囊胚进行非整倍体的遗传前检测，必要时也可使用供卵。

子宫移植患者在已经生育预期婴儿后也应进行子宫切除。到目前为止，已有子宫移植患者成功分娩2次的报道，未来也可能会有子宫移植后3次甚至4次的成功分娩。根据经验，瑞典团队选择在第2次剖宫产的同时行子宫切除术，但对只想生育一个孩子，或存在切除子宫的医学指征的子宫移植患者，我们选择在首次剖宫产术后3个月行子宫切除术。虽然，在剖宫产术后3个月再次子宫切除术会增加患者的手术次数，但我们认为分娩后对婴儿进行一段时间观察以确保其健康状况是非常必要的。临床上限制子宫移植患者妊娠次数的主要因素是免疫抑制药物的不良反应，包括进行性肾功能损害、严重感染、高血压、糖尿病和某些恶性肿瘤的风险增加，我们必须谨慎平衡这些免疫抑制药物不良反应与患者的生育愿望。通常，我们建议在子宫移植5~6年后切除移植子宫，以避免免疫抑制剂长期使用的严重不良反应。

我们应该意识到，移植患者随时有可能要求切除移植器官，这一点在手移植患者中已经发生。当子宫移植患者要求切除移植子宫时，需要由妇科医生、心理医生共同为患者及家属进行细致的沟通交流，确保患者已充分了解子宫切除对其后续的影响，并有充分的理由做出这一决定后，方可实施子宫切除。

子宫移植后子宫切除术

如上所述，移植子宫切除术可以是急诊手术，也可以是择期手术，在某些情况下也可在剖宫产后立即执行。

术前，建议在麻醉后置入输尿管支架，以利于术中输尿管的识别，从而避免对输尿管的过度解剖和意外损伤。术中术者应注意将移植子宫的血管完整、安全切除。迄今为止，开腹手术是实施移植子宫切除术最简单的手术方式，手术切口一般采用脐下中线切口，也就是在子宫移植的原切口切皮、进腹。进腹后应对移植子宫及周围组织进行一次彻底的解剖学探查，包括宫颈、阴道穹隆、子宫血管、膀胱及输尿管。

切断双侧圆韧带，打开膀胱腹膜反折，将膀胱与宫颈、宫体下段游离。此时，移植子宫血管的解剖位置大多数有别于正常结构，其原因是移植子宫血管是与髂外血管吻合的，一般吻合血管不会太长，位于输尿管上方。我们曾有一例患者子宫动脉位于子宫的腹侧面，而不是从侧方角度进入子宫。子宫移植患者所有的血管吻合处都应仔细解剖确定。先将子宫动脉从髂外血管吻合口完整切除，此时为了保证髂外血管的安全闭合，防止血管狭窄，可以保留一小段移植血管。在大多数情况下，移植子宫静脉的吻合口位于盆腔深部，比较容易暴露。切除子宫动脉后仔细游离静脉至吻合口，采取与切除动脉相同的方式切除静脉。在分离血管的过程中，我们需同时做到仔细、精准地识别双侧输尿管。沿游离血管到达子宫，游离子宫与宫旁组织（包括子宫血管）至宫颈及阴道穹隆，打开阴道穹隆，切除子宫，连续缝合关闭阴道顶端。在关腹前，注意再次探查腹腔、仔细止血。一般不建议留置腹腔引流管。

并发症

进行任何手术或子宫切除术，都可能发生并发症（Makinen et al., 2001; Wallace et al., 2016），并发症的严重程度取决于所进行的手术操作、手术操作的复杂程度及患者的危险因素（Bohlin et al., 2016; Mehta et al., 2017）。目前，由于报道病例有限，子宫移植术后子宫切除术并发症的发生率和类型尚不确定。瑞典子宫移植团队已完成的 8 例移植子宫切除术的手术经验是，1 例患者出现阴道断端血肿，另 1 例患者在子宫切除术后 1 年发生切口疝。一般认为子宫移植后子宫切除术的风险至少与良性指征下行子宫切除术相近，约为 7%~8%（Wallace et al.，2016）。这些患者在接受子宫移植后虽然健康状况良好，但通常已经接受多年的免疫抑制治疗，因此更容易发生感染，并且伤口愈合能力下降。因此，手术应由经验丰富的医生主刀，他们需要了解移植子宫的解剖，并熟知免疫抑制的相关并发症。国际子宫移植学会（ISUTx）的患者注册登记系统将在未来进一步揭示子宫移植术后子宫切除术的具体并发症和发生率。

参考文献

Bohlin KS, Ankardal M, Stjerndahl JH, et al. Influence of the modifiable lifestyle factors body mass index and smoking on the outcome of hysterectomy. Acta Obstet Gynecol Scand, 2016, 95:65–73.

Brannstrom M, Johannesson L, Dahm-Kahler P, et al. First clinical uterus transplantation trial: a six-month report. Fertil Steril, 2014, 101:1228–1236.

Committee on Gynecologic Practice. Committee opinion no 701: choosing the route of hysterectomy for benign disease. Obstet Gynecol, 2017, 129:e155–e159.

Makinen J, Johansson J, Tomas C, et al. Morbidity of 10 110 hysterectomies by type of approach. Hum Reprod, 2001, 16:1473–1478.

Mehta A, Xu T, Hutfless S, et al. Patient, surgeon, and hospital disparities associated with benign hysterectomy approach and perioperative complications. Am J Obstet Gynecol, 2017, 216:497.e1–497.e10.

Testa G, Koon EC, Johannesson L, et al. Living donor uterus transplantation: a single center's observations and lessons learned from early setbacks to technical success. Am J Transplant, 2017, 17:2901–2910.

Topsoee MF, Ibfelt EH, Settnes A. The Danish hysterectomy and hysteroscopy database. Clin Epidemiol, 2016, 8:515–520.

Wallace SK, Fazzari MJ, Chen H, et al. Outcomes and postoperative complications after hysterectomies performed for benign compared with malignant indications. Obstet Gynecol, 2016, 128:467–475.

Wright JD, Herzog TJ, Tsui J, et al. Nationwide trends in the performance of inpatient hysterectomy in the United States. Obstet Gynecol, 2013, 122:233–241.

第 28 章　子宫移植受者群体的未来发展

Steven Weyers, Petra De Sutter

在还没有明确子宫移植适应证的今天，谈论未来潜在的子宫移植（UTx）新适应证显得相当困难。我们不禁反问自己：我们能否就哪种病因导致的子宫因素不孕适合子宫移植达成一致？

迄今为止，世界范围内已完成 50 余例子宫移植手术，目前已达成共识的适应证是先天性无子宫和子宫切除术后。然而有一点是肯定的，对于什么是子宫移植最好的或最可接受的适应证，仍然存在诸多争议。

子宫因素不孕（UFI）源于子宫在解剖或生理功能的缺陷导致无法维持妊娠，不孕症患者中有 5% 为 UFI。以往，将其称为绝对子宫因素不孕（AUFI），以此表明此类患者无妊娠机会。

UFI 的病因可能是解剖因素或生理学因素。典型的解剖学因素包括原发性 UFI 和继发性 UFI。原发性 UFI 包括先天性子宫缺失或先天性子宫发育异常；继发性 UFI 包括由于子宫切除术缺失子宫，或由于宫腔粘连、多发性子宫肌瘤导致子宫孕育功能缺陷。生理性 UFI 包括原发或继发的子宫容受性不佳、子宫腺肌病或其他继发因素导致的子宫生理功能受损。目前，只有子宫缺如的患者是我们可以真正谈论的 AUFI。上述各群体虽然都相对小众，但如果我们把她们聚焦在一起，就构成了一个庞大的群体。我们将在本章后半部分进一步讨论。

2012 年，世界前 2 例人体子宫移植完成后，就起草了子宫移植伦

S. Weyers (✉) · P. De Sutter
Department Obstetrics, Gynaecology and Reproductive Medicine,
Ghent University Hospital, Ghent, Belgium
e-mail:Steven.Weyers@uzgent.be;Petra.DeSutter@UGent.be

© Springer Nature Switzerland AG 2020
M. Brännström (ed.), *Uterus Transplantation,*
https://doi.org/10.1007/978–3–319–94162–2_28

理可行性的《蒙特利尔公约》（*Montreal Criteria*）（Lefkowitz et al.,
2012）。对受者提出以下建议：受者必须是遗传学为女性的育龄期患者，
无器官移植的禁忌证，经保守治疗失败的先天性或后天性 UFI，并且患者
由于个人因素或所在国家法律因素无法代孕或收养，非常渴望生育或寻求
子宫移植作为体验妊娠的措施，并了解其局限性。此外，候选人应心理稳
定，适合做母亲，有足够的责任心，有足够信息来源确保其充分知情同意，
而非受到胁迫。大约实施 1 年后，这一指南完善了以下内容：患者术后需
遵嘱服用免疫抑制药物，并长期接受子宫移植团队的管理（Lefkowitz et
al.，2013）。此外，还讨论了"其他人群"的子宫移植问题，例如变性患
者、身体形象认同障碍患者及来自多生育政策国家的低收入患者。

此外，还有一些重要问题仍然存在：我们是否应该在 1~2 次成功妊娠
后给患者提出切除移植子宫的建议？我们是否应该只治疗有自己卵母细胞
的患者，接受供卵的患者能否进行子宫移植？那些已经有孩子的 UFI 患者
能否进行子宫移植？患有完全雄激素不敏感综合征（AIS）的 46，XY 患
者和染色体为 XY 的变性等其他患者能否进行子宫移植？

在解决这些问题时，我们必须牢记"不伤害原则"和"自主原则"之
间确实存在着一些伦理矛盾（Olausson et al.，2014）。

作为医务人员，"不伤害原则"至关重要。因此我们必须牢记子宫移
植是一种潜在威胁患者生命的试验性治疗，其目的并非改善患者生命健康
或挽救生命。但是，即使存在风险，每个人也拥有生育的基本权利。当今，
我们确实在治疗一些具有妊娠合并症的患者，如先天性心脏病患者、肺囊
性纤维化患者、实体器官移植受者等，妊娠会对孕妇自己或未来胎儿的健
康构成威胁，作为医生，我们必须权衡治疗的风险和收益。因此，只有当
子宫移植的安全性被证实后，子宫移植方可作为临床治疗 UFI 的常规手段。

迄今为止，子宫移植已在先天性子宫阴道缺如（MRKH）综合征的原
发性 UFI 和子宫切除术后继发性 UFI 患者中进行。而其他病因导致的继发
性 UFI 是否可行子宫移植的决定是非常困难的。首先，在大多数情况下，
导致 UFI 的病因是相对的而非绝对的，如宫腔粘连、子宫腺肌病和子宫肌
瘤的患者，这些患者确实有妊娠可能，并且通常会成功妊娠。其次，依照《蒙
特利尔公约》，这些患者必须经过严格的保守治疗，且保守治疗未成功。

但是保守治疗失败的定义是什么？这些患者经历多久的失败受孕，子宫移植才可以作为替代治疗方案？他们在子宫移植前须有多少次流产记录？这些问题在其他非拯救生命的器官移植中也同样存在，如脸移植、手移植、喉移植、阴茎移植等。因此，对于继发性 UFI 患者行子宫移植的适应证的争议仍然存在。

更困难的是另一类型的先天性无子宫患者，这类患者包括性别分化障碍（DSD）患者和变性患者。许多论点反对为此类患者进行子宫移植，且其中一些已引用在《蒙特利尔公约》子宫移植伦理可行性的增订版中（Lefkowitz et al.，2013）。

迄今为止，无论在动物还是人类中，还没有开展过对非染色体为雌性的个体进行子宫移植的研究。变性女性与先天性无子宫女性有什么本质上的不同？变性女性缺乏子宫血管系统，但事实上，先天性无子宫的 MRKH 患者也是如此，因此，她们的子宫移植血管吻合是在髂外血管水平进行的。另外，跨性别女性（社会性别为女性，遗传学为男性）患者（如 DSD）没有卵巢，因此在辅助生殖中需要供卵，无法生育携带自己遗传基因的后代。但是，其实这与我们在临床中通过赠卵妊娠的女性是一样的。在女同性恋中，其后代仅能携带一方的卵母细胞；在男同性恋则使用赠卵或代孕。跨性别女性在整个妊娠期都需要适当的激素替代疗法（HRT），然而，对于没有卵巢的女性来说，情况也是如此。此外，跨性别女性需要持续接受 HRT。

下面我们讨论在男性型骨盆中放置移植子宫。事实上，大约 20% 的女性骨盆结构亦为男性型骨盆，对她们来说唯一的生育后果是更高的剖宫产风险。或许最重要的是，目前变性患者的阴道重建均采用皮肤或肠黏膜材料，这有可能增加患者妊娠前和妊娠期宫内感染的风险。

还有哪些支持为变性患者进行子宫移植的观点？首先，没有任何伦理上的理由真正能够说明为什么 DSD 患者和变性患者应该被剥夺生育自己孩子的可能性。无论是 DSD 患者还是变性患者在法律上都是女性，并且毫无疑问患有 AUFI。此外，个人自主原则并不是针对特定性别的。我们已经提到了生育的权利，这个权利并不是绝对的，它对于 MRKH 或子宫切除术后的女性同样适用。变性患者和 DSD 患者进行子宫移植，其手术风险、药物不良反应、未来孕育胎儿的风险与正常女性患者相同。

也许更具争议的是，如果一个女性在子宫切除术后要求进行子宫移植手术以实现其完整的女性感受，但不希望生育，这样的移植是否应该实施。一方面，我们必须认识到，许多医疗干预的伦理性并不仅仅取决于患者的目的或动机；另一方面，在权衡"不伤害原则"和"自主原则"时，有一个主要论点反对为此类患者实施子宫移植，即接受免疫抑制治疗的风险。为了排除这个群体，《蒙特利尔公约》规定，子宫移植的唯一动机应该是妊娠。

关于子宫移植的适应证，还有一个群体毫无疑问是最具争议的，即为男性实施子宫移植。一些学者指出，可以生育后代的可能性不应仅局限于女性（包括先天性女性或非先天性女性），男性也可以拥有这一权利。芝加哥 Timothy Murphy 发表的一篇论文中指出"不能完全排除男性妊娠"的可能性，但同时也指出，"只有经过一系列专题研究，才能明确子宫移植可以为患有 AUFI 的非变性女性带来哪些益处"（Murphy，2015）。

总而言之，我们必须认识到子宫移植至今仍只是一种试验性技术，未来仍需要大量研究来进一步证实其安全性和成熟性。此外，由于还没有定义"典型"的患者群体，因此，将患者群体进一步增加的要求实际上并不是目前真正的临床问题。然而，一旦子宫移植被认定为"常规医疗操作"，并被医疗保险所涵盖，子宫移植的适应证就必须有清晰、明确的定义，并且其范围可能因国家、地区而异。就目前而言，由于子宫移植仍处于试验阶段，因此将子宫移植的适应证限定在遗传学女性的 AUFI 应该是明智的。然而，很可能再过 10~20 年，子宫移植将对所有 UFI 的女性和希望生育的男性提供一种生育的可能。

参考文献

Lefkowitz A, Edwards M, Balayla J. The Montreal criteria for the feasibility of uterine transplantation. Transpl Int, 2012, 25:439–447.

Lefkowitz A, Edwards M, Balayla J. Ethical considerations in the era of the uterine transplant: an update of the Montreal criteria for the ethical feasibility of uterine transplantation. Fertil Steril, 2013, 100:924–926.

Murphy T. Assisted gestation and transgender women. Bioethics, 2015, 29:389–397.

Olausson M, Johannesson L, Brattgård D, et al. Ethics of UTx with live donors. Fertil Steril, 2014, 102:40–43.

第 29 章 生物工程子宫：一个可能的未来

Mats Hellström，*Mats Brännström*

前 言

在世界首次临床对照同种异体人体子宫移植试验后，子宫移植受者成功妊娠、分娩健康婴儿方面取得了卓越的成绩（Brännström et al.，2014，2015）。全球子宫移植（UTx）协会得出的初步结果既有积极方面，也有消极方面。主要集中在供者来源的选择和质量（老年/青年、活体/尸体供者）以及移植后免疫抑制治疗方案的调整。供者选择和免疫抑制方案是关系子宫移植术后成败的关键。与尸体供者子宫移植（DD UTx）相比，活体供

M. Hellström (✉)
Laboratory for Transplantation and Regenerative Medicine, Institute
of Clinical Science, Sahlgrenska Academy, University of Gothenburg, Gothenburg, Sweden

Department of Obstetrics and Gynecology, Institute of Clinical Science,
Sahlgrenska Academy, University of Gothenburg, Gothenburg, Sweden

Department of Obstetrics and Gynecology, Sahlgrenska Academy,
University of Gothenburg, Sahlgrenska University Hospital, Gothenburg, Sweden
e-mail:mats.hellstrom@gu.se

M. Brännström
Laboratory for Transplantation and Regenerative Medicine, Institute
of Clinical Science, Sahlgrenska Academy, University of Gothenburg, Gothenburg, Sweden

Department of Obstetrics and Gynecology, Institute of Clinical Science,
Sahlgrenska Academy, University of Gothenburg, Gothenburg, Sweden

Department of Obstetrics and Gynecology, Sahlgrenska Academy,
University of Gothenburg, Sahlgrenska University Hospital, Gothenburg, Sweden

Stockholm IVF-EUGIN, Stockholm, Sweden
e-mail:mats.brannstrom@obgyn.gu.se

© Springer Nature Switzerland AG 2020
M. Brännström (ed.), *Uterus Transplantation*,
https://doi.org/10.1007/978–3–319–94162–2_29

者子宫移植（LD UTx）有许多优势，LD UTx 简化了手术保障的需求，可以最大限度地减少器官冷缺血损伤，并确保由专业的移植医生实施手术。此外，LD UTx 还可以提供供者详细的病史及子宫功能评价。然而，复杂、危险的 LD 子宫切取手术是其主要缺点。因此，目前已有多个研究小组开展 DD UTx 代替 LD UTx 的研究，目前此项研究中的受者也已成功分娩一名健康婴儿（Testa et al.，2018；Ejzenberg et al.，2019）。无论采用哪一种供者捐献形式，受者都必须接受免疫抑制治疗，并接受严格的术后随访观察，以防止可能发生的器官排斥反应。免疫调控药物将保护移植子宫免于排斥反应，防止移植子宫进一步恶化坏死，但免疫调控药物同时也具有诱发患者动脉粥样硬化、肾毒性、高血压、糖尿病、降低生育能力等不良反应（Azimzadeh et al.，2011）。未来，利用生物工程和患者自身干细胞再造子宫的创新想法，将会避免供者来源和免疫抑制带来的一系列问题。

近 10 年来，动物实验在器官重建、干细胞和组织工程等研究领域取得了重大进展（Badylak et al.，2011；Crapo et al.，2011），包括子宫组织重建（Hellström et al.，2017；Campo et al.，2017b）。因此，这种供者选择可能会在未来的临床实现。

干细胞与生物材料结合的组织重建

组织工程学，又称生物工程学，属于再生医学领域，是一个多学科交叉的研究领域，综合应用干细胞、生物材料、移植及其他多领域的知识，目的是构建出特定的自体移植物 / 植入物，来修复或改善受损组织的功能。目前，这一领域以各种骨、皮肤再生应用为主，并取得了显著的临床进展。人造心瓣膜及血管重建的研究也被广泛开展，许多科学家和临床医生都在探索生物工程应用来促进组织修复，或替代器官移植手术中同种异体移植物的应用（Peloso et al.，2015; Feinberg，2012）。

干细胞

胚胎干细胞（ES 细胞）、诱导多能干细胞（iPS 细胞）和间充质干细胞（MSC）是组织工程中最常见的干细胞类型，虽然这些细胞都能大量增殖，但是在研究和应用中应该考虑到它们各自的优缺点。例如，多能 ES

细胞能向所有组织分化，因此被认为是一种极具吸引力的细胞资源。但是，如何使用多能 ES 细胞获得一个特定同质细胞群是极具挑战性的，它需要一套精确的生长因子和分化因子组合来避免不同细胞表型类癌样畸胎瘤的形成。而且，多能 ES 细胞并非患者自体来源，而是来源于捐献的流产胚胎，也可能在细胞移植后诱发机体免疫排斥反应。此外，使用 ES 细胞也会带来一些关于其来源的伦理问题。

目前很多科学家倾向于使用 iPS 细胞，这种干细胞可通过患者的血液或皮肤活检获得，因此对于患者来说是一种自体细胞，不存在免疫排斥。通过引入 Yamanaka 因子（通过诱导 Oct3/4、Sox2、cMyc 和 Klf4 的过度表达），分离得到的细胞可以在体外重编程成为多能干细胞，从而将体细胞转变为与 ES 细胞类似的细胞（Takahashi et al.，2006）。因此，iPS 细胞是各种组织工程应用的研究热点，目前，已成功应用小鼠模型 iPS 细胞制备出有功能的人体肝样组织结构（Takebe et al.，2013）。但是，仍需更多研究证明转录因子的过度表达和体外再分化过程在临床应用的安全性，因为它可能会诱发潜在有害的表型或表观基因组的改变。

MSC 可能是研究最多的干细胞类型。MSC 具有多能性，因此更容易诱导出正确的表型。但是与 ES 细胞、iPS 细胞相比，其多能性相对较差，但 MSC 仍可分化为软组织和硬组织。且 MSC 来源广泛、取材方便，可从骨髓、软骨、脂肪或纤维结缔组织中获取，可直接从患者体内分离，在体外扩增分化后移植回患者体内，从而达到治疗目的，却不引起移植后免疫排斥反应。同时，由于其特有的免疫调节作用，MSC 被广泛应用，据报道 MSC 可降低宿主对生物材料的排斥反应，并参与组织的修复与再生（Anasiz et al.，2017; Borger et al.，2017; Li et al.，2017）。

目前，多种哺乳动物体内都发现了子宫干细胞，包括小鼠、大鼠、绵羊和人类（Cervello et al.，2015a, b; Ono et al.，2007; Ulrich et al.，2013; Emmerson et al.，2016; Masuda et al.，2010）。这些 MSC 样子宫干细胞可通过子宫内膜活检获得，并在体外扩增。因此，这种细胞资源可用于开发经脱细胞化处理的子宫内膜重建的可移植自体子宫组织结构。

生物材料

数十年来，由不锈钢、钛或钴合金等金属制成的各种生物材料已成功用于临床上改善创伤后修复，例如口腔科或髋关节植入物、支架、网片、心脏瓣膜和骨的替代材料（Prakasam et al.，2017）。但对软组织而言，各种聚合物可能更适合于组织工程应用，因为它们比金属制品密度更低，且能制成可生物降解材料。此外，合成、天然的聚合物均可用来制造特定形状的水凝胶，从而能够像正常组织一样被吸收、保留大量的水分。因此，水凝胶是一种充满前景的材料，可用于促进伤口愈合、药物传输、肌肉、膀胱和卵巢重建等（Vedadghavami et al.，2017; Atala et al.，2006; Shea et al.，2014），还可用于新型三维（3D）生物打印（Datta et al.，2017）。但由天然聚合物（如海藻酸盐、纤维蛋白、胶原蛋白或透明质酸）制成的水凝胶往往缺乏机械强度，而由合成聚合物（如聚乙二醇或聚丙烯酰胺）制成的水凝胶则需要经过改性才能具有生物活性（Vedadghavami et al.，2017）。水凝胶通常缺乏相互交织的细胞外基质（ECM）的复杂组分，难以为周围细胞提供机械支持和生化支持。通过脱细胞化来制备器官特异性的生物材料已经非常普遍（Hellström et al.，2017）。首先将供者组织或器官浸泡于各种洗涤剂、离子溶液、酶或机械力下，然后通过反复洗涤去除免疫原性细胞成分。这种处理后的剩余结构为器官特异性ECM，具有原始结构的3D外观，其中就包含可用于器官移植血管吻合的血管结构（Padma et al.，2018; Hellström et al.，2014; Miyazaki et al.，2014）。关键的是，剩余结构可以被重新填充的细胞重塑，且在移植后显示出免疫兼容性（Wong et al.，2016）。2008—2010年，研究者们在大鼠模型上进行了一些全器官脱细胞和再细胞化的开创性实验。在这些实验中，对心脏、肝脏、肺和肾脏脱细胞处理后，用细胞进行重新填充，然后移植到体内（Ott et al.，2008，2010; Song et al.，2013; Uygun et al.，2010; Petersen et al.，2010）。尽管这些实验仅在移植后的前几个小时内对移植物进行了评估，且只观察到其具有基本的器官形态，但对于使用脱细胞器官作为支架的实验再生医学具有积极意义。如今，大多数组织都已成功地利用脱细胞技术来达到各种研究目的。然而，目前的研究多集中在脱细胞过程和剩余支架组成的讨论上，只有很少的研究表明，脱细胞组织成功再细胞化的结果是令人信服的，而真正评估体内再细胞化组织、器官效果的研究则更少。尽管如此，目前使用脱细胞支架进行器官或组织重建仍是非常有希望的，尤其是子宫组织的重建（图 29.1）（Campo et al., 2017b; Hellström et al., 2017）。

子宫生物工程

体外应用

已有多项研究表明，使用半合成及生物衍生支架能重建子宫，但大多数研究是生殖方面的，如蜕膜分化和着床研究。此外，组织工程也为研究子宫内膜癌的细胞机制及上皮细胞和间质细胞的信号传导等提供了良好的体外研究平台（Meng et al., 2009; Kim et al., 2005; Sengupta et al., 2008; Park et al., 2003; Benbrook et al., 2008; Arnold et al., 2001）。目前，大多数与子宫相关的生物材料或水凝胶是由琼脂、基质、胶原蛋白混合物制成的，研究者利用 2D 细胞培养技术对小鼠、兔或人的子宫肌层细胞、

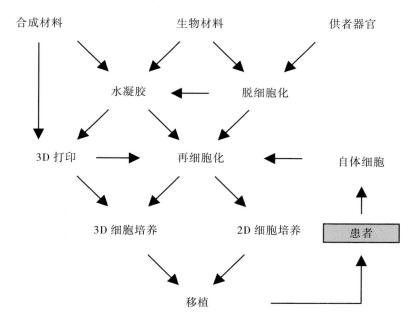

图 29.1　不同的合成或生物材料可作为组织工程应用的起始组织。目的是研制一种生物相容性支架材料，该材料可由患者自身的细胞进行再细胞化，从而定制一种无须免疫抑制药物就能使患者受益的移植材料

子宫内膜细胞或上皮细胞进行体外培养（Lu et al., 2009; Schutte et al., 2012; Wang et al., 2010）。一项研究将子宫颈中段的基质细胞分离下来，然后接种于丝胶原支架上，并在体外长期观察子宫颈重建的效果（House et al., 2010）。在这项研究中，搅拌式培养瓶的使用显著改善了子宫颈的重建，提示可能需要更先进的细胞培养体系，来更好地把细胞扩散到子宫组织深层中，进行细胞重建（House et al., 2010）。

作为体外应用的生物材料，脱细胞子宫组织也已被多次研究。联合使用胰蛋白酶、乙醇、水混合物作为脱细胞液，对妊娠期大鼠和人体的子宫肌层组织进行脱细胞处理，随后，再用人体或大鼠肌细胞系重新填充。体外培养 51 d 后，这些结构显示出分层的多细胞结构，细胞簇在组织骨架的深部同样聚集生长。器官浴实验证明，这些组织工程的构建体拥有一些基本的肌肉功能（Young et al., 2013）。近年来，有研究者制作了厚度为 500 μm 的绝经前人子宫内膜组织切片，经脱细胞处理后，利用人体原代子宫内膜细胞重建生物衍生支架，在培养液中逐步添加激素，以模拟人体 28 d 月经周期，实验证实重建组织对激素刺激有反应（Olalekan et al., 2017）。以上相同的子宫内膜细胞重建生物衍生支架在更复杂的微流体细胞培养体系中培养，在相同的激素方案刺激下，细胞仍然增殖，同时在实验中观察到雌、孕激素受者介导的子宫内膜基质增生活跃（Xiao et al., 2017）。

生物工程补片用于在体的部分子宫修补

反复的子宫肌瘤切除术、腺肌瘤切除术、胎盘肿瘤切除术或多次剖宫产术将导致患者子宫畸形或瘢痕化，这些将严重影响子宫功能，最终导致患者不孕或难免流产。应用组织工程构建可移植的生物补片，并将其用于局部子宫修补，能有效治愈此类反复子宫手术导致的严重子宫瘢痕或畸形。为此，目前在啮齿动物模型中，学者们已经开展使用生物补片替代子宫全层受损肌壁的研究，并详细评估了其在体内的生物相容性和有效性。例如，在 2014 年，胶原衍生的子宫组织支架被重新填充骨髓 MSC，并成功地植入修复全层子宫壁损伤（Ding et al., 2014）。在移植后 90 d，构建体募集内源性子宫内膜和子宫肌层细胞，显著改善子宫损伤愈合能力。进一步研究发现，胚胎在生物补片移植区域发育，表明构建体在妊娠期能够保持可塑性（Ding et al.，2014），这与用自体管状肌纤维母细胞组织修复类似损伤的早期研究结果一致（Campbell et al.，2008）。

已有研究成功评估了脱细胞子宫组织支架的临床应用（Hellström et al.，2016; Miyazaki et al.，2014; Hellström et al.，2014; Santoso et al.，2014; Miki et al.，2019）。Santoso 等用常用的脱细胞试剂十二烷基硫酸钠（SDS）对大鼠子宫全层进行脱细胞处理，并将其与高静水压（HHP）脱细胞方案进行比较（Santoso et al.，2014），结果表明，这两种方案处理的脱细胞组织支架均支持子宫修复和宿主子宫细胞的局部募集。与之前的补片研究结果类似，这些生物材料在胎儿发育期间提供了支持。后来，科学家再次应用小鼠模型研究发现，脱细胞子宫支架宿主细胞自发的再增殖是信号转导及转录活化因子 3（STAT3）依赖性的，与雌、孕激素无关（Hiraoka et al.，2016）。这些都是有希望且具有科学价值的结果。但由于这些子宫组织支架太小，无法与宿主的血管系统吻合，因此在子宫移植环境下脱细胞子宫组织支架仍无法替代供者。

全子宫生物工程

目前，新开发的全子宫脱细胞技术已被应用在大鼠和猪身上（Hellström et al.，2014; Miyazaki et al.，2014; Campo et al.，2017a）。这些全子宫支架保留了子宫血管，便于在移植时与宿主血管系统吻合。而脱细胞后 ECM 的组成因脱细胞方案而异（如纤维连接蛋白、弹性蛋白、胶原蛋白和其他重要细胞基质生物分子的水平），并最终影响组织支架细胞化的效率和功能，这些应在今后加以考虑（Hellström et al.，2016）。我们采用前文已述的部分子宫补片修复来评估组织支架构建体的生物相容性和功能性，结果显示组织支架支持子宫修复，并在移植后呈现正常的子宫样形态（Hellström et al.，2014, 2016; Miyazaki et al.，2014）。与未处理的大鼠相比，在移植前用 MSC 和子宫原代细胞重新填充的组织支架构建体，生育率得到了显著提高。但是由于各组间存在较多技术和方案上的差异（再细胞化过程中使用的细胞来源和细胞数量、生物工程构建体的大小及移植后诱导妊娠的时间点均各有差异），很难评估、比较各研究的结果，而这些变量能够影响受累子宫的生育结果。根据文献和经验，我们认为温和的脱细胞方案可以改善下游应用（Simsa et al.，2018）。目前，我们瑞典团队最成功的构建体正是在温和的脱细胞方案下得到的（反复灌注Triton-x100、DMSO 和 dH$_2$O 共 5 d），且最终对子宫修复起支持作用，因此，其生育能力与非手术子宫相比没有明显降低（Hellström et al.，2016）。但是，我们实验室后续大型动物的子宫生物补片研究表明，这种脱细胞方案对绵羊子宫修复无效。Campo 团队研究也证实，对于猪等大型动物子宫脱细胞支架的制备需要使用更强的洗涤剂 SDS，令人信服的是，这样制作 ECM 确实能为人子宫旁细胞提供良好的生长环境（Campo et al.，2017a）。因此，在整个研究过程中，我们需要注意不同物种、不同细胞系中不同方案的应用。

在脱细胞子宫生物支架的重建中，通常使用绿色荧光蛋白（GFP）标记 MSC。常在使用前对移植细胞进行永久预标记来分析细胞再生效率，因为它们不会被误认为是脱细胞组织中滞留的未标记供者细胞。同时，预标记也可以用于移植后定位移植细胞。在子宫生物补片研究中，我们注意到用于再细胞化的 MSC 在移植后 9 周均被宿主细胞取代，但它们对移植子宫的存活至关重要（Hellström et al.，2016）。一般脱细胞生物支架在移植后 3 个月完全降解，但这个结论与 Santoso 等的研究结果有所不同，他们的支架制作方式与我们不同，这可能是我们研究结果差异的缘由（Santoso et al.，2014）。近年来的研究表明，组织再生过程中，脱细胞组织移植物的空间拓扑发展方向对预防组织结构缺损有重要作用（Miki et al.，2019）。

上述进展表明，利用子宫组织工程进行部分子宫修复有巨大的潜力。该领域已准备好在大型动物部分子宫损伤的模型中评估生物工程构建体，以进一步评估使用组织工程补片对其进行修复或减少子宫瘢痕的临床价值。但要在子宫移植环境中真正替代供者子宫移植，还需要进一步的动物研究，来进一步优化可移植全子宫生物支架的构建，包括支持其生长的血管吻合蒂的构建。

总结和未来挑战

　　近年来研究表明，如果采用生物相容性的移植材料修复子宫全层肌壁损伤后，子宫可获得良好的再生能力，骨髓 MSC 可增强这种修复作用。此外，研究者们已从许多不同的物种中分离出了子宫干细胞，这些研究展现了生物工程的巨大前景，我们应继续对大型动物子宫修复模型进行研究，进一步评估用于部分子宫修复的生物工程补片的可行性，这些努力也将为我们如何进一步改进我们的方案提供信息，以便有效地研制体积更大、可血流灌注及血管吻合的生物支架构建体。

　　目前，成功实现大型生物支架的再细胞化仍是一项重大挑战。因此，未来研究需要解决如下问题：①每种特定物种的组织类型应采用何种干细胞更适合？②干细胞如何有效地应用于生物支架的临床应用，如何进行？③如何在体外培养、维持这些庞大而复杂的生物支架构建体？如何在移植前获得高效的再细胞化？在体外条件下，使用特殊生长培养基和各种复杂的灌注式生物反应器来调节灌注压力、氧气补充及其他重要参数，是整个器官再造的必要条件。还需要针对每个物种、子宫支架类型和再造过程中使用的细胞类型进行改进。这些方面的改进将优化我们的移植材料，并最终实现研制适合人体子宫移植的自体子宫构建体。

致　谢

　　作者均无利益冲突。受 Wilhelm 和 Martina Lundgren 研究基金会、Hjalmar Svensson 研究基金会、Adlerbertska 研究基金会、瑞典政府 LUA 资助、Wallenberg 基金会和瑞典科学研究会（Vetenskapsrådet；Grant No. 116008）的支持。

参考文献

Anasiz Y, Ozgul RK, Uckan-Cetinkaya D. A new chapter for mesenchymal stem cells: decellularized extracellular matrices. Stem Cell Rev Rep, 2017, 13（5）:587–597.

Arnold JT, Kaufman DG, Seppala M, et al. Endometrial stromal cells regulate epithelial cell growth in vitro: a new co-culture model. Hum Reprod, 2001, 16:836–845.

Atala A, Bauer SB, Soker S, et al. Tissue-engineered autologous bladders for patients needing cystoplasty. Lancet, 2006, 367:1241–1246.

Azimzadeh AM, Lees JR, Ding Y, et al. Immunobiology of transplantation: impact on targets for large and small molecules. Clin Pharmacol Ther, 2011, 90:229–242.

Badylak SF, Taylor D, Uygun K. Whole-organ tissue engineering: decellularization and recellularization of three-dimensional matrix scaffolds. Annu Rev Biomed Eng, 2011, 13:27–53.

Benbrook DM, Lightfoot S, Ranger-Moore J, et al. Gene expression analysis of biological systems driving an organotypic model of endometrial carcinogenesis and chemoprevention. Gene Regul Syst Biol, 2008, 2:21–42.

Borger V, Bremer M, Ferrer-Tur R, et al. Mesenchymal stem/stromal cell-derived extracellular vesicles and their potential as novel immunomodulatory therapeutic agents. Int J Mol Sci, 2017, 18.

Brännström M, Johannesson L, Dahm-Kahler P, et al. First clinical uterus transplantation trial: a six-month report. Fertil Steril, 2014, 101:1228–1236.

Brännström M, Johannesson L, Bokstrom H, et al. Livebirth after uterus transplantation. Lancet, 2015, 385:607–616.

Campbell GR, Turnbull G, Xiang L, et al. The peritoneal cavity as a bioreactor for tissue engineering visceral organs: bladder, uterus and vas deferens. J Tissue Eng Regen Med, 2008, 2:50–60.

Campo H, Baptista PM, Lopez-Perez N, et al. De- and recellularization of the pig uterus: a bioengineering pilot study. Biol Reprod, 2017a, 96:34–45.

Campo H, Cervello I, Simon C. Bioengineering the uterus: an overview of recent advances and future perspectives in reproductive medicine. Ann Biomed Eng, 2017b, 45:1710–1717.

Cervello I, Gil-Sanchis C, Santamaria X, et al. Human CD133（+）bone marrow-derived stem cells promote endometrial proliferation in a murine model of Asherman syndrome. Fertil Steril，2015a, 104:1552–1560.e1–3.

Cervello I, Santamaria X, Miyazaki K, et al.Cell therapy and tissue engineering from and toward the uterus. Semin Reprod Med，2015b, 33:366–372.

Crapo PM, Gilbert TW, Badylak SF. An overview of tissue and whole organ decellularization processes. Biomaterials, 2011, 32:3233–3243.

Datta P, Ayan B, Ozbolat IT. Bioprinting for vascular and vascularized tissue biofabrication. Acta Biomater, 2017, 51:1–20.

Ding L, Li X, Sun H, et al. Transplantation of bone marrow mesenchymal stem cells on collagen scaffolds for the functional regeneration of injured rat uterus. Biomaterials, 2014, 35:4888–4900.

Ejzenberg D, Andraus W, Baratelli Carelli Mendes LR, et al. Livebirth after uterus transplantation from a deceased donor in a recipient with uterine infertility. Lancet, 2019, 392（10165）:2697–2704.

Emmerson SJ, Gargett CE. Endometrial mesenchymal stem cells as a cell based therapy for pelvic organ prolapse. World J Stem Cells, 2016, 8:202–215.

Feinberg AW. Engineered tissue grafts: opportunities and challenges in regenerative medicine. Wiley Interdiscip Rev Syst Biol Med, 2012, 4:207–220.

Hellström M, El-Akouri RR, Sihlbom C, et al. Towards the development of a bioengineered uterus: comparison of different protocols for rat uterus decellularization. Acta Biomater, 2014, 10:5034–5042.

Hellström M, Moreno-Moya JM, Bandstein S, et al. Bioengineered uterine tissue supports pregnancy in a rat model. Fertil Steril, 2016, 106:487–496.e1.

Hellström M, Bandstein S, Brännström M. Uterine tissue engineering and the future of uterus transplantation. Ann Biomed Eng, 2017, 45:1718–1730.

Hiraoka T, Hirota Y, Saito-Fujita T, et al. STAT3 accelerates uterine epithelial regeneration in a mouse model of decellularized uterine matrix transplantation. JCI Insight, 2016, 1（8）:e87591.

House M, Sanchez CC, Rice WL, et al. Cervical tissue engineering using silk scaffolds and human cervical cells. Tissue Eng Part A, 2010, 16:2101–2112.

Kim MR, Park DW, Lee JH, et al. Progesterone-dependent release of transforming growth factor-beta1 from epithelial cells enhances the endometrial decidualization by turning on the Smad signalling in stromal cells. Mol Hum Reprod, 2005, 11:801–808.

Li N, Hua J. Interactions between mesenchymal stem cells and the immune system. Cell Mol Life Sci, 2017, 74:2345–2360.

Lu SH, Wang HB, Liu H, et al. Reconstruction of engineered uterine tissues containing smooth muscle layer in collagen/matrigel scaffold in vitro. Tissue Eng Part A, 2009, 15:1611–1618.

Masuda H, Matsuzaki Y, Hiratsu E, et al. Stem cell-like properties of the endometrial side population: implication in endometrial regeneration. PLoS One, 2010, 5:e10387.

Meng CX, Andersson KL, Bentin-Ley U, et al. Effect of levonorgestrel and mifepristone on endometrial receptivity markers in a three-dimensional human endometrial cell culture model. Fertil Steril, 2009, 91:256–264.

Miki F, Maruyama T, Miyazaki K, et al. The orientation of a decellularized uterine scaffold determines the tissue topology and architecture of the regenerated uterus in rats. Biol Reprod, 2019, 100（5）:1215–1227. https://doi.org/10.1093/biolre/ioz004.

Miyazaki K, Maruyama T. Partial regeneration and reconstruction of the rat uterus through recellularization of a decellularized uterine matrix. Biomaterials, 2014, 35:8791–8800.

Olalekan SA, Burdette JE, Getsios S, et al. Development of a novel human recellularized endometrium that responds to a 28 day hormone treatment. Biol Reprod, 2017, 96（5）:971–981.

Ono M, Maruyama T, Masuda H, et al. Side population in human uterine myometrium displays phenotypic and functional cwharacteristics of myometrial stem cells. Proc Natl Acad Sci USA, 2007, 104:18700–18705.

Ott HC, Matthiesen TS, Goh SK,et al. Perfusiondecellularized matrix: using nature's platform to engineer a bioartificial heart. Nat Med, 2008, 14:213–221.

Ott HC, Clippinger B, Conrad C, et al. Regeneration and orthotopic transplantation of a bioartificial lung. Nat Med, 2010, 16:927–933.

Padma AM, Tiemann TT, Alshaikh AB, et al. Protocols for rat uterus isolation and decellularization: applications for uterus tissue engineering and 3D cell culturing. Methods Mol Biol, 2018, 1577:161–175.

Park DW, Choi DS, Ryu HS, et al. A well-defined in vitro three-dimensional culture of human endometrium and its applicability to endometrial cancer invasion. Cancer Lett, 2003, 195:185–192.

Peloso A, Dhal A, Zambon JP, et al. Current achievements and future perspectives in whole-organ bioengineering. Stem Cell Res Ther, 2015, 6:107.

Petersen TH, Calle EA, Zhao L, et al. Tissue-engineered lungs for in vivo implantation. Science, 2010, 329:538–541.

Prakasam M, Locs J, Salma-Ancane K,et al. Biodegradable materials and metallic implants-a review. J Funct Biomater, 2017, 8.

Santoso EG, Yoshida K, Hirota Y, et al. Application of detergents or high hydrostatic pressure as decellularization processes in uterine tissues and their subsequent effects on in vivo uterine regeneration in murine models. PLoS One, 2014, 9:e103201.

Schutte SC, Taylor RN. A tissue-engineered human endometrial stroma that responds to cues for secretory differentiation, decidualization, and menstruation. Fertil Steril, 2012, 97:997–1003.

Sengupta S, Sengupta J, Mittal S, et al. Effect of human chorionic gonadotropin（hCG）on expression of vascular endothelial growth factor a（VEGF-a）in human midsecretory endometrial cells in three-dimensional primary culture. Indian J Physiol Pharmacol, 2008, 52:19–30.

Shea LD, Woodruff TK, Shikanov A. Bioengineering the ovarian follicle microenvironment. Annu Rev Biomed Eng, 2014, 16:29–52.

Simsa R, Padma AM, Heher P, et al. Systematic in vitro comparison of decellularization protocols for blood vessels. PLoS One, 2018, 13（12）:e0209269.

Song JJ, Guyette JP, Gilpin SE, et al. Regeneration and experimental orthotopic transplantation of a bioengineered kidney. Nat Med, 2013, 19:646–651.

Takahashi K, Yamanaka S. Induction of pluripotent stem cells from mouse embryonic and adult fibroblast cultures by defined factors. Cell, 2006, 126:663–676.

Takebe T, Sekine K, Enomura M, et al. Vascularized and functional human liver from an iPSC-derived organ bud transplant. Nature, 2013, 499:481–484.

Testa G, Anthony T, McKenna GJ, et al. Deceased donor uterus retrieval: a novel technique and workflow. Am J Transplant, 2018, 18（3）:679–683.

Ulrich D, Muralitharan R, Gargett CE. Toward the use of endometrial and menstrual blood mesenchymal stem cells for cell-based therapies. Expert Opin Biol Ther, 2013, 13:1387–1400.

Uygun BE, Soto-Gutierrez A, Yagi H, et al. Organ reengineering through development of a transplantable recellularized liver graft using decellularized liver matrix. Nat Med, 2010, 16:814–820.

Vedadghavami A, Minooei F, Mohammadi MH, et al. Manufacturing of hydrogel biomaterials with controlled mechanical properties for tissue engineering applications. Acta Biomater, 2017, 62:42–63.

Wang HB, Lu SH, Lin QX, et al. Reconstruction of endometrium in vitro via rabbit uterine endometrial cells expanded by sex steroid. Fertil Steril, 2010, 93:2385–2395.

Wong ML, Wong JL, Vapniarsky N, et al. In vivo xenogeneic scaffold fate is determined by residual antigenicity and extracellular matrix preservation. Biomaterials, 2016，92:1–12.

Xiao S, Coppeta JR, Rogers HB, et al. A microfluidic culture model of the human reproductive tract and 28-day menstrual cycle. Nat Commun, 2017, 8:14584.

Young RC, Goloman G. Allo- and Xeno-reassembly of human and rat myometrium from cells and scaffolds. Tissue Eng Part A, 2013, 19（19/20）:2112–2119.